Judith L. Rapoport
Der Junge, der sich immer waschen mußte

Judith L. Rapoport

Der Junge, der sich immer waschen mußte

Wenn Zwänge und Ticks
den Tag beherrschen

Aus dem Amerikanischen
von Dipl.-Psych. Hanna Deschler

Goldmann Verlag

Der Goldmann Verlag
ist ein Unternehmen der Verlagsgruppe Bertelsmann

1. Auflage
Copyright © 1989 by Judith L. Rapoport
Copyright © der deutschsprachigen Ausgabe 1990
by Wilhelm Goldmann Verlag, München
Satz: Uhl + Massopust, Aalen
Printed in Germany · Mohndruck, Gütersloh
ISBN: 3-442-30559-4

Für Nancy und Margot

Inhaltsverzeichnis

Einleitung 9

Teil I: Die Patienten erzählen: Die Eltern

1 Der Autounfall, der nie stattgefunden hat 39
2 Rituale und Ansteckungsgefahren:
  Zach und seine Familie 71

Teil II: Die Patienten erzählen: Die Kinder

3 Paul: Im Eingang steckengeblieben 103
4 Arnie: Der Zeitungsausträger 111
5 Morris: Meister Propper 116

Teil III: Aus der Sicht des Arztes

6 Der Junge, der sich immer waschen mußte . . . 125
7 Die Zweifelsucht 133
8 Ist die Zwangsstörung eine hirnorganische
  Erkrankung? 136
9 Das Verstehen verlernen 146
10 Clomipramin: Ein Wundermittel? 153
11 Davids Drogenodyssee 158
12 Zuckersüß 163
13 Die Versteckspieler 166
14 Kein Witz 174
15 Und die Musik spielt immer weiter 179
16 Mein Kopf geht mir im Kopf herum 187
17 Immer und immer wieder 194
18 Das geheime Leben eines Penners 200
19 Ohne mich 207
20 Eine Liebesgeschichte 215

21 AIDS: Die neue Obsession 220
22 Die Frau, die sich alle Haare ausriß 225
23 Unschuldige Sünder 233
24 Tausend Pflichten gegen Gott 240

Teil IV: Grenzfälle

25 Die zwanghaften Seiten des Alltagslebens 263
26 Auf Holz klopfen 275
27 Körperpflege und Nestbau 279
28 Du gehst mir nicht aus dem Sinn 298
29 Der freie Wille und die Ungewißheit
   allen Wissens 308

Teil V: Haben Sie eine Zwangsstörung?

30 Wie stelle ich die Diagnose? 329

Anhang:
Die religiöse Sichtweise 337

Literaturhinweise und empfohlene Literatur 351

Einleitung

»Zwanghaft« und »besessen« sind Alltagsbegriffe geworden. »Ich bin zwanghaft«, sagen meine Freunde und meinen damit ihr Bedürfnis nach Sauberkeit, nach einem ausgeglichenen Kontostand, nach Pünktlichkeit und im Schrank aufgereihten Schuhen. »Er ist so zwanghaft!« sagt man kurzerhand über jemand, der verklemmt und verschlossen ist und nicht viel Spaß versteht. »Sie ist besessen von ihm«, bedeutet, daß Ihre Freundin hoffnungslos verliebt ist. Aber nicht in diesem Sinn werden diese Worte zur Beschreibung der Zwangsstörung verwendet, einer seltsamen und faszinierenden Krankheit, in der Rituale und Zweifel außer Rand und Band geraten sind. Eine Zwangsstörung kann plötzlich anfangen und wird gewöhnlich sofort mit ihrem Einsetzen als Problem erkannt. Seit 1972 befasse ich mich mit dieser außergewöhnlichen Krankheit und ihrer Behandlung.*

Wenn die mit einer Zwangsstörung verbundenen Gedanken und Rituale übermächtig sind, bricht das Berufs- und Privatleben des »Opfers« zusammen. Bei schlimmen Zwängen beherrschen endlose Rituale jeden Tag. Die lähmendsten Zwangsgedanken bringen absurde, beschämende oder beängstigende Ideen hervor, die sich in einer Endlosschleife

---

* Der Begriff »Obsessiv-Compulsive Disorder« (OCD) wird im folgenden mit Zwangsstörung übersetzt, entsprechend der deutschen Version des Diagnostischen und Statistischen Manuals der American Psychiatric Association. Mit der Verwendung dieses Begriffs anstelle des auch umgangssprachlich vertrauteren Begriffs »Zwangsneurose« kommt die Abkehr vom Freudschen Erklärungsmodell zum Ausdruck, das unbewußte innerpsychische Konflikte als Ursache der Neurosenbildung annahm. Demgegenüber wird mit dem Begriff »Zwangsstörung« der theoretische Bezugsrahmen der Neurosenlehre verlassen.

9

im Kopf wiederholen. Die Zwangsstörung ist eine ernstzunehmende Erkrankung und weitaus mehr verbreitet, als wir je angenommen haben. Mehr als vier Millionen Menschen in den Vereinigten Staaten leiden unter diesen Gedanken und Ritualen, die meist zu weitgehender Lebensuntüchtigkeit führen. Erstaunlicherweise halten die meisten davon Betroffenen ihr Leiden geheim.

Die Zwangsstörung unterscheidet sich deutlich vom alltäglichen Aberglauben. Viele Leute glauben an Glückszahlen, vermeiden es, unter Leitern durchzugehen, halten Regenschirme zu Hause geschlossen oder klopfen auf Holz. Die Rituale meiner Patienten gehen weit über diese gängigen Überzeugungen hinaus und scheinen insgesamt einem anderen Problemkreis anzugehören. Tatsächlich sind meine Patienten als Gruppe nicht besonders abergläubisch. Alltägliche Gewohnheiten sind etwas Nützliches, wir können sie verändern, wann immer wir wollen. Zwanghafte Patienten jedoch hängen Ritualen und Gedanken nach, deren Sinnlosigkeit ihnen bewußt ist, und vergeuden jeden Tag kostbare Stunden damit, die ihnen von ihrer Schul- oder Arbeitszeit oder von ihrem Privatleben abgehen. Obwohl sie sich nie kennengelernt haben, könnten meine Patienten alle nach demselben bizarren Drehbuch agieren.

Ich bin Ärztin, Kinderpsychiaterin und wissenschaftliche Mitarbeiterin am *National Institute of Mental Health* in Bethesda, Maryland. Unter all den psychiatrischen Studien, die ich seit 1982 durchgeführt habe, und unter den vielen ungewöhnlichen Fällen, die ich behandelt habe, läßt sich nichts mit der Faszination und der Dramatik von Zwangsstörungen vergleichen. Sinnlose Gedanken, die aus heiterem Himmel kommen, wiederholen sich immer wieder im Kopf. Bei manchen haben die Gedanken keine Bedeutung (Zahlen, eine Ziffer oder mehrere), bei manchen sind es hochgradig emotionsgeladene Vorstellungen – zum Beispiel »Ich habe gerade jemanden umgebracht«. Das Eindringen solch intensiver, wiederkehrender und für den Betroffenen unangenehmer, absurder und fremder Gedanken in das bewußte Alltagsdenken stellt eine dramatische und außergewöhnliche Erfahrung dar. *Sie gehen einem nicht mehr aus dem Sinn* – das ist das Charakteristikum von Obsessionen.

Manche Patienten leiden unter einem »Kontrollzwang«. Sie kontrollieren Lichter, Türen, Schlösser – zehn-, zwanzig- oder hundertmal –, oder sie wiederholen seltsame Handlungen immer und immer wieder. Andere verbringen Stunden damit, unsinnige Symmetrien herzustellen: Schuhbänder müssen genau gleich lang sein, Augenbrauen einander aufs Haar gleichen. Die meisten Patienten jedoch leiden an einem »Waschzwang«: Sie haben das Gefühl, sich immer und immer wieder waschen zu müssen. All diesen Problemen liegen gemeinsame Themen zugrunde: Man kann seinem normalen, gesunden Urteilsvermögen nicht mehr vertrauen, man kann sich nicht mehr auf seine Augen verlassen, die keinen Schmutz sehen, man kann nicht glauben, daß die Tür wirklich verschlossen ist. Man weiß, daß man nichts Schlimmes getan hat, aber trotz dieses verstandesmäßigen Wissens muß man weiter kontrollieren und zählen. *Man kann sich von der Vorstellung nicht befreien.* Der Zwang kehrt immer wieder zurück, und man fragt sich selbst: »Weiß ich es wirklich? Ich habe immer noch das Gefühl, daß etwas nicht stimmt.« Das zwingende Bedürfnis, minimale und verborgene oder ausgeklügelte und auffällige Rituale, die irrational und bizarr sind, zu wiederholen, ist dramatisch und außergewöhnlich. Dies ist das Charakteristikum von Zwangshandlungen.

Unsere normale Funktionsweise setzt sich wahrscheinlich aus fortgesetzten, unzähligen Kontrollvorgängen zusammen, einer Art Radarüberwachung, die wir bewußt gar nicht durchführen könnten, ohne daß die Effektivität unseres Handelns schwer darunter leiden würde. Etwas in diesem Prozeß ist bei Zwangsneurotikern schiefgelaufen, das gewöhnliche Abschalten (meine Hände *sind* sauber genug, ich habe gesehen, daß das Gas abgestellt *ist*, die Tür *war* verschlossen) gelingt nicht. Das Alltagsleben steht unter der Tyrannei von Zweifeln, die zu sinnlosen Wiederholungen und Ritualen führen.

Daß ich das Leben meiner Patienten mit ihnen geteilt habe, hat mich dazu geführt, mein eigenes alltägliches «zwanghaftes« Funktionieren im Alltag bis ins kleinste Detail zu überprüfen. Auch ich kontrolliere die Tür, das Gas, aber nicht in übertriebener Weise. Woher weiß ich, wann es genug ist? Im sozialen Bereich haben wir alle einen Kontrollzwang. Wenn ein Freund wochenlang nicht angerufen hat, dann sind unsere ersten Gedanken: »Was habe ich falsch gemacht? Ist er/sie sauer auf mich? War ich zu aggressiv/verführerisch/leichtfertig (setzen Sie ein Adjektiv Ihrer Wahl ein), als wir uns das letzte Mal getroffen haben?« Fast immer stellt sich heraus, daß der Freund beschäftigt war oder seine eigenen Sorgen hatte. Aber jeder von uns leidet, ganz dicht unter der Oberfläche und jede Minute des Tages, unter solchen Kontrollzwängen.

Die Krankheit wirft Probleme auf, zu deren Verständnis alle Schwerpunkte meiner früheren Ausbildung beitragen – mein Studium der Psychologie und englischen Literatur im Hauptfach sowie meine medizinische Ausbildung an der *Harvard Medical School* mit einem Schwerpunkt in Neurologie und Psychiatrie. Am *Swarthmore College* habe ich von dem Psychologen Wolfgang Kohler gelernt, die Funktionsweise des Gehirns eher als ein komplexes System denn als Abfolge einfacher sensorischer oder motorischer Ereignisse zu betrachten. Während meines Medizinstudiums und während meiner Zeit als Assistenzärztin in der Psychiatrie war ich fasziniert davon, zu welch einer dramatischen Verbesserung die damals noch neuen pharmakologischen Behandlungsformen führen konnten, wenn andere psychologische Behandlungsformen scheiterten. Einige Monate Fortbildung in London am *National Hospital for Neurological Disease* (umgangssprachlich als *Queen's Square* bekannt) förderten zusätzlich mein Interesse (manche würden sagen, meine Besessenheit) an der Erforschung von Geist und Gehirn. Beim Studium dieser Krankheit brauchte ich meine Ausbildung in Psychologie und Medizin gleichermaßen, denn beide tragen wesentlich zur Behandlung von Zwangsstörungen bei.

Die Krankheit befällt manche der fähigsten, empfindsamsten und begabtesten Leute, die ich je kennengelernt habe. Aufgrund ihrer ansonsten normalen Fähigkeiten zu funktionieren, ein guter Ehemann, eine gute Ehefrau oder ein Freund zu sein, ist die Arbeit mit zwanghaften Patienten besonders befriedigend und, wenn sie schwer erkrankt sind, sehr bedrückend.

Obwohl die Krankheit sowohl in der amerikanischen wie westlichen Öffentlichkeit fast unbekannt ist, gibt es einige bekannte Persönlichkeiten, die unter Zwangsstörungen gelitten haben. Samuel Johnson (1709–1784), der größte Mann seines Zeitalters, Dichter, Dramaturg, Biograph und Gelehrter, litt unter einem bestimmten Typ dieser Störung. Miss Frances Reynolds, eine Freundin Johnsons, beschrieb anschaulich seine eigenartige Art, ein Haus zu betreten:

»Auch hat niemand, so glaube ich, je beschrieben, was für außergewöhnliche, ja possenhafte Gesten er mit den Händen vollführte, wenn er über die Schwelle einer Tür schritt oder genauer, bevor er es wagte, *irgendeinen* Eingang zu betreten. Wenn er Sir Joshuas Haus mit der armen Mrs. Williams betrat, einer blinden Dame, die bei ihm lebte, dann ließ er ihre Hand los, um sie nicht auf den Stufen herumzuwirbeln, so wie er selbst herumwirbelte und sich wand, um seine Gestikulationen aufzuführen. Und sobald er damit fertig war, tat er einen unvermittelten Sprung und machte so einen riesigen Schritt über die Schwelle, als ob er einer Wette wegen ausprobieren würde, wie weit er ausschreiten könnte. Derweilen stand Mrs. Williams tastend vor der Tür, bis ein Bediensteter oder häufiger die Hausherrin ihre Hand ergriff, um sie hineinzugeleiten, während Dr.

Johnson zurückblieb, um an der Wohnzimmertür dieselbe Prozedur wieder aufzuführen.«

Johnsons Biograph, James Boswell, zeichnete diese Eingangsriten weiter auf:

»Er hatte noch eine andere Schrulle, die sich keiner seiner Freunde zu erklären wußte; gefragt hat man ihn natürlich nicht. Mir kam es als ein abergläubisches Beginnen vor, das er sich früh angewöhnt hatte, ohne sich je klarzumachen, wie sinnlos es war. Es handelte sich darum, daß er beim Ein- und Ausgehen Wert darauf legte, von einem bestimmten Punkt aus bis zur Türe eine bestimmte Anzahl Schritte zu machen, oder es wenigstens so einzurichten, daß er entweder mit dem rechten oder linken Fuß (ich bin nicht sicher, mit welchem) über die Schwelle trat.«

Es gibt auch Schilderungen, daß Johnson niemals auf die Ritzen zwischen Pflastersteinen trat und jeden Pfosten an der Straße, an der er entlangging, berühren mußte.

Während viele der Meinung waren, daß in diesen Verhaltensweisen Johnsons Persönlichkeit oder die Exzentrik eines großen Genius' aufschienen, war Boswell der Ansicht, daß diese Absonderlichkeiten »von krampfartiger Art« waren, und später stellten Theoretiker Überlegungen an, ob Zwangsgedanken *Ticks des Gehirns* sein könnten. Uns allen sind einfache motorische Ticks vertraut, meistens Augenzwinkern oder Gesichtsgrimassen, die sich endlos fortsetzen und nicht aufzuhalten sind. Aber kann eine sich wiederholende Vorstellung ein Tick sein?

In Boswells Anregung, daß Johnsons Absonderlichkeiten Ähnlichkeit mit Krämpfen hatten, wurde unser neuerwachtes biologisches Interesse an Zwangsgedanken und Zwangshandlungen vorweggenommen. Ein modernes Erklärungsmodell dieser Krankheit besagt, daß sie durch elektrische Entladungen verursacht wird, wie eine Art »Schluckauf des Gehirns«. Können wiederkehrende Gedanken und unumstößliche Gewohnheiten durch eine Art Kurzschluß in der elektrischen Aktivität des Gehirns verursacht werden? Wenn dem so wäre, wären Zwänge wie Ticks, die fast sicher durch Fehlentladungen von Gehirnzellen verursacht werden.

Howard Hughes litt unter einer besonderen Abart der Zwangsstörung, die dank ihrer fanatischen Angst vor Bazillen zu einem verrückten Leben voll Schmutz und Vernachlässigung führte. Hughes hatte schon als Kind Bazillen gefürchtet. Diese Furcht nahm ihren Anfang in schlichter Pingeligkeit und führte zu einem Leben mit versiegelten Türen und Fenstern, in verdunkelten Räumen und improvisierten »Isolierungen« mit Hilfe von Papierhandtüchern und -taschentüchern. Seine Bediensteten brachten ihm die Zeitung oder sein Essen nur angekleidet mit speziellen Papierschonern, um jede Berührung mit irgend etwas, was Hughes anfassen könnte, zu vermeiden.

Essen und Sauberkeitsrituale dauerten jeden Tag stundenlang. Gegen Ende seines Lebens wurde aus Hughes paradoxerweise eine schmuddelige, ungekämmte Gestalt mit ungewaschenem, glanzlosen Haar, zerzaustem Bart und so langen Finger- und Zehennägeln, daß sie sich ineinander aufrollten. Er ging entweder nackt oder nur mit einer Unterhose bekleidet herum. Höchstwahrscheinlich wurden die Bade- und Pflegerituale in Hughes Fall so überwältigend, daß er schließlich unfähig zur einfachsten Selbstversorgung wurde.

Diese schreckliche Krankheit trifft aber nicht nur brillante, wohlhabende und bezaubernde Menschen. Meine Patienten kämpfen täglich, sogar stündlich, bis zur Erschöpfung Schlachten mit unsichtbaren Bazillen. Sie enden selten so verwahrlost wie Hughes, weil sie sich zu ihrem Glück den nachsichtigen Umgang und das Hegen und Pflegen dieser Rituale nicht in diesem Ausmaß leisten können, wie Hughes es konnte. Aber das Paradox bleibt bestehen. Ihre Hände und Arme sind rot oder bluten sogar vom ständigen Waschen. Ihre Tische und Schubladen sind nach zwecklosen Prinzipien geordnet, da die Regeln, die dieses

Verhalten steuern, auf irgendeinem fruchtlosen, abstrakten Ordnungssinn beruhen. Wenn die Zwangsstörung stark ausgeprägt ist, werden diese Gewohnheiten zu groben Karikaturen und Verzerrungen von ehemals sinnvollem Alltagsverhalten. Möglicherweise liegt der leidvollere Aspekt in der Einsicht meiner Patienten in die Absurdität und die Aufwendigkeit der verrückten Gedanken, die ihr Leben aufzehren. Die meisten Psychiater benutzen das Wort »verrückt« nicht, aber genauso muß man mit Zwangskranken darüber sprechen. Gerade weil sie in jeder anderen Hinsicht so gesund sind, muß man ihre Bestürzung über die Verrücktheit des Ganzen teilen und ihnen Verständnis dafür entgegenbringen.

Das anhaltende Erleben von Zwangsgedanken und/oder Zwangshandlungen kennzeichnet das Syndrom, das im *Diagnostischen und Statistischen Manual psychischer Störungen* (DSM III) der *American Psychiatric Association* als *Zwangsstörung* bezeichnet wird. Es wurde vielfach auch als Zwangsneurose bezeichnet. Seit über hundert Jahren sind Psychiater von dieser Störung fasziniert. Priester haben den Typ des Skrupulosen schon viel länger beschrieben. Kinder, die unter einer Zwangsstörung leiden, zeigen genau dieselben Symptome wie Erwachsene. Für eine Kinderpsychiaterin wie mich ist ein früher Beginn einer Geistesstörung ungewöhnlich. Andere Geisteskrankheiten, wie etwa Depression oder Schizophrenie, treten bei kleinen Kindern oft in anderer Form auf und sind auf jeden Fall viel seltener als bei Erwachsenen.

Eine Zwangsstörung jedoch verläuft in jedem Alter gleich. Ich habe einen Zweijährigen gesehen, der damit anfing, in Kreisen um Kanaldeckel herumzugehen. Zehn Jahre später konnte er aufgrund seines seltsamen Zwangs, den Buchstaben »O« zu zeichnen, nicht in die Schule gehen. Wie diese komplexen Verhaltensweisen plötzlich in der Kindheit aufbrechen, ist rätselhaft, nehmen wir jedoch an, ein angeborenes Verhaltensprogramm sei bei dieser Krankheit entgleist. Daß alle jungen Patienten dieselben Gewohnheiten zeigen, obwohl sie sich nie gesehen noch voneinander gehört haben, ist unheimlich. In Swarthmore habe ich studiert, wie Papageien Nester bauen, wie Kraniche tanzen, wie Eichhörnchen hamstern. Sie alle haben keinen Lehrer, und doch baut jede Art dasselbe Nest, hamstert Futter in derselben Art und Weise und so fort. Ich muß an diese Geschöpfe denken, wenn ich junge Patienten mit ihren verwirrenden Geschichten von neuen Verhaltensmustern, die sich aus dem Nichts heraus aufgedrängt haben, kennenlerne. Ich mache sie miteinander bekannt, und sie sind erstaunt, daß das jemand anderem passiert ist, daß sie sich so sehr ähneln! Aber meine Schilderung betrifft nicht etwa einen neuen Werbungstanz von Vögeln oder die Rituale eines isolierten primitiven Stammes. Hier geht es um verängstigte, einsame Menschen, und dieses grausame Drehbuch bricht von irgendwo in ihrem Gehirn heraus.

Über einige wenige Einzelfälle von Zwangsstörungen wurde in der medizinischen Literatur der letzten hundertfünfzig Jahre berichtet, aber erst seit kurzem wissen wir, daß eine große Zahl von Jugendlichen und Erwachsenen darunter leidet – und zwar *heimlich* leidet.

Ich begann mich zunächst für diese Probleme bei Kindern zu interessieren. Die meisten anderen erwachsenen Patienten in der Psychiatrie hatten als Kinder nicht dieselben Probleme. Bei Zwangsstörungen ist das anders: Bei 50 Prozent aller erwachsenen zwanghaften Patienten traten zum ersten Mal sich ständig wiederholende Gedanken (Obsessionen) oder Rituale (Zwangshandlungen) auf, als sie noch klein waren. Bei weniger als fünf Prozent der Erwachsenen mit anderen psychiatrischen Störungen setzen die Symptome bereits in der Kindheit ein.

Oft wissen die Familien nicht, daß sie ein krankes Kind haben. Viele meiner zwanghaften erwachsenen Patienten erzählen mir, daß sie ihre Störung als Kind geheim gehalten und darunter monate- und jahrelang gelitten haben, weil sie sich zu sehr geschämt haben oder weil sie nicht für verrückt gehalten werden wollten. Als Leiterin einer staatlich unterstützten Forschungsklinik für Kinderpsychiatrie hatte ich Gelegenheit, diese verborgene Krankheit zu untersuchen, bevor eine effektive Behandlungsform gefunden worden war und bevor wir erkannten, daß es sich um ein allgemein verbreitetes Problem handelte. Ich begann meine Untersuchung am *National Institute of Mental Health* mit der Vorstellung, daß es zehn Jahre dauern würde, genügend Patienten zu finden, um auch nur eine Vorstellung der typischen Symptommuster, vom Alter, in dem sie zum ersten Mal auftreten, und von wirksamen Behandlungsformen zu gewinnen. Aber kaum hatte unser Projekt begonnen, schon stürzten neue Informationen auf uns ein. Erste Umfragen zeigten, daß die Zwangsstörung alles andere als selten vorkommt – sie ist in der Tat weit verbreitet. Schon bald wurde klar, daß es neue Behandlungsformen gab, die wirkten. Plötzlich wurde die Zwangsstörung zur psychiatrischen Erkrankung der achtziger Jahre. Wir fingen an, viele, viele Patienten zu sehen.

Die Erinnerung an Sal, den ersten zwanghaften Patienten, den ich im ersten Jahr meiner Zeit als Assistenzärztin am Massachusetts Mental Health Center in Boston im Jahre 1961 kennengelernt habe, ist noch lebendig in mir. Sal war ein sechzig Jahre alter Arbeiter italienischer Abstammung, ein geschätzter Vorarbeiter, ordentlicher Familienvorstand, braver Kirchgänger und hatte den Zwang entwickelt, kleine Abfallschnipsel zu Hause oder auf der Straße aufzuheben. Er stand unter dem Zwang zu horten. In seinem Haus türmten sich immer mehr vollgestopfte Schachteln auf, die in den Gängen gelagert und auf den Möbeln gestapelt wurden. Die Tränen und Drohungen seiner Frau, ihn zu verlassen, fruchteten nichts. Während eines Zeitraums von einigen Monaten wurde Sals Gewohn-

18

heit so übermächtig, daß er unfähig war, dem Drang zu widerstehen, auch das kleinste Papierschnipselchen aufzuheben. Das Abfallaufheben beanspruchte jeden Tag mehr Zeit. Schließlich konnte er nicht mehr zur Arbeit gehen. Während seiner Hospitalisierung wurde ein neurochirurgischer Eingriff vorgenommen, ein heute nur noch selten angewandtes Vorgehen, bei dem alle Verbindungen zwischen den Frontallappen und tieferliegenden Hirnabschnitten durchtrennt werden. Sal wurde operiert und war, in gewisser Hinsicht zumindest, geheilt.

»Sehen Sie«, erzählte Sal mir stolz, »jetzt gehe ich einfach an den Papierschnipseln vorbei, sie fallen mir vielleicht ein bißchen mehr auf als Ihnen – aber ich muß überhaupt nichts damit machen.« Aufgrund der Spätfolgen der Lobotomie konnte Sal jedoch nie mehr die Klinik verlassen.

Die Lobotomie war in dramatischer Weise »erfolgreich« darin, Salvatores Zwangssymptome zu reduzieren, aber unglücklicherweise litt er, was damals bei präfrontalen Lobotomien häufig vorkam, unter Persönlichkeitsveränderungen aufgrund des Eingriffs. Obwohl Sals Störung behoben war, blieb er durch die Behandlung sozial lebensunfähig. Er zeigte die unangemessenen, dümmlichen Verhaltensweisen, die in den ersten Jahren ihrer Praktizierung häufig die Folge einer Lobotomie waren: Er zwickte fremde junge Frauen und urinierte auf der Straße.

Sals hellsichtiger Bericht über die Unsinnigkeit seiner Symptome, deren Schwere sein normales Leben zerstört hatte, und ihre plötzliche und vollständige Entfernung durch den chirurgischen Eingriff ging mir nicht aus dem Kopf. Er war so erfolgreich gewesen, im Privatleben und in der Arbeit. Dann, aus heiterem Himmel, mußte er plötzlich Abfall aufheben. Diese Störung sah irgendwie anders aus als sonstige psychische Störungen. Sie schien vom Lebensgewebe der Menschen getrennt zu sein, so als ob es sich um ein fremdes Wesen handelte, das plötzlich erschien

und die Krankheit ausbrechen ließ und genauso plötzlich
wieder verschwinden konnte.

Ein Zeitungsbericht von Associated Press vom 24. Februar 1988 ließ mich wieder an Sal denken. Die Überschrift
lautete: *Gehirnverletzung heilt Mann von seiner Geisteskrankheit.* Ein zweiundzwanzig Jahre alter Mann, genannt
George, war durch seinen schweren Waschzwang zum
Selbstmord getrieben worden. Er steckte ein Gewehr in den
Mund und betätigte den Abzug. Nicht nur überlebte er, er
war auch wie durch ein Wunder geheilt. Die Kugel war im
linken Frontallappen des Gehirns steckengeblieben und
hatte dabei eine Lobotomie bewirkt – dieselbe Operation,
die Sal »geheilt« hatte. George geht nun auf das College und
führt ein normales Leben.

Die Jahre, die auf meine Arbeit mit Sal folgten, waren
mit meiner Ausbildung als Assistenzärztin in Boston und
mit meiner Forschung in Schweden ausgefüllt. Die Behandlung mit Psychopharmaka begann gerade erst, sich in der
Psychiatrie durchzusetzen, und damit ging ein neues Interesse für das Gehirn und die Biologie mentaler Störungen
einher. Aber praktisch niemand wandte diese neuen Behandlungsformen bei Zwangskranken an.

Erst 1972, als ich meine alten Lehrer und Kollegen am
Karolinska Hospital in Stockholm besuchte, begann ich,
überhaupt über Zwangsstörungen nachzudenken. In Stockholm hörte ich von einer neuen Behandlung bei Zwangsgedanken und Zwangshandlungen, von dem Medikament
Clomipramin. Gerade erst war von Professor Lopez-Ibor aus
Madrid berichtet worden, daß es bei zwanghaften erwachsenen Patienten wirksam war, und jetzt wurde es systematischer am *Karolinska Hospital* getestet. Mein früherer Professor, Borje Cronholm, und seine Mitarbeiterin, Dr. Marie
Asberg, hatten eine Gruppe von zwanghaften Patienten aus
ganz Schweden zusammengestellt, um das neue Medikament zu testen.

Als ich mit den Patienten auf der Station sprach (eine

gute Gelegenheit, mein eingerostetes Schwedisch zu üben!),
berichteten uns einige, daß sie schon als Kinder krank
gewesen seien. Ich sah, daß es den schwedischen Ärzten
nicht an Patienten für ihre Studie fehlte, und überlegte mir,
daß man, wenn diese schwedischen Patienten als Kinder so
krank gewesen waren, andere Kinder wie auch Erwachsene
mit Zwangsstörungen auch in anderen Ländern finden
müßte.

Und so nutzten wir in den siebziger Jahren die einzigartigen Forschungsbedingungen des *National Institute of
Mental Health*, um eine Gruppe von Jugendlichen mit
Zwangsstörungen zusammenzustellen und zu untersuchen.
Das NIMH konnte Patienten aus dem ganzen Land heran-
ziehen. Da Clomipramin (Handelsname Anafranil), in den
Vereinigten Staaten noch nicht auf dem Markt war (und
immer noch nicht ist, obwohl es in über siebzig anderen
Ländern erhältlich ist), kam die Fragestellung, ob Anafranil bei Jugendlichen ebenso wirkungsvoll wäre wie bei Erwachsenen, als Forschungsthema gerade zur rechten Zeit.
Es könnte wichtig sein, das zu wissen, weil ein früher Be-
handlungsbeginn womöglich wirksamer ist als eine Behandlung, die erst nach jahrelangem Fortschreiten der
Krankheit einsetzt. Eine frühe Behandlung könnte auch
der zerstörerischen Auswirkung der Krankheit auf das Leben der Kinder Einhalt gebieten – und so die Einsamkeit,
Depression und Angst verhindern, mit denen die Tage eines
jeden Kindes ausgefüllt waren.

Clomipramin ist ein sehr starkes Antidepressivum. In
seiner chemischen Struktur ähnelt es weitgehend dem Imipramin, einem weitverbreiteten Antidepressivum (Handelsname Tofranil), das in den USA seit über dreißig Jahren
erhältlich ist. Aber auf diesem geringfügigen Unterschied
in der chemischen Zusammensetzung beruht die spezifische
Wirksamkeit von Clomipramin bei Zwangsgedanken und
Zwangshandlungen. Clomipramin ist nicht frei von Nebenwirkungen. Es verursacht Mundtrockenheit und Verstop-

fung, es kann zu Schläfrigkeit und einer Abnahme des sexuellen Interesses führen. Aber für viele Patienten, die jahrelang unter Zwängen und Obsessionen gelitten haben, ist es trotz der Nachteile besser, es einzunehmen.

Mit der Hilfe des Pharmakonzerns CIBA-Geigy, dem Hersteller des Medikaments, erhielten wir das Clomipramin, zusammen mit einer speziellen Genehmigung, es für unsere Forschungszwecke zu benutzen. Ich gestehe, daß meine Mitarbeiter und ich zu Beginn der Studie nicht sehr zuversichtlich waren, daß das Medikament wirken würde. Aber schon nach wenigen Jahren waren wir bekehrt. Unseren Patienten ging es nicht besser, wenn sie Placebos nahmen (Zuckerpillen, die wie das Medikament aussehen, aber keine Wirkung haben) oder wenn sie ein anderes Antidepressivum einnahmen. Aber wenn sie auf Clomipramin eingestellt waren, ging es den meisten besser. Die zwanghaften Gedanken wurden schwächer. Sie konnten erfolgreich gegen den Drang kämpfen, rituelle Handlungen auszuführen. Für manche war es das Ende eines Alptraums.

Clomipramin allein war bei weitem noch keine vollkommene Behandlung. Bei manchen Patienten half es überhaupt nicht. Aber die Entdeckung einer spezifischen Behandlung mit Psychopharmaka bei Zwangsgedanken und Zwangshandlungen verlieh anderen Anhaltspunkten dafür, daß diese sogenannte »Neurose« nur eine weitere Erkrankung mit biologischer Grundlage sein könnte – so wie die manische Depression oder die Epilepsie – mehr Gewicht.

Clomipramin hat bei Forschern wie bei Patienten großes Interesse erregt. Das Medikament scheint nicht wie ein Antidepressivum gegen Zwangsstörungen zu wirken, auch wenn es ein sehr gutes Antidepressivum ist. Aber es bewirkt etwas anderes – es dämpft oder beseitigt die Obsessionen und Zwänge. Wenn wir verstehen würden, wie Clomipramin wirkt, was dieses »andere« ist, dann hätten wir einen Schlüssel zum Verständnis der Ursachen einer

Zwangsstörung. Wir wüßten dann, wie das Gehirn Rituale von so komplexer und faszinierender Art gestaltet und wie es solch einen einzigartigen und mächtigen Dämon erschafft, daß sein Opfer das Gefühl hat: Ich muß das tun! Clomipramin beeinflußt massiv den Serotoninstoffwechsel im Gehirn, einen für das normale Funktionieren des Gehirns notwendigen Neurotransmitter. Ein Neurotransmitter ist eine chemische Substanz, die Botschaften zwischen den Nervenzellen im Gehirn überträgt. Serotonin ist eine dieser chemischen Substanzen im Gehirn, von der man bereits weiß, daß sie bei vielen menschlichen und tierischen Funktionen eine Rolle spielt. Unter psychologischen Gesichtspunkten wurde es mit Depression, Ärger und Impulsivität in Verbindung gebracht. Zwangssymptome sind nur das letzte Glied in der Liste von wichtigen Funktionen, die dieser Stoff im Gehirn erfüllt.

Die Geschichte mit dem Serotonin selbst ist mittlerweile äußerst kompliziert geworden. Es gibt eine Menge von Stellen im Gehirn, an denen Serotonin wirksam ist, man bezeichnet diese als Rezeptoren. Clomipramin wirkt vermutlich auf bestimmte Serotoninrezeptoren, aber es ist immer noch unklar, ob der eigentliche Effekt darin besteht, daß der Serotoninspiegel erhöht oder erniedrigt wird. Es ist auch noch möglich, daß der Wirkungsmechanismus des Clomipramins darin besteht, andere chemische Stoffe im Gehirn zu beeinflussen, die wiederum vom Serotoninspiegel abhängig sind. In diesem Bereich wird zur Zeit sehr rege geforscht, und die Situation ändert sich von Monat zu Monat.

Wir sind dabei, andere Medikamente mit derselben Wirkung auf das Serotonin zu untersuchen, um herauszufinden, ob sie genauso erfolgreich bei der Behandlung von Zwangsstörungen eingesetzt werden können. Aber die Tatsache, daß so komplexe Muster wie Schuldgefühle, Wollen, Gefahr, Sauberkeit und Selbstkontrolle durch die Behandlung mit Psychopharmaka – was auch immer für ein Mechanismus dieser zugrunde liegt – beeinflußbar sind, kann uns die biologische Basis unseres Verhaltens in einem Ausmaß aufzeigen, das wir nie für möglich gehalten hätten. Eine medikamentöse Behandlung für pathologische Zweifelsucht? Das würde augenscheinlich den Beweis dafür erbringen, daß unser Gehirnsystem auf einer Ebene von Komplexität arbeitet, die meine Universitätsprofessoren und ich uns nie erträumt hätten.

Es ist ein völliges Rätsel, warum die beiden besten Behandlungsmöglichkeiten bei Zwangsstörungen der medikamentöse und der verhaltenstherapeutische Ansatz sind. Manchmal wirken sie gut unabhängig voneinander, und manchmal ist eine Kombination aus beiden am besten. Jedes Erklärungsmodell dieser Krankheit muß *beide* Ansätze berücksichtigen.

Sigmund Freud war der Ansicht, eine verfrühte Sauberkeitserziehung und ein bestimmter Erziehungsstil in der frühen Kindheit könnten bei einem Kind eine Zwangsstörung hervorrufen. Er glaubte beispielsweise, daß eine sehr strenge Sauberkeitserziehung im zweiten Lebensjahr – während der analen Phase – bleibende Auswirkungen auf die Persönlichkeitsentwicklung haben könnte und einen Menschen für eine Zwangsstörung anfällig machen könnte. Meine eigene Ausbildung hatte die Freudsche Psychoanalyse miteingeschlossen, und eine Zeitlang kam mir diese Idee entgegen. Aber wir konnten kein einziges solches Erziehungsmuster bei den Kindern in unserer Studie finden, keine Besonderheiten in der Sauberkeitserziehung oder Streßfaktoren bei anderen alltäglichen Abläufen, aus denen sich ihre Krankheit erklären ließe.

Auf der anderen Seite haben wir die speziellen Probleme gesehen, die durch die Tatsache, daß ein Kind unter einer Zwangsstörung leidet, geschaffen werden. In diesem Buch kommen Eltern zu Wort, die selbst an der Krankheit litten, und sie jetzt an ihrem Kind sehen. Und es sind auch die Geschichten der Kinder selbst darin enthalten. Es kann gar keine Frage sein, daß die Krankheit in Familien weitergegeben wird und daß sie bei manchen erblich ist.

Nach nur einem Jahr Forschung erhielten wir jede Woche Anrufe von Eltern von kranken Kindern und von Erwachsenen mit Zwangsstörungen. Das war verwirrend – wir hatten schon mehr Anrufe erhalten, als wir jemals für das gesamte Gebiet von Washington D. C. erwartet hatten. In den Fachbüchern hatte gestanden, daß die Krankheit sehr selten sei. Später wurde uns klar, wie verbreitet das Problem wirklich war. Wir untersuchten über fünftausend Studenten an High Schools in einem Schulverwaltungsbezirk. Alle Kinder füllten einen Fragebogen über störende Gewohnheiten oder Gedanken aus. Die Ergebnisse waren verblüffend. An diesen »gewöhnlichen« Schulkindern, von denen keines Hilfe gesucht hatte, bestätigten sich unsere ersten Eindrücke. Es waren mindestens zwanzig schwere Fälle von Zwangsstörung darunter. Die Rate von eins zu zweihundertfünfzig in einer Population bedeutete, daß eine Million Heranwachsende in den Vereinigten Staaten unter diesem Problem leiden. Nachdem auf jedes kranke Kind drei kranke Erwachsene kommen, muß es in den USA vier Millionen Zwangskranke geben. Kaum zu glauben. Eine so verbreitete psychische Erkrankung, von der fast niemand etwas gehört hat?

Aber wo haben die Zwanghaften sich versteckt? Freud schrieb 1907: »...Daher können solche Kranke ihr Leiden durch viele Jahre als Privatsache behandeln und verbergen... Das Verbergen wird ferner vielen Kranken durch den Umstand erleichtert, daß sie sehr wohl imstande sind, über einen Teil des Tages ihre sozialen Pflichten zu erfüllen, nachdem sie eine Anzahl von Stunden in melusinenhafter Abgeschiedenheit ihrem geheimnisvollen Tun gewidmet haben.«*

* Freud, 1907, Zwangshandlungen und Religionsübungen, Studienausgabe Band VII, S. 14

Wie zu Freuds Zeiten haben auch unter den jetzt Betroffenen nur sehr wenige Hilfe gesucht oder auch nur gewußt, daß es eine Hilfe für sie gibt. Heimlichkeit ist ein Bestandteil der Störung. Ich habe erfahren, daß sogar die wenigen, die in einer Psychotherapie waren, niemals ihrem Therapeuten von ihren Zwängen erzählt haben. Wir treffen jede Woche auf neue Patienten, die heimlich seit Jahren gelitten haben.

Am 21. März 1987 brachte das Nachrichtenprogramm 20/20 von ABC einen Sonderbeitrag, in dem mehrere Patienten mit Zwangsstörungen vorgestellt wurden. In der Sendung wurde über Heilungen oder sehr deutliche Besserungen bei Patienten berichtet, die mit Clomipramin oder mit einer Verhaltenstherapie, dem anderen anerkannten Behandlungsverfahren für diese Krankheit, behandelt worden waren. Die Reaktion in Amerika war überwältigend. Die drei Forschungszentren für Zwangsstörungen (unseres war eines davon) wurden noch Monate später mit Briefen und Anrufen überschüttet. Die kurzen Geschichten, die man uns am Telefon erzählte, waren oft dramatisch. »Ich war eigentlich schon so weit, daß ich meine Frau verlassen wollte. Ich dachte, wir würden ihr überhaupt nichts mehr bedeuten. Jetzt weiß ich, daß sie krank ist, und möchte vor allem, daß sie Hilfe findet.«

Ein 87jähriger Mann rief uns an, nur um uns zu sagen: »Ich bin zu alt dafür, um noch irgend etwas wegen dieser Geschichte zu unternehmen, aber ich bin so dankbar zu erfahren, daß jemand mein Problem kennt, daß jemand weiß, daß ich nicht ›verrückt‹ bin.«

Ein Teil der Faszination, die von der Zwangsstörung ausgeht, beruht sicher darauf, daß sie so lange mitten unter uns existiert hat und nur für eine medizinische Kuriosität gehalten wurde. Die Verschwörung des Schweigens um die Patienten herum ist selbst ein Teil des Problems.

Die bewegendste und erschütterndste Erfahrung, die ein Therapeut machen kann, ist zu sehen, wie bei seinen

Patienten eine unmittelbare und drastische Besserung eintritt. Mit die größte Ironie in der Geschichte der Psychiatrie liegt darin, daß sich an Zwangsvorstellungen und Zwangshandlungen zwar die psychoanalytischen Vorstellungen über psychische Konflikte besser als an jeder anderen Neurose veranschaulichen lassen, die Symptome einer Zwangsneurose aber durch die psychoanalytische Behandlung nicht beseitigt werden können. Glücklicherweise gibt es jetzt andere Wege, diesen verzweifelt leidenden Menschen zu helfen. Um mit der einfachsten Methode zu beginnen, haben wir Kinder (und ihre Familien) zusammengebracht, die jahrelang alleine mit ihren Gedanken und Ritualen gelebt hatten. Sie teilten ihren Schmerz miteinander und beobachteten gegenseitig ihre Fortschritte.

Verhaltenstherapeuten haben den Weg für einen direkten, einfachen und effektiven Ansatz bereitet, der darauf beruht, Symptome genau zu erfassen und den Patienten schrittweise mit der angstbesetzten oder reaktionsauslösenden Situation zu konfrontieren, während gleichzeitig die Rituale reduziert und verhindert werden. Diesen Therapeuten ist es als Verdienst anzurechnen, daß das Problem ans Tageslicht befördert wurde und daß sie den vernünftigen Standpunkt vertreten, es sei für ihre Patienten am besten, ihre Symptome *loszuwerden!* (Manche Psychiater sind der Ansicht, daß eine plötzliche Befreiung von Zwangssymptomen ohne Einsicht in zugrundeliegende unbewußte Konflikte nur zu einer Symptomverschiebung mit möglicherweise noch schlimmeren Symptomen führen würde.) Das *Maudsley Hospital* in London und das *Medical College* in Pennsylvania haben sorgfältig den effektivsten verhaltenstherapeutischen Behandlungsansatz herausgearbeitet.

Die Verhaltenstherapie stellt das aktuelle Verhalten in den Mittelpunkt. Zunächst verbringen Therapeut und Patient viel Zeit – Stunden oder Wochen – damit, um alles über die Rituale herauszufinden; wie sie genau aussehen und wo und wann sie auftreten. Dann wird die Zeit, in der der Patient seine Rituale ausführen »darf«, schrittweise reduziert. Häufig setzt der Therapeut den Patienten direkt der Situation aus, die die Ritualhandlungen sonst auslöst. Ein Patient, der unter Waschzwang leidet, könnte zum Beispiel dazu veranlaßt werden, seine Hände schmutzig zu machen, indem er sie in Dreck steckt, und dann stundenlang herumzulaufen, ohne sie zu waschen. Natürlich bringt ihn das fast um den Verstand. Aber ohne die tatsächliche Konfrontation mit dem Auslösereiz kann die Behandlung nicht wirken.

Es sind einige große Fortschritte zusammengetroffen: die Erkenntnis, wie verbreitet Zwangsgedanken und Zwangshandlungen sind, die Entdeckung, daß die Verhaltenstherapie zu drastischen Verbesserungen führen kann, und das neu aufkommende Interesse für die Krankheit aufgrund faszinierender biologischer Befunde. Wenn ein Medikament selektiv bei der Behandlung von Zwangsstörungen wirkt, dann weist auch das indirekt auf eine biologische Abnormität bei dieser Erkrankung hin.

Zu den biologischen Erkenntnissen im engeren Sinne gehört die Entdeckung und (was in der Wissenschaftsgeschichte öfter der Fall ist) die Wiederentdeckung, daß Obsessionen und Zwänge eng mit neurologischen Erkrankungen wie Epilepsie, Chorea oder Bewegungsstörungen verbunden sind. Das bedeutet, daß Erkrankungen bestimmter Gehirnareale Zwangsstörungen verursachen können, zumindest bei einem Teil der Patienten. Es gibt heute neue Techniken, um das Gehirn zu erforschen. Die Computertomographie ermöglicht es uns, Gehirnpartien am lebenden Menschen zu erforschen, und zwar besser, als dies mit Röntgenstrahlen möglich war. Und noch neuere bildgebende Verfahren, wie die sogenannte Positronenemissionstomographie, ermöglichen es uns, Einblick in die Arbeitsweise des Gehirns bei normalen Menschen zu gewinnen und sie mit der von Patienten mit Zwangsvorstellungen zu vergleichen. Diese Studien sind noch sehr neu, aber die wenigen, die bereits durchgeführt wurden, zeigen Anomalien in bestimmten Gehirnpartien, nämlich in den Frontallappen und in den Basalganglien, bei Zwangskranken.

Niemand ist sicher vor den Grenzfällen von Zwangsstörungen. Wir haben Leute mit ziemlich seltsamen »Gewohnheiten« getroffen, die aber noch nicht wirklich eine Störung hatten. Ein Mädchen in unserer Untersuchung stand jeden Sonntagmorgen um sechs Uhr auf und verbrachte anschließend drei Stunden damit, die Wände ihres Zimmers abzuwaschen. Sie war sich natürlich dessen bewußt, daß das seltsam war, aber sie hatte eben das Gefühl, daß sie »das tun mußte«, auch wenn sie wirklich nicht verstand, warum. Sie sagte, daß der Waschzwang ganz plötzlich vor etwa einem Jahr angefangen hätte. »Ich bin einfach eines Morgens im letzten Sommer aufgewacht«, so erzählte sie, »und ich mußte das tun.«

Wir stellten keine psychiatrische Diagnose, weil sie insgesamt gut funktionierte und nicht »krank« erschien. Dieses Mädchen stand seiner Familie nahe und war eine gute Schülerin. Sie hatte enge Freunde und eine Beziehung zu einem Jungen. Ihre Noten waren gut, sie nahm an Freizeitaktivitäten ihrer Schule teil und hatte einen Teilzeitjob. Sie schien nicht beunruhigt zu sein, und solange ein Symptom sich nicht störend auf das Leben eines Menschen auswirkt, indem es ihn in seinem Alltag beeinträchtigt oder ihn leiden läßt, können wir nicht sagen, daß dieser Mensch krank ist. Wir rätseln über solche zwanghaften Muster und wissen nicht, ob sie einen Bezug zu dieser Krankheit haben oder ob sie nur Marotten sind, ohne jedwede klinische Bedeutung.

Wir wundern uns auch über Leute mit wahrhaft vielen »guten« Gewohnheiten, die wir oft für »Supernormale« halten. Das sind Leute, die jede Minute eines Tages verplant haben. Als Studenten waren sie Mitglied in jedem Team, in jedem Club, in jeder Freiwilligen- oder Gemeindegruppe, sie nahmen an Übungs- und Musikkursen teil. Sie waren gute Schüler mit hochgesteckten Erwartungen, angetrieben und ständig beschäftigt mit den enormen Verpflichtungen, die sie auf sich luden. Superdurchorganisiert, propper und sorgfältig wie diese Leute sind, beantworten sie eine große Anzahl der Fragen in unserem Fragebogen zur Diagnose einer Zwangsstörung mit »ja«. Doch sie halten ihre Gewohnheiten für nützlich und fühlen sich in keiner Weise in ihrem Leben beeinträchtigt. Wenn sie sich überhaupt über etwas beklagen, dann darüber, daß sie möglicherweise irgendwann einmal einer Verpflichtung nicht nachkommen könnten. Manchmal sind sie verzweifelt. Aber es sind keine Jämmerlinge. Sie wollen überhaupt nichts verändern – sie wollen nur alles schaffen. Wir haben keine Ahnung, ob das einfach außergewöhnlich ehrgeizige junge Leute sind, aus denen später Zeitungsverleger, Senatoren – oder sogar Psychiater und Forscher – werden, oder ob sie sich am Ende als das herausstellen könnten, was wir als »zwanghafte Persönlichkeit« bezeichnen. Wir verfolgen eine Gruppe von Supernormalen, um das herauszufinden.

Trotz allem Interesse an Einzelfallstudien über Zwangsneurosen in den letzten hundert Jahren gibt es nur wenige Arbeiten über Behandlungsmöglichkeiten. Der Anreiz, neue Behandlungen für seltene Erkrankungen auf ihre Effektivität hin zu überprüfen oder überhaupt zu entwickeln, ist gering. So wurde bis in die siebziger Jahre eine Psychotherapie oder Psychoanalyse als Behandlung empfohlen. Die Ärzte machten diese Vorschläge mangels anderer Alternativen, aber viele Therapeuten waren schon zu der Ansicht gekommen, eine Psychotherapie würde bei schweren Fällen nicht helfen, und Langzeitstudien von Erwachsenen zeigten keine Verbesserung durch diese Behandlung.

Ein psychoanalytisches Erklärungsmodell für Zwangsneurosen stammt von Freuds Fallbeschreibung des »Rattenmanns«, über den er 1909 berichtete. Freud beschrieb die erfolgreiche psychoanalytische Behandlung eines jungen Mannes, der von der Vorstellung gequält wurde, daß Ratten sich in seinen Anus fräßen. Die Psychoanalyse enthüllte die komplexe symbolische Bedeutung dieses gräßlichen Bildes und schien dem Patienten zu helfen. Unglücklicherweise wurde der »Rattenmann« kurze Zeit später im Ersten Weltkrieg getötet, so daß unsere Fragen nach dem Langzeiterfolg der Behandlung unbeantwortet bleiben müssen.

Bei den schlimmsten Fällen von Zwangsstörungen wurden bis in die fünfziger Jahre hinein regelmäßig chirurgische Eingriffe vorgenommen. Da heute auch andere Behandlungsformen zur Verfügung stehen, ist die Chirurgie nun nur noch der letzte Ausweg. In manchen Fällen allerdings scheint diese drastische Behandlung zu wirken, wenn alles andere fehlgeschlagen ist. Einige wenige medizinische Zentren in Boston, London und Stockholm zum Beispiel nehmen noch in begrenztem Umfang solche Operationen unter Anwendung neuer Techniken vor. Ich habe noch keinen Patienten zu einer solchen Behandlung überwiesen, aber der Erfolg dieser Operationen fasziniert mich, weil mit diesem Vorgehen Verbindungen zwischen Gehirnpartien durchtrennt werden, die, wie unsere Verfahren zur Gehirnabbildung zeigen, bei Zwangsstörungen anormal sind. Das ist ein anderer Hinweis auf die biologische Grundlage dieser Krankheit.

Die beiden neueren Behandlungsansätze, nämlich Verhaltenstherapie und medikamentöse Behandlung mit Clomipramin, scheinen beide Langzeitheilungen herbeizuführen. Verhaltenstherapeuten haben ihre Patienten nach einem oder zwei Jahren nachuntersucht, und die Wirkung schien anzuhalten. Clomipramin wurde nicht so gründlich in Nachuntersuchungen erforscht, aber die Studien, die durchgeführt worden sind, zeigen, daß die Wirkung auch mindestens zwei Jahre lang bestehen bleibt.

Die erste Frage, die ein Patient stellt, lautet: »Wie lange wird die Wirkung anhalten – wird es wirklich verschwinden?« Es liegen etwa ein Dutzend Nachuntersuchungsstudien vor. Bei diesen Studien handelt es sich fast immer um Patienten, die eine traditionelle Psychotherapie erhielten oder überhaupt keine Behandlung. In den meisten Fällen ging es der Hälfte der Patienten gut, während die andere Hälfte weiterhin Probleme hatte. Die traditionelle Psychotherapie hatte keinen Einfluß auf das Resultat. Aber diese Langzeitstudien waren alle durchgeführt worden, bevor man Verhaltenstherapie oder Clomipramin in größerem Umfang einsetzte. Die wenigen neueren Nachuntersuchungen sind ermutigend. Es scheint so, als würden die neueren Behandlungsformen wirklich andere Ergebnisse erbringen. Ich hoffe, auch wenn ich es noch nicht beweisen kann, daß eine frühzeitige Diagnose und eine sofort einsetzende Behandlung das Resultat noch erfreulicher aussehen lassen werden.

Als faszinierte Beobachter und Erforscher von Zwangsstörungen teilten wir das Erstaunen unserer Patienten, als sie entdeckten, daß andere die gleichen Gedanken, Bilder und Gewohnheiten hatten, die sie so lange geheimgehalten hatten, weil sie dachten, niemand anders könnte ihr Problem verstehen oder es für real halten. Ich glaube, daß solch ein unveränderliches Muster aus einem angeborenen Programm im Gehirn stammen muß, ganz ähnlich wie Ethologen Verhaltensweisen beschrieben haben, die in der Entwicklung von Tieren auftreten, auch wenn sie in Isolation aufgezogen werden.

In dieser Einführung habe ich einen Überblick über meine Erfahrungen mit diesem Problem gegeben. Alles Wissen, was ich darüber erworben habe, haben mich meine Patienten und ihre Familien gelehrt, für deren Unterrricht ich stets dankbar sein werde. Da sie soviel geschwiegen haben, hielt ich es für äußerst wichtig, Erzählungen aus erster Hand mitaufzunehmen. Wenn ich die eigenen Darstellungen der Patienten lese, dann erfahre ich etwas über ihre Versuche, sich selbst zu therapieren, und über ihre

Methoden, sich mit der Störung zu arrangieren, wobei sie sich mit Teilen davon abfinden müssen, die durch die Behandlung nicht tangiert werden. Das erste Kapitel dieses Buches beinhaltet die Geschichten von Vätern, die die Störung hatten, und nun versuchen, ihren Söhnen mit demselben Problem zu helfen. Auf die Geschichten der Väter folgen diejenigen der Kinder, die ihre Erfahrungen entweder nach unserem ersten Treffen niedergeschrieben haben oder nachdem sie einige Jahre mit dem Problem gelebt hatten. Der zentrale Abschnitt dieses Buches schildert, was es bedeutet, diesen Kranken ein Arzt zu sein. Diese Patienten und ich, wir waren eine Entdeckung füreinander; mein Verständnis von Psychiatrie hat sich in dieser Zeit fundamental verändert.

So oft wird gefragt, wo die Grenze zwischen unserem Alltagsleben und der Zwangsstörung verläuft, denn das Zwanghafte zieht sich durch unser religiöses Leben und unsere Philosophie, durch unser Gefühlsleben und unsere ethologische Identität. Deswegen sah ich mich gezwungen, die Grenzfälle in einem Ausmaß miteinzubeziehen, wie ich es bei keiner anderen Krankheit getan habe. Der letzte Teil des Buchs geht, teilweise als Antwort darauf, auf Fragen ein wie: Ist Liebe eine Obsession? Oder: Was bedeutet es, daß mir daran liegt, daß es bei mir zu Hause sauber ist?

Die Ursache für eine Zwangsstörung ist noch nicht bekannt. Die Anhaltspunkte für eine biologische Ursache sind bezwingend, unglücklicherweise aber ist es immer noch unumgänglich, von der Verhaltensbiologie in vagen Begriffen zu sprechen. Die Wirksamkeit eines Medikaments und die relative psychologische Unauffälligkeit vieler Familien lassen es, um es vorsichtig auszudrücken, unsicher erscheinen, daß eine »schlechte Kindheit« als Ursache eine Rolle spielen könnte. Das, was die Krankheit ausmacht, könnte man als wildgewordenen Skeptizismus bezeichnen. Die Patienten zweifeln an ihren Sinnen. Sie können an die banalen Gewißheiten des Alltagslebens nicht mehr glauben: Ich bin nicht gefährlich, ich bin sauber. *Es gibt keine Möglichkeit der Vergewisserung mehr.* Die Vorstellung, daß es eine biologische Basis für ein Gefühl zu »wissen« gibt, beinhaltet interessante philosophische Auswirkungen. Wir sind normalerweise davon überzeugt, daß das, was wir sehen und fühlen, wirklich vorhanden ist. Wenn die Zwangsstörung eine »Zweifelsucht« ist, wenn ein chemischer Stoff dieses Gefühl des Zweifelns steuert, ist dann unser üblicher, normaler Glaube an das, was unsere Alltagssinne und unser gesunder Menschenverstand uns mitteilen, in ähnlicher Weise durch chemische Prozesse in unserem Gehirn determiniert?

Dieses Buch ist der Erkenntnis zu verdanken, daß die Zwangsstörung eine weitverbreitete Krankheit ist. Wenn die neuen epidemiologischen Zahlen stimmen, wenn Millionen von Menschen unter Zwangsstörungen leiden, dann ist ein allgemein verständliches Buch über diese Störung, das kein technisch-medizinisches Fachbuch ist, schon lange überfällig und kann sehr hilfreich sein. Wenn Sie oder jemand, der Ihnen nahesteht, unter einer Zwangsstörung leiden, dann ist es wichtig, auf dem laufenden zu bleiben. Zur Zeit wird jedes Jahr über neue Erkenntnisse über diese Krankheit berichtet.

Von der »Wiederentdeckung« dieser Störung durch die Psychiatrie werden viele Leute profitieren. Für Forscher bietet sich die Möglichkeit, mehr über die Biologie von Ritualen oder Willensbildung oder von Überprüfung von Sinneswahrnehmungen und möglicherweise auch über die biologischen Grundlagen einer Heilung zu erfahren. Patienten und ihre Familien können lernen, wie sie sich selbst und einander helfen können. Dadurch, daß wir sahen, wie unsere Patienten im Kampf gegen ihre Krankheit über sich selbst hinauswuchsen oder wie sie lernten, mit dem Unabänderlichen zu leben, haben mein Team und ich eine Menge darüber erfahren, wie Menschen mit etwas fertig werden können, wenn sie Hilfe erhalten. Sie haben ihre Geheimnisse miteinander geteilt, und noch immer sind nicht alle von ihnen geheilt. Wie immer geben auch unsere Patienten soviel zurück, wie sie bekommen haben. Ich hoffe, daß sie in naher Zukunft noch mehr Antworten von uns erhalten können.

Teil I
Die Patienten erzählen:
Die Eltern

Alles Wichtige, was ich über Zwangsstörungen gelernt habe, habe ich aus den Gesprächen mit meinen Patienten, die mich immer wieder in Erstaunen versetzt haben, erfahren. Wenn Sie verstehen wollen, warum ich so von dieser Krankheit fasziniert bin, müssen Sie diese Menschen selbst kennenlernen und sich von ihnen ihre eigene Geschichte erzählen lassen.

1 Der Autounfall, der nie stattgefunden hat

(Bericht von Dr. S.)

In diesem Kapitel erzählen ein Vater, ein Psychologe mit einer Zwangsstörung, und seine Frau, eine Sozialarbeiterin, von ihrem Leben mit der Krankheit und von ihrer Suche nach Hilfe für ihren sieben Jahre alten Sohn, der unter demselben Problem leidet wie sein Vater.

Ich fahre auf der Autobahn mit fünfundfünfzig Meilen in der Stunde. Ich bin auf dem Weg zu einer Abschlußprüfung. Mein Sicherheitsgurt ist angelegt, und ich halte mich peinlich genau an alle Regeln des Straßenverkehrs. Niemand ist auf der Autobahn – keine Menschenseele.

Aus dem Nichts heraus trifft mich ein Anfall von Zwangsvorstellungen. Es grenzt geradezu an Zauberei, wie meine Wahrnehmung der Realität dadurch verzerrt wird. Während in Wirklichkeit niemand auf der Straße ist, drängt sich mir der scheußliche Gedanke auf, daß ich jemanden überfahren haben *könnte*... ein menschliches Wesen! Gott allein weiß, woher eine solche Phantasie kommt.

Ich denke eine Sekunde lang darüber nach, und dann sage ich zu mir selbst: »Das ist lächerlich. Ich habe niemanden überfahren.« Nichtsdestotrotz hat sich eine bohrende Angst in mir festgesetzt. Eine Angst, die mir nicht mehr aus dem Sinn geht, bevor ich nicht einen enormen emotionalen Preis dafür gezahlt habe.

Ich versuche, diese Phantasie mit der Wirklichkeit zu verjagen. Ich argumentiere: »Nun, wenn ich wirklich jemand mit dem Auto getroffen hätte, dann hätte ich es *gespürt*.« Dieser kurze Ausflug in die Realität hilft, den Schmerz zu zerstreuen... aber nur eine Sekunde lang. Warum? Weil diese bohrende Angst, daß ich wirklich in diesen eingebildeten Unfall verwickelt sein könnte, zunimmt – und damit nimmt auch der Schmerz zu.

Der Schmerz rührt von dem schrecklichen Schuldgefühl, daß ich eine unvorstellbare, fahrlässige Handlung begangen habe. Auf der einen Seite weiß ich, daß das lächerlich ist, aber ein schrecklicher Schmerz in meinem Magen sagt mir etwas ganz anderes.

Wieder versuche ich, diesen krankhaften Gedanken und dieses häßliche Schuldgefühl zum Schweigen zu bringen. »Jetzt hör aber auf«, sage ich mir selbst, »das ist *wirklich* krankhaft!«

Aber das schreckliche Gefühl hält an. Der angstvolle Schmerz sagt mir: »*Du hast wirklich jemanden überfahren.*« Ich stehe jetzt vollständig unter der Macht des Anfalls. Die Wirklichkeit hat keine Bedeutung mehr. Mein Wahrnehmungssystem arbeitet verzerrt. Ich muß mich von dem Schmerz befreien. Ich muß überprüfen, ob an dieser Phantasie etwas dran ist, das ist der einzige Weg, den ich kenne.

Ich fange an zu grübeln. »Vielleicht habe ich jemanden überfahren, ohne es zu merken... O mein Gott! Ich könnte jemanden getötet haben! Ich muß zurückfahren und nachsehen.«

Nachzusehen ist das einzige Mittel, um die Angst zu lindern. Es bringt mich in gewisser Weise näher an die Wahrheit heran. Ich kann nicht mit dem Gedanken leben, daß ich gerade jemanden getötet haben könnte – ich muß das kontrollieren.

Jetzt bin ich schweißgebadet... im wörtlichen Sinn. Ich bete darum, daß dieser entsetzliche Akt der Fahrlässigkeit niemals stattgefunden hat. Meine Phantasie geht mit mir durch. Ich hoffe verzweifelt, daß die Geschworenen mir gnädig gesonnen sein werden. Besonders beunruhigt mich der Gedanke, ob meine Eltern mich verstehen werden. Schließlich bin ich jetzt ein Krimineller. Ich muß die Angst in den Griff bekommen, indem ich nachsehe. Ist es wirklich passiert? Immer steckt ein unendlich kleines Körnchen Wahrheit (oder potentielle Wahrheit) in allen meinen Zwangsvorstellungen. Ich überlege mir:»Beeil dich mit dem Nachsehen. Versuch die Qual loszuwerden, indem du nachschaust. Fahr schnell zurück und sieh nach. O Gott, ich werde zu spät zu meiner Abschlußprüfung kommen, wenn ich nachsehe! Aber ich habe keine andere Wahl. Jemand könnte auf der Straße liegen, blutüberströmt, dem Tode nahe.« Die Phantasie ist nun meine einzige Wirklichkeit. Die Phantasie und der Schmerz! Seit dem Beginn des Anfalls bin ich fünf Meilen weitergefahren. Ich wende das Auto und fahre zurück zum Ort des vermeintlichen Unfalls. Ich kehre zu dem Punkt auf der Straße zurück, wo es meiner »Meinung« nach passiert ist. Natürlich ist nichts dort. Kein Polizeiauto, kein blutüberströmter Leichnam. Erleichtert wende ich wieder, um noch rechtzeitig zu meinem Examen zu kommen.

Ich fühle mich wieder besser und fahre etwa zwanzig Sekunden lang, und dann brechen die im Hintergrund lauernden Vorstellungen und die bohrende Angst wieder hervor. Nur dieses Mal sind sie noch heftiger. Ich denke:»Vielleicht hätte ich von der Straße *runter*fahren und an der Seitenböschung nachsehen sollen, wo der Verletzte hingeschleudert wurde und jetzt liegt? Vielleicht bin ich nicht *weit genug* zurückgefahren und der Unfall ist schon eine Meile vorher passiert.«

Der Schmerz darüber, daß ich möglicherweise jemanden überfahren haben könnte, ist nun so übermächtig, daß ich keine Wahl mehr habe – ich erlebe das wirklich so.

Ich wende das Auto zum zweiten Mal und fahre noch eine zusätzliche Meile weiter zurück, um den Leichnam zu finden. Ich fahre schnell. In der Gewißheit, daß ich dieses Mal weit genug zurückgefahren bin, kehre ich wieder um, Richtung Schule, um zu meiner Prüfung zu kommen. Aber ich habe es noch nicht durchgestanden.

»Mein Gott«, so geht der Anfall unerbittlich weiter, »ich bin nicht aus dem Auto ausgestiegen, um am Straßenrand selber *nachzusehen!*«

Also kehre ich ein drittes Mal um. Ich fahre zu der Stelle an der Autobahn zurück, wo sich der Unfall meiner Meinung nach ereignet hat. Ich parke das Auto auf dem Seitenstreifen der Autobahn. Ich steige aus und fange an, im Gebüsch herumzustöbern. Ein Polizeiwagen kommt an. Ich spüre, daß ich gleich durchdrehen werde.

Der Polizist sieht, wie ich mich durch die Büsche schlage, und fragt: »Was machen Sie hier? Kann ich Ihnen vielleicht helfen?«

Jetzt stecke ich in der Zwickmühle. Ich kann nicht sagen: »Herr Wachtmeister, bitte kümmern Sie sich nicht um mich! Wissen Sie, ich habe eine Zwangsneurose, so wie noch vier Millionen andere Amerikaner. Ich agiere hier nur meine Zwangsvorstellungen in Handlungen aus.« Ich kann nicht einmal sagen: »Ich bin wirklich krank. Bitte helfen Sie mir.« Diese Krankheit ist so heimtückisch und beschämend, daß man sie niemandem gegenüber zugeben kann. So oder so, nur ganz wenige Leute verstehen, was das bedeutet, mich selbst eingeschlossen.

So erzähle ich dem Polizeibeamten, daß ich wegen meines Examens so nervös war und auf dem Seitenstreifen angehalten habe, um mich zu übergeben. Der Polizeibeamte schenkt mir ein aufrichtiges, verständnisvolles Lächeln und wünscht mir alles Gute.

Aber die Gedanken fangen wieder an. »Vielleicht ist ein Unfall passiert und der Leichnam wurde von der Straße weggeschafft. Der Beamte ist hier, um zu sehen, ob ich zum Schauplatz des Verbrechens zurückkehre. Gott, vielleicht habe ich ja wirklich jemanden überfahren ... warum sonst sollte ein Polizeiwagen hier in der Gegend herumfahren?« Dann wird mir klar, daß er mich darüber befragt hätte. Aber hätte er das wirklich, wenn er mir eine Falle stellen wollte?

Ich bin so von der Angst und diesen schrecklichen Gedanken gefangen, daß ich momentan ganz vergesse, warum ich am Straßenrand stehe. Ich fahre wieder los. Die Angst spitzt sich zu. Vielleicht hat der Polizist nichts von dem Unfall gewußt? Ich sollte zurückfahren und meine Suche *gründlicher* durchführen.

Ich will zurückfahren und noch genauer nachsehen... aber ich kann nicht. Verstehen Sie, der Polizeiwagen folgt mir auf der Autobahn. Ich bin jetzt kurz vor einem hysterischen Anfall, weil ich ernsthaft glaube, daß jemand im Gebüsch liegt und verblutet. Ja... der Schmerz läßt mich das glauben.»Warum sollte ich sonst«, so überlege ich,»überhaupt Schmerz empfinden?«

Ich komme zu spät zur Prüfung in die Schule. Ich habe Schwierigkeiten, die Prüfung abzulegen, weil ich immer noch von dieser Phantasie besessen bin. Die Gedanken an den mysteriösen Unfall bedrängen mich nach wie vor. Irgendwie schaffe ich es dann doch.

Sobald ich mit der Prüfung fertig bin, fahre ich wieder zurück, um noch mal nachzusehen. Aber jetzt muß ich zwei Dinge nachkontrollieren. Erstens, ob ich jemand getötet oder verletzt habe, und zweitens, ob der Polizist mich dabei erwischt. Wenn ich ein zweites Mal dabei entdeckt werden sollte, wie ich am Straßenrand in den Büschen herumkrieche, wie um alles in der Welt sollte ich so eine verdächtige und sinnlose Aktion irgend jemandem erklären? Ich bin völlig erschöpft, aber diese schreckliche Angst treibt mich an, weiter zu suchen, obwohl nach wie vor ein Teil meiner Psyche mir sagt, daß dieser Kontrollzwang lächerlich ist, daß er überhaupt keinen Zweck hat. Aber bei einer Zwangsstörung gibt es kein Entkommen.

Schließlich kann ich nach wiederholten Kontrollen das Ritual abbrechen. Ich fahre todmüde nach Hause zurück. Ich weiß, daß ich mich besser fühlen werde, wenn ich darüber schlafen kann. Manchmal löst sich der Schmerz durch eine Flucht in den Schlaf auf.

Ich schaffe es, mich ins Bett zu legen – in der Hoffnung auf Schlaf. Aber der Vorfall hat mich noch nicht ganz losgelassen – und die Angst auch nicht. Ich überlege: »Wenn ich wirklich jemanden überfahren hätte, dann müßte eine Beule im Kotflügel des Autos sein.« Was ich dann tue, dürfte für niemanden mehr ein Geheimnis sein. Ich hieve mich aus dem Bett heraus und renne in die Garage, um die Kotflügel des Wagens zu überprüfen. Als erstes überprüfe ich die vorderen zwei Kotflügel, finde keinen Schaden und geh zurück ins Bett. Aber... *habe ich gründlich genug nachgesehen?* Ich stehe wieder auf und finde mich dabei wieder, wie ich die *ganze Karosserie* des Autos untersuche. Ich weiß, daß das alles absurd ist, aber ich kann nichts daran ändern. Endlich... endlich kann ich mich davon losreißen und stürze in mein Zimmer zurück, um zu schlafen. Mein letzter Gedanke, bevor ich einnicke, ist: »Ich frage mich, was ich als nächstes kontrollieren muß?«

Lassen Sie mich etwas über mich erzählen. Ich bin sechsunddreißig Jahre alt und leide, zumindest in abgeschwächter Form, unter Zwangsvorstellungen, seitdem ich sechs Jahre alt wurde. Mein fünfjähriger Sohn Jeffrey hat die Krankheit, mindestens seit er zwei ist. Meine zwei Brüder sind höchstwahrscheinlich auch davon betroffen, wenn auch nicht so schlimm. Es ist recht wahrscheinlich, daß auch mein achtjähriger Neffe an einer Zwangsstörung leidet, ebenso wie mein Vater und sein Vater sie hatten. Ich kann das jetzt hier aufschreiben, aber in Familien mit einer Zwangsstörung erzählt man einander fast nie davon, solange es sich vermeiden läßt. Ich bin derjenige, der das Schweigen gebrochen hat. Mein Bruder hat bemerkenswert gut auf Imipramin angesprochen (das gelegentlich bei Zwangsstörungen hilft). Er sagte: »Ich hätte nie gedacht, daß ich ein Leben ohne den Schmerz und die Angst, die mit meinen furchtbaren Vorstellungen verbunden sind, führen könnte.« Vielleicht werden auch mein anderer Bruder und mein Neffe über eine Behandlung nachdenken.

Ich finde keine Worte, um zu beschreiben, mit welchem qualvollen Schmerz die Angst gepaart ist, die durch eine Attacke der Zwangsstörung ausgelöst wird. Der Vorfall mit dem Kontrollzwang, von dem ich Ihnen gerade erzählt habe, passierte mir öfters. Im Alter zwischen zweiundzwanzig und dreiunddreißig Jahren (ausgenommen ein oder zwei kurze Phasen der Erholung) kam so ein Anfall jeden Tag vor. Manchmal dauerte er den ganzen Tag lang, und wenn er verschwand, trat sogleich ein neuer Anfall, ausgelöst durch den ersten, an seine Stelle. Später entstanden andere Formen von Kontrollzwang. Ich bin bis Mitternacht in meinem Laboratorium geblieben unter dem Zwang, auch die einfachsten Berechnungen meines Computers mit der Hand nachzurechnen. Die Arbeit wurde nie veröffentlicht, weil ich mir niemals sicher sein konnte, daß die Mittelwerte korrekt berechnet waren.

Ich habe nicht die Absicht, dramatisch zu wirken, und ich versuche weder Sympathie noch Mitleid zu erregen. Es ist einfach eine Grundtatsache, daß es der Schmerz ist – der tiefe, quälende, nicht enden wollende Schmerz – der diese Krankheit so unerträglich macht. Ich kenne den Schmerz. So wie auch alle anderen ihn kennen, die diese Krankheit mit mir und meiner Familie gemeinsam haben.

Für einen betroffenen Elternteil ist es zunächst nicht wichtig, die Ursachen dieser heimtückischen Krankheit oder die bizarren Verhaltensmuster, die daraus entstehen, zu verstehen. Statt dessen sollten Sie vor allem anderen den Schmerz erkennen, den sie bei ihren Opfern verursacht. Wenn Sie akzeptieren können, daß Ihr Kind darunter leidet, wird es insgesamt einfacher, mit der Krankheit zu leben. Rückblickend scheint es mir, daß das Leiden an einem Anfall von Zwangsstörung mir mehr psychische Schmerzen bereitet hat als der Tod meines Vaters, den ich doch geliebt habe. Das mag für einen normalen Menschen wie Sie nur schwer nachvollziehbar sein. Nichtsdestoweniger ist es die traurige Wahrheit. Mein Gefühl von Verlust und Trauer war belanglos und kurzlebig, verglichen mit irgendeinem der Aberhundert von Zwangsanfällen, die ich in meinem Leben hatte.

Obwohl es schon von früher Kindheit an Anzeichen dafür gab, daß ich das Leiden hatte, manifestierte es sich erst im Alter von zweiundzwanzig Jahren eindeutig. Meine Symptome waren typisch für einen Zwangsneurotiker. Ich hatte die Angewohnheit, den Gasofen und die Türschlösser zu kontrollieren, manchmal bis zu zwanzigmal, bevor ich nachts zu Bett gehen konnte. Ich hatte ständig Angst davor, mich selbst und andere mit Insektenvertilgungsmitteln oder Putzmitteln, die ich berührt hatte, zu vergiften. Ich fuhr immer wieder von der Arbeit nach Hause, weil ich dachte, ich hätte das Licht in meinem Büro brennen lassen, und ich fuhr den ganzen Weg zurück, um nachzusehen, ob es aus war: »Es könnte einen Brand verursachen.« Manchmal tat ich das mehr als einmal am Tag.

Viele meiner Zwangsvorstellungen und -handlungen basierten auf der übermäßigen Furcht, daß meine aggressiven Impulse, meine Wut herausbrechen könnten, ohne daß es mir bewußt wurde. Ich habe immer gedacht, ich würde ein Feuer auslösen, weil ich mit Zigaretten nachlässig umgehe, oder jemanden töten, weil ich ein rücksichtsloser Fahrer bin. Ich war ununterbrochen auf der Hut... und lebte in ständiger Anspannung deswegen.

Jede auftretende Zwangsvorstellung war mit der Phantasie verbunden, daß mir oder jemand anderem etwas Schreckliches passieren würde, wenn ich *nicht* darauf eingehen würde. Zu den durchschnittlichen Katastrophenphantasien gehörte es, daß ich meinen Job verlieren würde, daß ich ins Gefängnis kommen würde oder daß ich jemand anders verletzen würde. Was mich zu meinem zwanghaften Verhalten trieb, war der Versuch sicherzustellen, daß es dazu nicht kommen würde.

Die Energie und Zeit, die ich für die Ausführung von Hunderten von zwecklosen Handlungen aufbrachte, lassen mich heute vor Abscheu den Kopf schütteln. Ich blicke zurück und frage mich, wie ich über zehn Jahre lang so gelebt habe. Es war unerträglich. Ich habe meine Krankheit verborgen. Ich war wie ein Alkoholiker, der seinen Drink versteckt. Meine größte Angst war es, entdeckt zu werden. Es gab Zeiten, in denen meine Frau mich wegen meiner Krankheit gehaßt hat. Ich haßte mich selbst. Aber ich konnte nichts dagegen tun. Die Krankheit beherrscht einen, nicht umgekehrt.

Die Eltern eines zwanghaften Kindes müssen das Leid verstehen, das durch die Angst verursacht wird, und auch die Macht, die sie über das eigene Verhalten hat. Ihr Kind hat absolut *keine* Kontrolle über das, was es tut... *gar keine*. Die Rituale Ihres Kindes mögen vollkommen ziellos sein. Sie ergeben nicht den geringsten Sinn für Sie. Sie können mit dem Verstand nicht begreifen, warum Ihr Kind tut, was es tut. Versuchen Sie gar nicht erst, auf diese Weise zu verstehen, denn alles, was dabei herauskommt, ist, daß Sie frustriert sind; normales menschliches Denken und Logik existieren in dieser Krankheit nicht mehr. Die einzige verbleibende Logik liegt im erbarmungslosen Leid Ihres Kindes, in seinem grenzenlosen Bedürfnis, dieses Leid zu beenden und in seinem darauf ausgerichteten Verhalten, das nicht von seinem Willen abhängt.

1973, ein Jahr nach dem Ausbruch der Krankheit, fing ich eine Therapie an. Der Psychiater war sehr gut. Die nächsten drei Jahre lang machte ich ausgezeichnete Fortschritte. Ich lernte, wie ich damit fertig werden konnte und wie ich mich daran anpassen konnte. Wenn es eine emotionale Ursache für die Krankheit gab, dann tat der Psychiater alles in seinen Kräften Stehende, um sie auszuschalten.

Kurz danach trat eine Besserung ein, und etwa ein Jahr lang ging es mir gut. Ich war nicht vollkommen geheilt, aber wesentlich gebessert. Nach fünf Jahren Therapie wurde klar, daß die im Lauf eines Lebens auftretenden Streßereignisse Episoden zwanghaften Verhaltens auszulösen schienen. Nach der Geburt meines ersten Kindes schlug die Krankheit wieder zu, dieses Mal schlimmer als je zuvor. Ich konnte arbeiten und soweit ganz ordentliche Leistungen bringen. Aber ich mußte Tag für Tag so viel Energie aufbringen, um mit der Krankheit zurechtzukommen, daß ich die meiste Zeit über emotional und körperlich erschöpft war. Ich brauchte für alles zwei- oder dreimal so lange. Ich programmierte den Computer für meine Forschungen und verbrachte Stunden damit, mein Programm auf seine Genauigkeit hin zu überprüfen, wieder zu überprüfen, wieder, wieder zu überprüfen, und wieder, wieder, wieder zu überprüfen. Irgendwann hielt ich das Problem dann für erledigt, aber mit absoluter Sicherheit war ich um zwei Uhr nachts mit einem Anfall auf den Beinen, weil ich glaubte, daß das Programm einen oder zwei Fehler hatte. So kontrollierte ich es noch einmal...

Jede Überprüfung dauerte Stunden, weil ich immer überprüfte, was ich gerade überprüft hatte, und dann daran zweifelte, daß ich es auch richtig kontrolliert hatte. Also mußte ich wieder zurückgehen und wieder überprüfen... und immer und immer wieder. Es war grotesk und zwecklos. Ich wußte, daß das, was ich tat, nicht den geringsten Sinn ergab. Aber ich hatte keine andere Wahl, als weiterhin alles zu kontrollieren. Diese fruchtlosen Handlungen bestimmten mein Leben.

Ich machte Fortschritte und Rückschritte in der Therapie.

Meine Frau konnte meine Krankheit nicht mehr ertragen. Sie fand sie widerlich. Ich bin mir nicht sicher, ob ich ihr daraus einen Vorwurf machen kann, denn in ihren schweren Formen ist die Zwangsstörung abstoßend. Ich haßte mich selbst wegen meiner Krankheit und haßte meine Frau wegen ihrer Intoleranz. Aber hinter all dem Haß wußte ich, daß ich nichts für meinen Zustand und sie nichts für ihre Reaktion konnte. Wir hatten einige Methoden, damit umzugehen. Als erstes ließ sie mich allein, wenn ich einen Anfall hatte. Dadurch war sie weniger der Krankheit ausgesetzt und ich weniger mit der Familie konfrontiert. Zweitens erfüllte mein Therapeut eine lebenswichtige Funktion. Anstatt mit meiner Frau über die Krankheit zu sprechen, konnte ich dem Psychiater davon erzählen. Drittens verbarg ich vieles vor meiner Frau, um mich selbst nicht in Verlegenheit und sie nicht aus dem Häuschen zu bringen. Ich lernte, ein großartiger Schauspieler zu sein. Ich konnte innerlich sterben unter den Gewehrsalven der Zwangsvorstellungen und nach außen hin nichts als Lächeln und Entspanntheit sein. Das war keine Lösung für mich, aber ich glaube, es half ihr etwas.

Das erste Vorgehen war, während eines Anfalls am besten allein gelassen zu werden. Wenn ich mit jemandem zusammen war, sogar mit meiner Frau, dann war ich nur körperlich anwesend. Mein Geist war so durch den Schmerz und all die Zwangsvorstellungen in Anspruch genommen, daß ich zu keiner Interaktion fähig war. Das Ergebnis war katastrophal, und schrecklich verkrampfte Unterhaltungen gehörten mit zum Schlimmsten, woran ich mich erinnern kann. Es war wirklich am besten, allein zu sein.

Eines der erstaunlichen Phänomene bei dieser Krankheit war, daß ich sie gewissermaßen »anhalten« konnte, wenn ich etwas tun mußte, das für mich beruflich oder gesellschaftlich wichtig war. Wenn ich zum Beispiel eine Klasse zu unterrichten hatte, dann vergaß ich die gerade aktuelle Zwangsvorstellung während des Unterrichts. Aber keine Sekunde nach dem Ende der Stunde war ich wieder mitten in meinen Vorstellungen und Zwängen. Das war ein Glück für mich, denn es ermöglichte mir, in meiner Arbeit und unter meinen Freunden ein normales Funktionieren aufrechtzuerhalten... wenn auch mit Mühe.

1983, nach zehn Jahren Therapie, ging es mir insgesamt besser, aber ich wurde immer noch von der Krankheit gequält. Sofern es eine emotionale Ursache für meine Zwangsstörung gab, hatten wir meiner Meinung nach unser Bestes getan, um mich davon zu befreien. Mein Psychiater und ich sprachen über verschiedene medikamentöse Behandlungsformen. Wir hatten jahrelang Valium benutzt, um den Schmerz zu lindern, aber es brachte nur eine geringfügige Besserung. Das Medikament bewirkte, daß ich mich müde fühlte und Kopfweh bekam. Ich flehte ihn buchstäblich an, über andere Medikamente nachzudenken. Der Schmerz war so schlimm, und die Krankheit zerstörte mein Leben so tiefgreifend, daß ich nach jeder möglichen Lösung griff. Ich war verzweifelt und erschöpft.

Er verschrieb mir ein Medikament namens Imipramin (dessen Handelsname Tofranil ist), das seit vielen Jahren bei Depressionen eingesetzt wird. Ich fing mit einer sehr niedrigen Dosierung an, fünfundzwanzig Milligramm, weil ich Probleme mit dem Herzen hatte. Im Verlauf von vier Monaten wurde die Dosis auf zweihundert Milligramm erhöht. Ganz plötzlich, im fünften Behandlungsmonat, verschwand die Zwangsstörung. Ich hatte immer noch Zwangsvorstellungen, aber ich vergaß sie fast unmittelbar. Die gräßliche Krankheit verflüchtigte sich in die tiefsten Tiefen meines Geistes.

Zuerst traute ich dem Ganzen nicht. Ich hielt es für einen Placeboeffekt oder glaubte, daß es mir wieder einmal besser ging (das ist immer noch möglich). Aber die Wirkung hielt an und nahm sogar noch zu. Bevor ich mit der Einnahme des Medikaments begonnen hatte, hatte mein Verhalten einen manischen Anklang – extreme Höhen wechselten mit tiefsten Abgründen (meistens wenn ich einen Zwangsanfall hatte). Wenn ich in Hochstimmung war, war ich am meisten anfällig für eine Attacke. Das Medikament reduzierte offensichtlich die Schwankungen in meinen Stimmungen. Als die Hochstimmungen verschwunden waren, war auch die Anfälligkeit weg.

Imipramin schien alle katastrophalen Gedanken zu stoppen. Die Probleme wurden handhabbar und waren nicht mehr unüberwindbar. Es schien meine Wahrnehmungen wieder in Ordnung zu bringen. Zum ersten Mal seit über zehn Jahren konnte ich die Welt mit ihren Risiken und möglichen Gefahren wieder so sehen, wie sie war. Die Häufigkeit der Anfälle ging von stündlich jeden Tag auf einmal wöchentlich zurück. So blieb es etwa einen Monat lang. Dann kamen sie noch seltener vor, nur noch einmal im Monat. Jetzt treten sie noch alle zwei bis drei Monate auf. Ich habe immer noch Zwangsvorstellungen, aber sie sind nicht mehr mit Schmerzen verbunden. Wie ich mich jetzt fühle? Großartig! Ich möchte nicht rührselig klingen, aber mir ist ein neues Leben geschenkt worden. Das Wichtigste überhaupt war, daß der Schmerz, dieses unerbittlich antreibende Leid, verschwunden ist.

Ich bin heute auf eine Erhaltungsdosis von hundert Milligramm Imipramin eingestellt. Ich hätte nie geglaubt, daß meine Zwangskrankheit ein Ende finden würde. Aber zumindest, soweit es die letzten zwei Jahre angeht, ist das der Fall. Jeden Tag bete ich noch, daß der Schmerz nie wieder zurückkommen möge. Und bis jetzt sind meine Bitten erhört worden. Aber nun habe ich ein neues Problem. Zu meinem großen Unglück hat mein vier Jahre alter Sohn genau damals, als es anfing mir besserzugehen, seine eigene Zwangsneurose entwickelt.

Die Geschichte meines Sohnes

Ich ging zu einem Elternabend in Jeffreys Vorschule. Er spielte mit einem Fisher-Price-Spielzeug, einem Schulhaus, aber sein Spiel war seltsam. Er stand vor dem Spielzeug, hüpfte auf und ab und flatterte mit den Armen, als ob er dadurch aufgeregt würde. (Später bezeichneten wir dieses Verhalten als »Flattern«.) Seine Muskeln verkrampften und entspannten sich immer wieder vom Kopf bis zu den

Zehenspitzen. Dabei grunzte er, und sein Gesicht verzerrte sich, als ob er sich furchtbar anstrengen würde. Sobald das Hüpfen aufhörte, legte er seine Arme aneinander und wakkelte knapp über Augenhöhe mit den Fingern (später bezeichneten wir dieses Verhalten als »Wurmeln«). Die Fingerbewegung war eine Art Selbststimulation, das Grunzen und die Abfolgen von Muskelkontraktionen und Entspannung gingen auch während des »Wurmelns« weiter. Er machte das ohne Unterbrechung fünfunddreißig Minuten lang. Ich konnte ihn nicht davon abbringen. Was auch immer ich versuchte, er hörte einfach nicht auf damit.

Gelegentlich bezog er eine andere Person, ein Spielzeug, einen Stuhl oder einen Tisch mit in sein Spiel ein, aber diese Selbststimulation und diese willentlich herbeigeführten Muskelkontraktionen gingen weiter. Immer wenn ich versuchte, ihn davon abzubringen, stieß ich auf wiederholten und unbeugsamen Widerstand. Er *mußte* dieses seltsame Verhalten zeigen. Er mußte auch mit dem Spielzeug auf »seine« Art spielen. Jede Veränderung, die ich einführte, wurde heftig zurückgewiesen.

In dieser Nacht sprach ich mit meiner Frau. Wir hatten den starken Verdacht, daß etwas nicht in Ordnung war.

Wir ließen uns sein Verhalten im vergangenen Jahr noch einmal sorgfältig durch den Kopf gehen. Wir dachten an seine Erregbarkeit und an seine extrem geringe Aufmerksamkeitsspanne. Er konnte nicht still sitzen, er konnte sich nicht auf eine Aufgabe konzentrieren. Er brauchte ohne Übertreibung fünfzehn Minuten, um seine Socken anzuziehen, weil er so sehr von anderen Sachen abgelenkt wurde. Wir sprachen darüber, wie er immer vor seinen Augen mit den Fingern wackelte oder endlos lange Bänder davor baumeln ließ (genannt »Bandeln«), während er seine Muskeln anspannte und grunzte. Sein Widerstand gegen jede Veränderung und gegen neue Erfahrungen sprangen uns geradezu ins Auge. Wir riefen uns ins Gedächtnis, mit welcher Besessenheit er abzählte, Serien bildete und Fragen wiederholte, auf die er schon hundertmal eine Antwort bekommen hatte. Mit zwei Jahren bekam er immer einen Anfall, wenn ein Gegenstand nicht auf seinem »richtigen« Platz auf dem Nachtkästchen stand, und wenn er außer sich geriet, rief er immer: »Mama, mach mich doch wieder ruhig!«

Wir konnten ihn nicht dazu bringen, seinem Alter entsprechende Aktivitäten zu zeigen. Wenn wir ihn in ein normales Spiel verwickelt hatten – sagen wir, Turmbauen –, dann baute er sein »Bandeln«, »Wurmeln« und »Flattern«, verbunden mit Muskelkontraktionen, in das Spiel mit ein. Als wir nach und nach alle Teile des Puzzles erkannten, wurde uns klar, daß wir all das nicht mehr länger auf einen Entwicklungsrückstand oder auf Unreife schieben konnten. Wir wünschten es uns verzweifelt, aber wir konnten es nicht mehr. Irgend etwas war von Grund auf verkehrt. Und es wurde noch schlimmer.

Oft blicken wir auf diese Zeit zurück und fragen uns, wie wir so lange abwarten konnten, bevor wir Hilfe suchten. Diese Frage ist letztendlich nur eine andere Variante der Frage: »Wie konnten wir nur so nachlässig sein?« Darauf gibt es verschiedene Antworten.

Verleugnung heißt eine davon. Welche Eltern wollen gern der Tatsache ins Gesicht sehen, daß ihr Kind behindert ist? Jeffrey war so jung – gerade erst vier Jahre alt –, daß es einfach war, vieles von seinem abartigen Verhalten wegzurationalisieren. »Er wird drüber rauswachsen.« »Es ist nur vorübergehend.« »Er ist ein Junge, und Jungen reifen anders, entwickeln sich anders als Mädchen.«

Außerdem besaß er so viele gesunde, positive Eigenschaften. Seine Intelligenz war offensichtlich. Seine sprachlichen Fähigkeiten verbesserten sich kontinuierlich. Sein Benehmen war im allgemeinen gut, und er konnte eine große Bandbreite von Gefühlen – Trauer, Freude, Blödeln, Langeweile – ausdrücken; er lachte so gerne. Er entwikkelte ein starkes Bedürfnis zu gefallen, besonders seiner

Mama gegenüber. Er war von unersättlicher Neugier, was Ortsangaben anging: »Kroger ist am nächsten bei Wendy? Stimmt's, Mama?« Er war nett und freundlich, vielleicht sogar übermäßig, und anhänglich – er liebte es, uns zu umarmen und zu küssen und sich anzukuscheln. Doch wenn ein Kind vier Stunden am Tag lang Bänder vor seinen Augen baumeln läßt und Ihnen sagt, daß es nichts dagegen tun kann, oder wenn es Sie fragt: »Mama, warum spiel ich mit Bändern?« werden Rationalisierungen bald schmerzlich fadenscheinig. Unser Kind war sehr krank. Wir konnten nicht mehr länger Unkenntnis vortäuschen, und wir wußten, daß wir etwas dagegen tun mußten.

Die Ärzte

Viele Male in meinem Leben habe ich mir selbst gesagt: »Wenn ich nur damals gewußt hätte, was ich heute weiß!« Ich sage es immer noch, wenn ich auf unsere Erfahrung mit Jeffrey und der medizinischen Diagnostik zurückblicke.

Unsere erste Kontaktperson war ein freundlicher und einfühlsamer Psychologe. Er war stark an kognitiver und Entwicklungspsychologie orientiert. Das bedeutete, daß er psychische Störungen von Kindern wahrscheinlich weniger auf negative Kindheitsbedingungen zurückführen würde, sondern eher ein Defizit in der organischen oder biochemischen Gehirnreifung, Fehler in der Informationsverarbeitung des Gehirns (aufgrund einer Wachstums- und Entwicklungsverzögerung) und so weiter als Ursache annehmen würde.

Er war wunderbar – teilnahmsvoll wie auch einfühlsam. Er meinte, daß Jeffrey sehr aufgeweckt sei, seine sprachlichen Fähigkeiten altersentsprechend, wenn auch nicht gerade großartig, daß er möglicherweise hyperaktiv sei und/oder zu Aufmerksamkeitsstörungen neigen würde, obwohl er nicht genau in diese diagnostische Kategorie hineinpaßte. Er schlug vor, mit Jeffrey zu einem Sprachtherapeuten zu gehen, um an seiner geringen Aufmerksamkeitsspanne und seiner allgemeinen Ablenkbarkeit zu arbeiten. Das taten wir sofort. Aber das hauptsächliche Rezept des Sprachtherapeuten war abzuwarten. »Wir sollten erst abwarten, um eine genauere Diagnose zu stellen, und ihm Zeit lassen, sich zu entwickeln. Warten Sie eine Weile ab, dann sehen wir klarer.« Das Bänderspiel und die wiederkehrenden Fragen nahmen weiter an Dauer, Ausmaß und Intensität zu. Das Spiel mit Bändern, inzwischen mit noch mehr Grunzen und Muskelkontraktionen verbunden, ging bis zu fünf Stunden täglich weiter. Wir sagten zu Jeffrey, daß wir sein Bänderspiel nicht gerne sähen und daß wir lieber andere Sachen mit ihm machen würden. Aber was machte er dann? Zuerst ging er in sein Zimmer. Er knallte die Tür zu und »bandelte« stundenlang ohne Unterbrechung. In gewisser Weise brauchte er das Bänderspiel. Er konnte nicht mehr damit aufhören, und ich glaube, er wünschte es sich wirklich, denn er wußte, daß er seine Eltern unglücklich machte.

Endlose Ströme von immergleichen Fragen füllten den ganzen Tag aus. Er lernte zählen, und das wurde zu einer neuen zwanghaften Tätigkeit: »Mama, wenn ich fünf Jahre alt bin, dann wird Joanne (seine ältere Schwester) acht sein.« »Mama, wenn ich sechs Jahre alt bin, dann wird Joanne neun sein.« So ging es mit jedem, den er kannte. Der Psychologe wurde von uns auf dem laufenden gehalten und forderte uns zu Geduld auf. Aber was zum Teufel tat unser Sohn?

Das Problem bestand darin, daß Jeffrey, und darin glich er jedem andern Vierjährigen, nicht die intellektuelle Differenziertheit besaß, um präzise Selbstbeobachtungen über das, was er fühlte und dachte, anzustellen. Das Rätselraten darüber, was eigentlich unserem Kind fehlte, ging weiter. Ich fragte mich langsam, ob Jeffrey wohl fähig sein würde, in die Schule zu gehen und lesen zu lernen, oder später, als Erwachsener, einen Beruf auszuüben.

Wir machten Videoaufnahmen von Jeffreys Stereotypien (Bandeln, Flattern und Wurmeln). Es stellte sich heraus, daß dadurch die Diagnostik endlich einen großen Sprung nach vorne tat. Warum? Weil keiner von den Therapeuten, die wir aufgesucht hatten, ehrlich zu glauben schien, daß Jeffrey den ganzen Tag lang mit Bändern spielte. Natürlich glaubten sie uns verstandesmäßig, aber sie verspürten nicht dasselbe Gefühl von Dringlichkeit dem Problem gegenüber wie wir. Wenn Jeffrey vor irgendeinen Therapeuten gestellt wurde, dann war er so an allem, was rings um ihn vor sich ging (der neue Raum, die Büroeinrichtung usw.), interessiert, daß die wie auch immer gearteten Auslöser für sein Bänderspiel und sein Flattern anscheinend verschwanden. So wirkte er damals während seiner zahllosen medizinischen Untersuchungen ziemlich normal.

Sogar als ich ihnen erzählte, daß auch ich selbst unter Zwangsvorstellungen und -handlungen gelitten hatte, nahmen sie das Ganze noch nicht ernst. Sie sahen in mir einen gut funktionierenden, kompetenten Gesundheitsprofi wie sich selbst. Außerdem behaupteten so viele Eltern:»Mein Kind ist genau wie ich«, daß sie meiner Ansicht nach gar nicht richtig hingehört haben.

In Übereinstimmung damit schien auch der Kinderpsychiater, der Jeffrey betreute, nicht sonderlich beunruhigt. Schließlich und endlich hatte er hier einen aufgeweckten und neugierigen Jungen vor sich. Doch als er die Videoaufnahme sah, begriff er, daß wirklich etwas ganz falsch lief. Jeffreys Kinderarzt zeigte dieselbe Reaktion. Sobald er die Aufnahme gesehen hatte, schlug seine Einstellung des «Abwarten und Teetrinken» schlagartig um in Aktionismus.

In Übereinstimmung mit dem Psychologen und dem Psychiater war der Kinderarzt der Ansicht, daß eine gründliche neurologische Bestandsaufnahme vonnöten war. Es wurde ein Termin vereinbart, fast so schnell, als handelte es sich um einen Notfall. Das bedeutete, daß der frühest mögliche Zeitpunkt, um den Kinderneurologen zu sehen, vier Wochen später war.

Wenn ein Kind, das man liebt, krank ist, ist Warten ein unmöglicher Zustand. Man will nicht morgen oder am nächsten Tag Antworten, sondern *sofort.* Wenn man dann hören muß, daß der nächste Termin in drei Wochen ist, daß die Sprachuntersuchung in einem Monat stattfindet und daß »der Kinderpsychiater vor dem Jahresersten keine neuen Patienten aufnehmen kann«, dann kommt man sich als Eltern unerträglich hilflos vor.

Jeder Arzttermin stellte eine neue Chance dar, »die Antwort« zu finden. Wenngleich wir nicht so naiv waren zu glauben, daß es nur »eine Antwort« gäbe, so hofften wir doch, daß dem nächsten Arzt der diagnostische Durchbruch gelingen würde. Je besser der Name und der Ruf des Arztes waren, um so höher stieg die Stimmung in der Erwartung. Je zweideutiger, unsicherer und verwirrter der jeweilige Fachmann nach der Beurteilung war, um so tiefer war unsere Niedergeschlagenheit. Wir erlebten ein gradezu manisches Hochgefühl während der vier Wochen, die wir darauf warteten, einen der Spitzenkinderneurologen der Welt – jawohl, der Welt! – zu sehen. Unsere Freunde aus Ärztekreisen, die wir alle schon Wochen vorher wegen Empfehlungsschreiben angerufen hatten, erzählten uns, er habe »*das* Buch geschrieben«. Wenn es irgend jemanden gab, der gesehen hatte, wie ein Kind den ganzen Tag lang mit Bändern spielte, dazu grunzte und selbsterlernte tiefe Muskelentspannung praktizierte, dann war er es. Wenn irgend jemand ein Kind gesehen hatte, das von Fragen besessen war, dann war er es. *Wenn irgend jemand »die Antwort« hatte, dann war er es.*

Wenn der Neurologe möglicherweise auch ein großer Techniker gewesen ist, so fehlten ihm andere entscheidende ärztliche Fähigkeiten, wovon ein Gespür für die Gefühle von Eltern nicht die unwichtigste war. Er ging in das Behandlungszimmer. Er plauderte ein oder zwei Minuten lang mit uns. Er bezog Jeffrey kaum mit ein. Dann erklärte er mit der Selbstgewißheit des Allmächtigen, daß wir es mit einem vierjährigen Schizophrenen zu tun hatten. Ich wollte wissen, warum. Im weiteren Verlauf löste ich mich gefühlsmäßig in Aspik auf. Aber solange dieser anklagende Richter noch vor mir stand, wollte ich wissen: »Verdammt noch mal, was bringt Sie darauf? Woher wissen Sie das?«

Kurz gesagt behauptete er, daß mein Sohn sehr wohl während seines Bänderspiels halluzinieren könnte. Als ich ihm sagte, daß Jeffrey nichts von Phantasien während des Bänderspiels erzählte, ignorierte er meinen Kommentar.

Ich ging noch weiter und sagte ihm, daß Jeffrey während des Bänderspiels den Kontakt mit seiner Umgebung nicht zu verlieren schien. Ich erzählte dem Neurologen zum Beispiel, daß Jeffrey sein Bänderspiel für einen Moment unterbrach, um auf einen Satz seiner Mutter zu antworten: »Jeffrey, es ist Zeit, daß du deinen Mantel anziehst und zum Doktor gehst, um dich noch mal impfen zu lassen.« Diese Information wurde ebenfalls nur abgetan.

Als ich ihm sagte, daß Jeffrey über ein breites Spektrum von Stimmungen und Gefühlen verfügte (Schizophrene haben oft ein abgestumpftes und dumpfes Gefühlsleben), nickte er und walzte weiter seine Diagnose aus.

Als ich ihm, wie vorher schon dem Kinderarzt, erzählte, daß auch ich eine Zwangsstörung hatte, lächelte er und fuhr fort.

Als ich ihn fragte, wie viele vierjährige, schizophrene Kinder er schon gesehen hatte, antwortete er, daß er in den letzten sechs Jahren seiner ärztlichen Tätigkeit nur eines kennengelernt hätte.

Als ich ihm sagte, ich hätte gelesen, daß es schwierig sei, in einem so frühen Alter Schizophrenie zu diagnostizieren, stimmte er dem zu und fuhr fort, mir mit größter Sicherheit zu erzählen, daß mein Sohn nichtsdestoweniger schizophren sei. Wir erfuhren später, daß Zwangsstörungen und Schizophrenie häufig verwechselt werden.

Als ich ihn fragte, warum er Hyperaktivität oder Aufmerksamkeitsstörung ausschloß, sagte er, daß Jeffrey nicht in dieses Bild passen würde und insbesondere, daß er nicht stundenlang bandeln könnte, wenn er diese Störung hätte.

Das paßte alles nicht zusammen. Nichtsdestotrotz mußten wir selbst herausfinden, ob Jeffrey wirklich schizophren war. So gingen wir in eine Buchhandlung und durchforschten jedes Buch nach kindlicher Schizophrenie und Psychose. Wir riefen den Psychologen und den Psychiater und andere befreundete Ärzte, die mit dem Fall vertraut waren, an und fragten sie.

Jeffrey schien zu keinem in der Literatur beschriebenen Bild zu passen. Aber die Literatur war alles andere als eindeutig. Alle medizinisch bewanderten Leute, mit denen wir sprachen, stimmten mit der Beurteilung des Kinderneurologen offenbar nicht überein. Aber sie stimmten auch untereinander in nichts überein. Obwohl es einen gewissen Konsens gab, daß eine Schizophrenie nicht vorlag, verließ uns nie wieder der Gedanke, wir hätten ein psychotisches Kind.

Die Medikamente: Ihre Höhen und Tiefen

Jeffrey wurde zuerst auf Dexedrin eingestellt, ein Stimulantium, das seit den dreißiger Jahren bei der Behandlung hyperaktiver Kinder eingesetzt wird. Jeffreys Reaktion in der ersten Stunde nach der Einnahme des Medikaments war unheimlich. Zum ersten Mal seit eineinhalb Jahren hörte er mit dem Flattern und mit dem Bandeln auf. Dann, zwei Stunden später, brach alles zusammen.

Innerhalb weniger Stunden fiel er in sein altes Verhalten zurück. Aber es hatte sich nun deutlich verschlimmert. Aus

59

fünf Stunden Bänderspiel wurde den ganzen Tag Bänderspiel. Das Grunzen und die tiefen Muskelentspannungen nahmen deutlich an Intensität zu. Es sah so aus, als ob er das täte, um sich selbst von einem enormen Energieüberschuß und/oder von Angst zu befreien.

Die Entschlossenheit meiner Frau, diesem Kind zu helfen, wuchs proportional zu jeder Zunahme der Schwere der Krankheit. Sie unterbrach sein Verhalten manchmal stundenlang immer wieder – eine physisch und emotional extrem belastende Tätigkeit. Sie überlegte jede nur mögliche Alternative, um die Aufmerksamkeit des Kleinen über Bänder hinaus zu fesseln. Sie erforschte jede medizinische Alternative und arbeitete vierundzwanzig Stunden am Tag an diesem Problem. Sie sperrte den Rest ihres Lebens aus.

Sie konnte nichts dafür, aber es blieb nichts mehr für uns andere übrig. Das einzige Gesprächsthema für sie war Jeffrey. Es war schon zu einem Witz geworden, daß meine Frau für ihre Approbation in Kinderpsychiatrie studierte. Aber, wie so viele Witze, beruhte auch dieser auf einer Realität voll Schmerz und Leid.

Natürlich litten auch die anderen Kinder darunter. Unsere sieben Jahre alte Tochter Clara mochte die unterschiedlichen Verhaltensregeln, die bei uns zu Hause existierten, gar nicht. An sie wurden manche Anforderungen und Erwartungen gestellt, die von Jeffrey nicht verlangt werden konnten. »Das ist nicht fair«, beklagte sie sich dann. Auch sie fühlte sich einsam. »Papa, warum spielst du immer mit Jeffrey und nie mit mir?« Sie hatte recht.

Wir sagten Clara, daß Jeffrey krank war. Sie verstand das, aber sie fühlte sich trotzdem allein gelassen. Sie wollte einen Bruder, mit dem sie spielen konnte ... doch Jeffrey konnte nicht wirklich spielen. Eines Tages kam sie in unser Schlafzimmer und schrie: »Ich fühle *so schlimm* mit Jeffrey.«

Vielleicht lernte von uns allen sie es am besten, mit

seinem Verhalten fertig zu werden. Clara lernte es, seine Grenzen zu akzeptieren und damit umzugehen. Sie gab niemals den Versuch auf, irgendwie an ihn heranzukommen. Sie entwickelte Nachsicht für seine Starrheit und redete sogar auf ihn ein, einige mehr seinem Alter entsprechende Aktivitäten zu versuchen.

Für mich war das Erstaunlichste an dem Ganzen, daß ich Jeffrey nie dafür haßte, daß er unserer Familie das antat. Nicht ein einziges Mal wurde ich wütend auf ihn. Frustriert durch die Situation? Ja. Gefühle von Machtlosigkeit und Verlust der Kontrolle? Ja. Aber nie verspürte ich Wut auf mein Kind, oder den Wunsch, er möge sterben. Nichts von alledem. Warum? Da ich selbst zwangskrank war, wußte ich nur zu gut, was es bedeutete, sein eigenes Verhalten nicht mehr steuern zu können. Das ist fast so zerstörerisch wie der Schmerz selbst. Und ich wußte, Jeffrey hatte absolut keine Kontrolle über das, was er tat.

Meine Krankheit half mir auch dabei, die emotionale »Abwesenheit« meiner Frau zu ertragen. Auch sie hatte keine Kontrolle mehr über die Besessenheit ihrer Rettungsmission.

Ein neuer Spezialist an unserer örtlichen Universitätsklinik und sein Team sorgten für die so wichtige Organisation und Planung. Wir erhielten eine ausführliche und detaillierte Beurteilung des Falls. Alle Hypothesen wurden in Betracht gezogen. Sie verbrachten eine Menge Zeit mit Jeffrey. Und man stellte uns einen Assistenzarzt der Kinderpsychiatrie zur Verfügung, der sich einmal wöchentlich mit mir und meiner Frau traf, um zu beobachten, wie es weiterging.

Gleichermaßen schwierig war die Aufteilung der Verantwortung in der Leitung des Falls zwischen meiner Frau als Mannschaftskapitän und Patientenanwalt und dem psychiatrischen Assistenzarzt. Auch das war von entscheidender Bedeutung. Eine qualitativ hochstehende medizinische Versorgung erfordert ein Gleichgewicht zwischen Objektivität und Emotionen. Meine Frau und ich, wir waren zu nahe dran, zu sehr selbst betroffen und zu verzweifelt, um zum damaligen Zeitpunkt viel Nachdenklichkeit und Objektivität beizutragen. Daß der Assistenzarzt nun die Verantwortung übernahm, traf sich für alle Beteiligten gleichermaßen gut und war dringend nötig.

Die Rolle des Assistenzarztes verdient mehr Aufmerksamkeit, weil sie ein Modell für Ärzte darstellt, die mit den Eltern behinderter Kinder arbeiten wollen. Seine Geduld und sein Engagement für unsere Familie waren außergewöhnlich. Manchmal rief ihn meine Frau fünf Tage hintereinander mit immer noch einer neuen Frage an, und er war immer bereit, sie zu beantworten, ganz egal, wie lächerlich sie war. Er ging in die Buchhandlung und brachte uns Artikel zum Lesen. Jeffreys Interessen lagen ihm mehr als alles andere am Herzen, auch wenn das bedeutete, daß er energisch gegen Sachen einschreiten mußte, die wir tun wollten. Und er behandelte uns immer mit Würde und Respekt.

Das Universitätsteam kam zu der Ansicht, daß in erster Linie eine Hyperaktivität vorlag. Aber die Diagnose »Zwangsstörung« könnte auch mit im Spiel sein. Sie kamen zu diesem Schluß, nachdem sie Jeffrey gesehen hatten und bevor sie wußten, daß ich selbst auch eine Vorgeschichte als Zwangskranker hatte. Sie merkten einfach, daß das Bänderspiel etwas Ritualistisches an sich hatte, und sie interessierten sich für den obsessiven Charakter von Jeffreys Fragerei. Sie waren aber auch willens zu sagen: »Ich würde keine dieser Hypothesen jetzt schon vertreten.«

Ihre Ehrlichkeit war besser als der Dogmatismus des Neurologen, auch wenn wir dadurch wieder nicht die »Antwort« fanden.

Das Team interessierte sich ganz besonders für die Geschichte meiner eigenen Zwangsvorstellungen und Zwangshandlungen, und im besonderen für meine Heilung und Aufrechterhaltung durch Imipramin. Sie entschlossen sich aber, zuerst die am besten erforschten und daher sichersten Medikamente auszuprobieren.

Die Universitätsklinik versuchte es mit einem anderen Stimulantium – Cylert. Jeffreys Verhalten und Benehmen verschlechterte sich. Er wurde ängstlicher. Eine Kernspintomographie (eine neue Methode der Gehirnuntersuchung) war normal. Bei Hör- und Sehprüfungen schnitt er ebenfalls normal ab.

Immer noch hörte Jeffrey nicht auf, mit den Bändern zu spielen. Er konnte nicht. Er stellte wieder seine Frage: »Mama, warum spiele ich mit Bändern?«, und er fragte uns: »Habt ihr auch mit Bändern gespielt, als ihr klein wart?« Er fragte auch seinen Babysitter danach.

Der Assistenzarzt verschrieb Jeffrey schließlich Imipramin, ein Medikament, das ich selbst drei Jahre mit Erfolg genommen hatte.

An einem Freitag abend, genau sechs Monate nach dem Beginn unserer Odyssee, gaben wir Jeffrey seine erste Tablette mit zehn Milligramm Imipramin. Er wurde ziemlich müde und ging schlafen.

Am nächsten Morgen wachte er auf und kam zum Frühstück herunter. *Es gab kein Bänderspiel!* Zum ersten Mal seit eineinhalb Jahren (ausgenommen die Unterbrechung von einer Stunde nach der ersten Dexedrintablette) gab es kein Bänderspiel, kein Wurmeln oder Flattern.

Die Wirkung des Medikaments hielt nur einige Stunden lang an, so verabreichten wir es alle zwei oder drei Stunden. Noch verblüffender war es, wie seine Symptome, etwa zwanzig Minuten, bevor die Wirkung ganz nachgelassen hatte, wenn auch in abgeschwächter Form, zurückkehrten. Und zwanzig Minuten nach der nächsten Einnahme von Imipramin hörten die angedeuteten Rituale wieder auf. Gelegentlich versuchte Jeffrey noch, seine Stereotypien auszuführen, aber er schien nicht mehr sehr daran interessiert zu sein. Seine Hyperaktivität und seine geringe Aufmerksamkeitsspanne besserten sich; er konnte jetzt wieder eine Zeitlang stillsitzen. Es kam uns wie ein Wunder vor. Zusammen mit dem Assistenzarzt fragten wir uns, ob Jeffrey von Geburt an Obsessionen und Zwänge gehabt hatte, zusätzlich zu einer gewissen Ausprägung von Hyperaktivität.

Erwachsene Zwangsneurotiker zeigten ihre ritualisierten und ziellosen Verhaltensweisen, um ihre bohrende Angst zu beschwichtigen. Wenn man auch für jede Obsession noch eine schwache Begründung finden mag, so sind sich die Betroffenen in ihren rationaleren Momenten darüber im klaren, daß das, was sie tun, vollkommen unsinnig ist. Was mich und andere Zwangskranke dazu treibt, ist der Schmerz – die ununterbrochen lauernde Angst, daß ein unvorstellbar grauenhaftes Ereignis eintreten wird, wenn wir unserer Obsession nicht Folge leisten.

Könnte es nicht so sein, daß das stereotype Spiel mit Bändern nur das einem Vierjährigen entsprechende Äquivalent für den Kontrollzwang, den Waschzwang oder den Symmetriezwang darstellt? Das unsinnige Bestreben, alle Dinge genau gleich anzuordnen, ist eine Form von Obsession. Jeffrey konnte Stunden damit verbringen, nur die Bänder »gleich zu machen«. Konnte die Muskelentspannung einfach seine Art sein, die Angst einzudämmen? Sie ähnelt in vielem den Ritualen, die ich auf dem Weg zu einem Examen ausführte. Konnte diese Serienbildung im Denken und die Besessenheit von Zahlenfolgen und Zahlenbeziehungen nicht der Zwangsstörung eines Erwachsenen entsprechen, der versucht, sich eine geordnete und durchschaubare Umgebung zu schaffen?

Es hat Jahre gedauert, aber ich habe eine Anzahl von Methoden gefunden, die mir und meiner Familie helfen, mit der Zwangsstörung umzugehen. Sie erfordern ein aktives, fast schon wissenschaftliches Herangehen an das Problem. Die meisten lassen sich dahingehend zusammenfassen, daß man sich der Krankheit stellen und das Schweigen brechen muß.

Das Lesen gehört zu den wirkungsvollsten Methoden, um mit den zerstörerischen Auswirkungen der Krankheit fertig zu werden. Alle Eltern, die ein an einer Zwangsstörung leidendes Kind haben, werden in der erhältlichen Literatur die Antwort auf die meisten ihrer Fragen finden. Lesen bringt Ihnen aber noch mehr. Sie erfahren, daß Sie nicht alleine sind. Sie lernen eine Begrifflichkeit, die Ihnen dabei hilft, diese Krankheit in einen sinnvollen Bezugsrahmen zu setzen. Es hilft Ihnen zu verstehen. Sie merken, daß die medizinische Forschung etwas über diesen Alptraum weiß und versucht, etwas dagegen zu unternehmen. Die verfügbaren Medikamente, verschreibungspflichtige Arzneimittel, die erforscht worden sind und bei manchem Betroffenen wirken, werden anschaulich beschrieben. Genauso ist es mit den schlechten Neuigkeiten. Nicht jedem kann mit den Medikamenten geholfen werden. Die Krankheit kann zu einem solchen Abbau führen, daß eine Hospitalisierung erforderlich wird.

Eine weitreichende neue Erkenntnis hat sich schon in der Literatur durchgesetzt. *Möglicherweise ist es nicht Ihr Fehler, daß Sie oder Ihr Kind unter einer Zwangsstörung leiden!* Verfrühtes Sauberkeitstraining, eine starr disziplinierende häusliche Umgebung, ein ungelöster Ödipuskomplex und endlose Aufforderungen, daß Ihr Kind sein unordentliches Zimmer aufräumen soll – all das ist vielleicht, ja wahrscheinlich nicht die Ursache dieser Krankheit.

Zwangsstörung, Grippe und Diabetes könnten zumindest eines gemeinsam haben – die Art der Ursache. Die Krankheit hat wahrscheinlich biologische Ursachen; sie mag sogar von einer Generation an die nächste weitervererbt werden, wie im Fall meiner Familie zu vermuten ist. Allerdings manifestiert sich die Zwangsstörung als bizarres Verhalten, während die anderen beiden sich als physische Krankheit äußern. Für meine Frau und mich bedeutete dieses Verständnis der Krankheit, daß möglicherweise eine körperliche Ursache dafür verantwortlich war, eine ungeheure

Erleichterung. Das brachte die Zwangsstörung auf den Boden der Vernunft zurück. Das Problem war jetzt, auch Jeffreys Lehrerin dazu zu bringen, das zu verstehen.

Wie soll man anderen Leuten erzählen, daß die eigene Familie von einer schweren Krankheit betroffen ist? Wie kann man ihnen erklären, daß eine psychische Störung sehr wohl eine körperliche Ursache haben kann? Wir begannen mit Jeffreys Vorschullehrerin. Sie ist eine außergewöhnliche Persönlichkeit, aber sie hat ihre eigenen Ansichten über den Lauf der Welt. In ihrer Ausbildung hatte sie gelernt, den größten Teil von Entwicklungsstörungen bei Kindern als emotionale Störung zu interpretieren – in Begriffen von mangelnder Geborgenheit, Geschwisterrivalität und zuwendungsarmer häuslicher Umgebung. In vielen Fällen ist das zutreffend. Doch diese Einstellung erschwerte es ihr, anzunehmen, daß Jeffrey eine physisch bedingte Behinderung haben könnte. Sie hatte auch Schwierigkeiten damit zu akzeptieren, daß ein vier Jahre altes Kind so starke Medikamente bekommen sollte. Letzten Endes akzeptierte sie nichts davon und sah in dem Ganzen ein emotionales Problem.

Sie hatte insofern recht, als diese Zwänge ernstliche emotionale Probleme hervorrufen. Aber genauso wichtig ist es, wo sie eigentlich ansetzen und was dagegen helfen kann. Indem sie an ihrer Hypothese einer emotionalen Verursachung festhielt, vermittelte sie meiner Frau das schreckliche Gefühl, der einzige Grund für Jeffreys Krankheiten zu sein. Ein behindertes Kind zu haben ist schon schwer genug. Daß sich dann noch jemand zum Richter über den eigenen Erziehungsstil aufschwingt, wenn man sich im Innersten sicher ist, daß man sein Kind alle Liebe dieser Welt hat spüren lassen, ist unerträglich.

Erst als die Vorschullehrerin erfuhr, daß auch ich an der Krankheit litt, begann sie ihre Meinung zu überdenken. Nach dem gleichen Schema liefen auch Kontakte mit vielen Familienmitgliedern ab.

66

Wir merkten, daß die beste Art, mit anderen darüber zu sprechen, darin bestand, ihnen *alle* Tatsachen zu präsentieren. Es ist nicht nur ihr Fehler, wenn sie die Krankheit nicht verstehen. Es wird nur wenig darüber veröffentlicht, und wie viele seelische Krankheiten wird sie verleugnet, ignoriert oder in einem Getto versteckt. Niemand will wirklich so völlig offen sein. Das würde nämlich bedeuten, daß wir sehr persönliche Dinge über uns enthüllen müßten, was wir normalerweise nicht tun würden. All das ist sehr schwierig... aber uns bleibt keine andere Wahl, wenn wir unsere Kinder genügend lieben, um ihnen im Umgang mit der Krankheit zu helfen und um Freunden und Familienmitgliedern dabei zu helfen, unsere Kinder zu verstehen und zu akzeptieren.

Heute bekommt Jeffrey eine Erhaltungsdosis Imipramin. Das chemisch verwandte Clomipramin, das noch erforscht wird, hält man in Reserve. L-tryptophan, eine Aminosäure, die in Reformhäusern erhältlich ist und den Serotoninspiegel im Gehirn erhöhen kann, scheint bei ihm auch zu helfen.

Seitdem ihm diese beiden Medikamente verordnet wurden, sind die meisten von Jeffreys Symptomen verschwunden. In seiner Sprachentwicklung ist er aufgeblüht. Er spielt mit seiner Schwester und seinem kleinen Bruder. Er hat immer noch einen langen Weg vor sich, aber er muß nie mehr mit Bändern spielen.

Wir haben auch gelernt, besser mit Jeffrey umzugehen. Wir bereiten ihn sorgfältiger auf Veränderungen vor. Wir geben ihm bei kleinen Streitfragen nach, besonders wenn er durch seine Krankheit dazu gezwungen ist, sich unruhig und reizbar zu verhalten. Wir appellieren so viel wie möglich an seine Stärken. Seine Intelligenz ist ein großes Kapital, und wir tun, was wir können, um seine Entwicklung zu fördern. Momentan liebt er Landkarten, also haben wir überall in seinem Zimmer Landkarten aufgehängt.

Aber eine leise Unsicherheit bleibt zurück. Jeffrey hat

gute und schlechte Tage. Ich wünschte, ich könnte die Uhr fünfzehn Jahre vorausstellen und sehen, wie das alles enden wird. Meine Frau kann es jetzt besser akzeptieren. Von daher geht es uns allen besser damit. Sie hat schließlich erkannt, daß sie Jeffrey und uns anderen nicht helfen kann, wenn es ihr nicht gelingt, selbst gefühlsmäßig ausgeglichen zu bleiben. Ich übernehme Jeffreys Versorgung an seinen schlechten Tagen. Da ich selbst die Krankheit habe, ist es für mich einfacher, seine Zwangssymptome zu ertragen. Sie wird das nie ganz nachvollziehen können, denn sie hat nie den Schmerz gespürt.

Dr. S., seine Frau und Jeffrey waren Pioniere in einer Zeit, in der Zwangsstörungen erst langsam ins öffentliche Bewußtsein drangen (ein Prozeß, der noch nicht abgeschlossen ist). Heute müßten sie nicht so lange warten, bevor man sie ernst nehmen würde. Heute würde an einem Universitätszentrum der positive Nachweis einer familiären Häufung von Obsessionen und Zwängen schwer ins Gewicht fallen. Aber zu dem Zeitpunkt, als Dr. S. einen Therapeuten nach dem anderen aufsuchte, sprach er mit Leuten, die wahrscheinlich noch nie einen Fall von Zwangsstörung gesehen hatten. Und wenn sie doch einen gesehen haben, dann ist es ihnen vermutlich entgangen.

Es gibt eine Menge guter Gründe dafür, daß die Psychiatrie damals unfähig war, Jeffreys Familie zu helfen. Wenn Patienten mit einer Zwangsstörung nicht von sich aus zur Behandlung kommen, dann erfährt man weder in der universitären noch in der praktischen Ausbildung etwas über sie. Aber was vielleicht noch wichtiger ist – bis vor kurzem hatte der Arzt auch nicht furchtbar viel anzubieten. Seit der Entdeckung aber, daß die Behandlung mit Psychopharmaka und die Verhaltenstherapie wirklich helfen können, bin ich beeindruckt davon, wie begierig meine Kollegen nun nach Informationen fragen und wie begierig sie diese auch in die Praxis umsetzen. Etwas Ähnliches ereignete sich dreißig Jahre früher, als man herausfand, daß die Lithiumbehandlung bei manisch-depressiver Krankheit eine wirkungsvolle Behandlung darstellte. Ganz plötzlich gab es einen neuen Optimismus, der ein neues Interesse erstehen ließ. Die Rate zu recht gestellter Diagnosen manisch-depressiver Erkrankungen stieg sprunghaft an. Heute passiert dasselbe mit Zwangsstörungen.

Die Geschichte von Dr. S. ist in mancher Hinsicht ungewöhnlich. An vielen Zentren hätte schon früher im Verlauf der Diagnoseabklärung ein Beratungsgespräch mit einem Verhaltenstherapeuten stattgefunden. Wahrscheinlich gab es unter dem Personal der jeweiligen Kliniken, die sie aufsuchten, keinen solchen. Noch ungewöhnlicher aber ist, wie gut Tofranil (Imipramin) bei Dr. S. und Jeffrey wirkten. Es war sicher vernünftig, es mit Imipramin zu versuchen, und so lange, bis Clomipramin in den USA frei erhältlich ist, bleibt es vernünftigerweise das Mittel der ersten Wahl. Die meisten zwanghaften Patienten, die ich kenne, haben es versucht, aber es half ihnen nicht, die Zwangsvorstellungen zu unterdrücken oder auszuschalten. Deswegen wollen sie Clomipramin haben. Clomipramin *wurde* in dieser Familie ausprobiert. Imipramin wirkte genauso gut oder besser. Ich habe keine Ahnung, warum.

Wahrscheinlich litt Jeffrey an zwei Störungen, an Aufmerksamkeitsstörungen (allgemein als Hyperaktivität bekannt) ebenso wie an einer Zwangsstörung. Das mag die Ärzte in ihrer Diagnose verwirrt haben. Trotzdem bleibt es beschämend, wie viele Mitglieder des ärztlichen Berufsstandes die Tendenz haben, Erklärungen abzugeben, anstatt zu sagen:»Wir wissen es nicht!«

Daß es so schwierig war, bei Jeffreys Lehrerin damit »durchzudringen«, ist besonders traurig, weil sich darin die Tradition widerspiegelt – glücklicherweise eine, die am Verschwinden ist –, daß »gute« Erzieher psychische Ursachen annehmen, während »schlechte« Erzieher mehr zu genetischen oder biologischen Erklärungen neigen. Die Abneigung der Lehrerin gegen das, was Dr. und Frau S. sagten, stammt, so würde ich vermuten, aus dieser unglückseligen Spaltung.

Dr. S'. Familie hatte Glück. Dieses Ehepaar fühlte sich bei Auseinandersetzungen mit Spezialisten erheblich wohler als die meisten Leute sonst. Sie waren beide Akademiker und von schneller Auffassungsgabe. Sie hatten auch recht. Mein Ratschlag an andere Familien ist, sich so zu verhalten wie Dr. S. und seine Frau. Wenn beim ersten Versuch oder beim ersten Medikament nichts herauskommt, diskutieren Sie weiter – und vor allem, versuchen Sie es weiterhin!

2 Rituale und Ansteckungsgefahren: Zach und seine Familie

Viele Jahre nachdem wir erkannt hatten, wie häufig Väter und Söhne das Problem Zwangsstörung gemeinsam haben, lernte ich den damals neunjährigen Zach und seine Familie kennen. (Wir sind auch auf andere familiäre Kombinationen und Zwangsstörungen gestoßen, zum Beispiel Mütter und Söhne, Väter und Töchter und sogar Brüder, wenn beide Eltern gesund waren. Aber Vater-Sohn-Kombinationen waren am häufigsten.)

Zachs erster Tag auf unserer Station verlief dramatisch. Sein Vater erzählte ihm zum ersten Mal, daß auch er mit sieben Jahren begonnen hatte, Zwangsrituale auszuführen, und daß er sein ganzes Leben lang dagegen angekämpft hatte. Das gab Zach den ersten echten Verbündeten gegen seine Rituale. Ich bat Zach und seine Familie einige Monate später, ihre eigene Geschichte aufzuschreiben.

Zachs Geschichte
(Von Zach diktiert)

Ich bin jetzt neun Jahre alt. Als ich sechs Jahre alt war, fing ich damit an, Sachen nur mit meinen Ellbogen aufzuheben, weil ich dachte, meine Hände könnten schmutzig werden, wenn ich etwas damit aufheben würde. Ungefähr mit sieben Jahren wusch ich mir fünfunddreißigmal am Tag die Hände. In den nächsten zwei Jahren wurde meine Angst, meine Hände schmutzig zu machen, noch schlimmer. Bis ich mit der Einnahme von Medikamenten begann, war mein Leben durch meine Zwänge kaputt, freudlos und radikal eingeschränkt.

Als ich sechs Jahre alt war, fing ich an, lauter seltsame Sachen zu tun, wenn ich Speichel schluckte. Wenn ich Speichel schluckte, mußte ich mich niederkauern und den Boden berühren. Vor allem durfte ich keinen Tropfen Spucke fallen lassen – schon wegen einem bißchen mußte ich den Boden mit meiner Hand aufwischen. Später mußte ich, wenn ich schluckte, mit den Augen zwinkern. Ich war deprimiert, denn ich konnte die Zwangshandlungen nicht aufhalten. Jedesmal wenn ich schluckte, mußte ich irgend etwas tun. Eine Weile lang mußte ich mit dem Kinn meine Schultern berühren. Ich weiß nicht, warum. Ich hatte keinen Grund. Ich hatte Angst. Es war einfach so unangenehm, wenn ich es nicht tat. Wenn ich versuchte, diese Dinge nicht zu tun, erntete ich nur Mißerfolge. Ich mußte es einfach tun, und wie sehr auch immer ich mich anstrengte, es blieb mir nichts anderes *übrig*.

Ich versuchte, meiner Mama davon zu erzählen. Ich sagte ihr, daß ich das tun mußte. Sie sagte:»Du machst ein paar seltsame Sachen. Warum tust du das?«Ich sagte:»Weil ich keine Spucke verlieren will«, und sie sagte:»Vielleicht möchtest du später darüber reden.«Ich will keine Spucke verlieren, und es gibt keinen vernünftigen Grund dafür. Ich will es einfach nicht. Ich hatte Angst, irgend jemand davon zu erzählen. Die Leute würden mich für verrückt halten oder etwas ähnliches. Ich wollte Dr. Kaufman nicht davon erzählen. Ich war nervös, als ich das erste Mal zu ihm kam, und damals wollte ich einfach nicht darüber reden. Es war mir schlicht unangenehm, darüber zu sprechen. Ich schämte mich. Ich wollte nicht, daß irgend jemand etwas davon erfuhr. Ich wollte es ganz für mich behalten.

Es ruinierte mein Leben. Es nahm meine ganze Zeit in Anspruch. Ich konnte nichts machen. Wenn man alles zusammenzählt, dann war ich etwa eineinhalb, manchmal auch drei Stunden pro Tag damit beschäftigt.

Ich hatte auch Probleme mit der Toilette. Ich mußte ein Stück Toilettenpapier nehmen und es unzählige Male in winzige Stücke zerreißen, die genau die richtige Größe haben mußten – nur etwa einen Millimeter. Sie mußten erst perfekt zerrissen sein, und dann konnte ich sie runterspülen.

Ich mußte alles mögliche mit meinen Fingern und mit meinem Mund machen. Ich mußte mit allen meinen Fingern einige Male meine Lippen berühren, wenn ich Speichel verschluckte. Das Schluckproblem trat mit am frühesten auf. Aber den Anfang machte die Geschichte mit den Ellbogen. Ich fürchtete, meine Hände schmutzig zu machen. Mein Gefühl sagte mir:»Wasch sie, sie sind schmutzig.« Sie *fühlten* sich schmutzig an. Wenn ich auf die Toilette ging, mußte ich danach die Hände waschen, bloß meine fühlten sich immer schmutzig an.

Ich vergaß eine Geschichte nach der anderen. Sobald ich ein Schema abgelegt hatte, vergaß ich es vollständig. Ich erinnere mich noch an einen Teil eines Schemas: Ich mußte mit meinen Daumenspitzen die Stelle berühren, wo das Wasser aus dem Hahn austritt. An manche andere Sachen erinnere ich mich nicht. Ich konnte das Wasser nicht mit meiner Hand abstellen. Ich kam oft zu spät zur Schule.

Das Medikament wirkte. Ich mußte diese ganzen Sachen nicht mehr machen. Erst verschwand eines und dann noch eines und wieder eines. Meine Mutter sagt, ich sehe glücklicher aus. Ich habe viel mehr Zeit, um andere Sachen zu machen. Ich hasse immer noch meine Schwester, aber nicht mehr so sehr. Vielleicht kommt das auch von der Medizin.

Von Anfang an war mir klar, daß irgend etwas mit mir grundfalsch lief. Ich dachte mir so was wie:»Morgen wird es bestimmt aufhören. Am nächsten Tag wird es verschwinden oder einen Tag später oder irgendwann.« Aber es verschwand nie, und ich gab irgendwie die Hoffnung auf und machte weiter diese Sachen. Ich hatte keine echte Erklärung dafür. Ich stellte mir vor, daß Gott mich dazu auserwählt hatte, weil er mir einige Gaben verliehen hat, und also mußte er mir auch ein paar Probleme mitgeben, und er gab mir diese Geschichten. Ich bin in einer Begabtenklasse, und ich bin ein guter Sportler, und ich bin schnell und stark, und eigentlich bin ich perfekt. Na ja, so gut perfekt, soweit das halt möglich ist. Ich habe Probleme mit dem Stuhlgang und sieben Operationen hinter mir und Schönheitsflecken. (Anmerkung: Zach war wegen einer angeborenen Darmschwäche, die in keiner Beziehung zu seiner Zwangsneurose stand, mehrfach operiert worden, und er hat Pigmentflecken auf der Haut.) Jeder hat ein paar Schönheitsflecken, aber ich habe halt mehr als andere Leute. Ich kenne einen Typen, der schon zwanzigmal operiert worden ist. Meine Mutter sagt, er schaut jetzt perfekt aus. Jeder hat seine eigenen Probleme, ob man ein Stotterer ist oder ob man nicht gehen kann. Ich habe eine Menge Sachen, die sehr gut sind. Meine ersten neun Lebensjahre waren aufregender als die der meisten anderen Leute. Die Schönheitsflecken und meine Verdauungsprobleme würde ich zwar nicht vermissen, aber ich mag mich so, wie ich bin. Ich möchte niemand anderer sein.

Bekenntnisse eines Besessenen
(Von Zachs Vater)

Ich heiße Sam. Ich bin beruflich sehr erfolgreich in einer sehr großen Stadt. Ich habe mit Angelegenheiten von größter Wichtigkeit und mit beträchtlichen Summen Geldes zu tun, und ich arbeite unter harten Konkurrenzbedingungen. Ich habe eine schöne und verständnisvolle Frau, die mich liebt, und drei reizende, aufgeweckte Kinder.

Ich bin achtunddreißig Jahre alt. Ich nehme täglich dreihundert Milligramm Clomipramin. Es wirkt. Es beraubt die Zwangsimpulse ihres Schreckens. Es hilft mir zu kämpfen. Das tut auch meine Wut. Ich leide. Manchmal verfalle ich in heftige Wut über meine Rituale. Dann denke ich daran, daß es auch Menschen gibt, die blind sind oder taub oder gelähmt. Ich widerstehe dem Selbstmitleid. Ich kämpfe. Und ich versuche zu verstehen. Ich bin ein Überlebenskünstler. Wenn Sie mir nicht glauben, brauchen Sie nur zu zählen, wie oft in meinem Bericht vom Tod die Rede ist. Trotz meiner Befürchtungen und Ängste habe ich dies niedergeschrieben. Ich werde nicht zulassen, daß sie mich beherrschen. Ich werde kämpfen. Ich lasse mich nicht unterkriegen, und ich bin stolz darauf.

Meine Sekretärin weiß nichts davon, und die Seniorpartner wissen auch nichts, aber meine Tage sind nicht so wie die Tage der anderen in meinem Büro, die auch X-Millionen-Dollar-Transaktionen täglich vornehmen. Sie tun nur ihren Job. Ich habe zwei Jobs: meinen Beruf und den Kampf gegen die Obsessionen. Kommen Sie und treten Sie in meine Gedankenwelt ein, so wie ich in die Schlacht eintrete!

Wenn Sie wissen möchten, wie das ist, dann versuchen Sie doch einmal eine Weile lang, nicht an rosafarbene Elefanten zu denken. Versuchen Sie, an etwas anderes zu denken, irgend etwas anderes, an etwas, das Ihr Unbehagen beschwichtigt, vielleicht auch alle Gedanken an rosafarbene Elefanten vollkommen unterdrückt.

Sperren Sie Ihre Gedanken an rosafarbene Elefanten in die hinterste Ecke Ihres Kopfes weg. Bauen Sie lauter andere Gedanken drum herum. Konzentrieren Sie sich – *ganz fest.*

Und nun machen Sie gleichzeitig etwas anderes. Lesen Sie ein Buch. Fahren Sie Auto. Fahren Sie mit dem Fahrrad. Konzentrieren Sie sich auf beides gleichzeitig. Oh, und falls zufällig ein beruhigender Gedanke an einen rosafarbenen Elefanten – oder an den Tod vielleicht, obwohl man nie genau weiß, was für ein Gedanke es sein wird – in Ihr Bewußtsein schießt, wehren Sie ihn ab, löschen Sie ihn aus! Halten Sie Dracula ein Kreuz entgegen – ritualisieren Sie!

Schnell, denken Sie an etwas Angenehmes! Denken Sie an gute Zeiten. Wiederholen Sie in Ihrer Vorstellung diese

Mantras, die Sie sich immer und immer wieder vorsagen: Leben. Leben ist gut. Konzentrieren Sie sich! Warten Sie! Hören Sie nicht auf, die Pedale Ihres Fahrrads zu treten. Sie würden hinfallen. Leben ist gut. Sagen Sie sich das immer wieder. Sagen sie es in Gedanken, bis es absolut sitzt. Leben ist gut. Passen sie auf, wohin Sie fahren. Sie kommen an eine Kreuzung. Leben. Leben ist gut. Ich bin lebendig. Schneller. Die Ampel ist rot, und es sitzt noch nicht ganz. Leben. Leben ist gut. Leben. Leben ist gut. Die Kreuzung. Rote Ampel, fast. Leben, Leben ist gut! Sagen Sie sich das immer wieder. Ich hab's. Halt! Das ist es! Für einen Augenblick, für einige Sekunden bin ich in Ordnung, bis es wieder von vorn anfängt. Verstehen Sie, was ich meine? Und es wird immer schlimmer.

Ich sah einmal einen Jongleur, der etwa ein Dutzend Teller auf der Spitze eines dünnen Stabes tanzen ließ. Er fing mit einem an, und dann fügte er immer mehr hinzu, wobei er stets darauf achtete, daß kein Teller aufhörte, sich zu drehen und herunterfiel; dabei raste er von einem zum anderen, um sie erneut in Drehung zu versetzen, während er die ganze Zeit über dabei war, immer noch mehr Teller zum Drehen zu bringen. Das muß ihn unglaublich angestrengt haben. Genauso erschöpft mich der Kampf gegen meine Obsessionen.

Ich bin sehr vorsichtig, wenn ich ein Buch oder eine Zeitung oder ein Zeitschrift lese. Ich weiß ja nie, welche schrecklichen Sachen auf der nächsten Seite stehen oder im nächsten Abschnitt oder im nächsten Satz. Ich lese langsam. Ich konzentriere mich auf das Mantra.

Verdammt! »Tod.« Da ist dieses gräßliche Wort. Na gut, fang an, es wieder wettzumachen. Sei vorsichtig. Es ist besser, das, was du schon gelesen hast, noch mal durchzugehen. Versuch dich daran zu erinnern, wo die Wörter waren. Du kannst sowieso nicht weiterlesen, denn vor dir liegt die Zukunft, und du willst die Zukunft ja nicht mit diesen Augen vergiften, die gerade ein Wort mit so schrecklicher

Bedeutung erblickt haben. Blättere zurück zu dem, was du schon gelesen hast. Geh zurück in die Vergangenheit. In der Vergangenheit kannst du keinen ernsten Schaden anrichten (das glaubst du alles nicht wirklich) – nutz es zu deinem Vorteil aus. Würde irgend jemand in meinem Büro das glauben, wenn er es sehen könnte? Natürlich nicht. Ich habe das Wort »Tod« gesehen? Na gut, jetzt heißt es vorsichtig sein. »Leben« muß irgendwo hier stehen. Blättere noch ein paar Seiten zurück. Wo habe ich es bloß gesehen? »Leben«, wo bist du? Da steht »lebend«. Nein, das reicht nicht aus. Es wäre gut genug für »sterbend«, aber nicht für »Tod«. »Tod« ist das schrecklichste aller Wörter. Es kann nur durch »Leben« ausgeglichen werden. Und wenn »Tod« in Großbuchstaben geschrieben war, dann versuch, auch »Leben« in Großbuchstaben zu finden oder zumindest zwei- oder dreimal »Leben« als Ausgleich zu finden.

Vorsicht.

Neiein. Verdammt! »Gestorben.« Jetzt muß ich erst mal »lebend« oder »lebendig« oder ein ähnliches Wort finden, um »gestorben« auszugleichen, bevor ich mich wieder dem ursprünglichen Problem widmen kann. Was ist mit »gelebt«? Es ist nicht viel besser als »gestorben«. »Gelebt« beinhaltet, daß das, was lebendig war, jetzt tot ist. Nein, es muß schon eines von den anderen Wörtern sein.

Scheiße! »Verschieden«. Jetzt muß ich das ausgleichen, bevor ich »gestorben« ausgleichen kann, und dann muß ich »gestorben« ausgleichen, bevor ich »Tod« ausgleichen kann.

Ich möchte laut herausschreien vor lauter Wut und Frustration. Das ist idiotisch. Das ist zu blöd. Warum mache ich das? Bleib ruhig. Arbeite dich durch. Vorsichtig. Langsam. Da, »lebendig«. Und dort, »Leben«. Na schön, nur noch eines übrig.

Scheiße. »Leichnam«. Ich kann so nicht weitermachen. Warum mache ich das alles? Warte. »Leben«. Okay, ich werde das für »Leichnam« hernehmen. Jetzt brauch ich nur noch ein »Leben«. Nur um sicherzugehen.

Nein! Ich kann es einfach nicht glauben, er hat mich um ein Blatt Papier gebeten, er hat mich unterbrochen, gerade als die Sucherei sich einem Ende zu nähern schien. Jetzt muß ich noch mal von vorne anfangen. Sei ganz ruhig. Er weiß ja nicht, was du da machst. Versteck es. Laß dir bloß nichts anmerken. Warum kann ich nicht normal sein? All die anderen Leute müssen nichts derartiges tun. Ich bin erschöpft. Ich kann so nicht mehr weitermachen. In welcher Reihenfolge habe ich die Wörter gleich gesehen? Vielleicht werde ich es einfach nicht tun. Aber ich *muß* es tun. Versuch, mit deinen vergifteten Augen nicht mehr hochzusehen, bis du mit den guten Wörtern fertig bist. Wie spät ist es?

Verdammt! Jetzt habe ich auf die Uhr gesehen – die Zeit, die Zukunft – ich habe sie angesteckt. Jetzt muß ich dafür einen Ausgleich finden. Aber womit? Mit der Vergangenheit. Das ist es. Ich muß einen Kalender oder ein Buch finden. Hier ist ein altes Lehrbuch. Auf der Vorderseite müßte das Datum des Urheberrechts stehen. Jawohl, ein Jahr, bevor ich geboren wurde, dann kann ich es dazu benutzen, mich selbst von der Ansteckung zu befreien, die ich mir durch meinen Blick auf die Uhr zugezogen habe, ohne daß ich mich dadurch in Gefahr begebe. Ich starre auf die Jahreszahl und bereite mich darauf vor, mit meinen Augen Blitze darauf zu schleudern. Moment. Was ergeben die Zahlen des Jahres für eine Quersumme? Neunzehn. Nein, ich kann's nicht glauben. Neunzehn Jahre war der Sohn meiner Ex-Sekretärin alt, als er bei einem Autounfall in der Nacht, in der sie mich hysterisch schreiend anrief, ums Leben kam. Tu so, als wäre nichts gewesen. Denk an Mantras. Nein, du mußt eine andere Jahreszahl finden, eine, bei der sich achtzehn ergibt. *Chai.* »Leben« auf Hebräisch. Ja, da ist noch ein Buch, noch ein Jahr – achtzehn. Die Erleichterung. Und jetzt nur nicht auf die Uhr sehen. Schau nicht auf...

Ich glaube, Sie können sich jetzt mein Leben ungefähr vorstellen ...

»Hör einfach damit auf«, sagte meine Mutter immer und glaubte, mich überreden zu können. »Die Leute schauen sich nach dir um. Sie wundern sich, warum du solche Sachen machst.« »Was für Sachen? Ich mach doch gar nichts. Laß mich doch in Frieden«, antwortete ich dann darauf.

Aber ich wußte, daß sie mich beobachteten, daß sie über mich redeten, daß sie mich verspotteten. Und ich kam mir wie ein Trottel vor. Ich weiß, daß ich komisch wirke. Ich bin schwach, und das macht mich magenkrank. Ich kann nicht aufhören. Ich leide unter einem Gefühl dauernden Unbehagens.

Vielleicht bin ich verrückt. Unwahrscheinlich. Ich bin zu logisch. So verdreht das alles auch ist, es ist so logisch wie die Religion.

Ich finde keinen Trost im Glauben. Mein Gott ist streng und fordernd, so unversöhnlich mir gegenüber, wie ich selbst mir gegenüber bin. Meine Götter sind hart und bestehen beständig auf vollkommener Buße. Reiß dich zusammen, mein Junge!

Ich bin nicht tolerant gegenüber Religion. Ich habe meine eigene Magie. Sie ist stark. Sie ist fordernd. Es liegt an mir, zu tun, was getan werden muß, getreu ihre Rituale auszuführen. Ich muß diejenigen, an denen mir etwas liegt, schützen. Ich muß die unablässig drohende Ansteckung mit dem Bösen, die überall lauert, abwehren.

Die Religion – das ist so was Primitives, so was Kindisches. Das ist etwas, was ich in Massenfertigung betreibe. Opfer darbringen. Leuten einen Blitz entgegenschleudern und dann abschreiben. Dieses Mädchen an der Uni hat nie verstanden, warum ich nicht mit ihr ausgehen wollte. Ich hatte sogar einen Freund darum gebeten, das Gelände zu testen, mal nachzusehen, ob sie interessiert wäre, und sie war es wohl. Er sagte ihr, ich würde gerne mit ihr ausgehen, sie solle darauf warten, und ich hatte es auch vor, ich hatte es mir schon richtig ausgemalt. Ach, etwas Angenehmes vorwegnehmen. Das ist gefährlich. Das ist ein Eiertanz. Ich schaffe kaum die anderen Rituale. Führ das Schicksal nicht in Versuchung. Sie ist ein echtes Vergnügen.

Ein attraktives Mädchen. Schon der Gedanke an sie zwingt mich zu ritualisieren – nur ein klitzekleines Ritual, nur damit ich ein paar Augenblicke lang das Gefühl loswerde, damit ich phantasieren kann. Ein kleiner Blitz, vielleicht. Eine kleine Verleugnung.

Na gut, ich werde heute nicht mehr Radio hören. Reicht noch nicht ganz. Gut, ich werde heute *oder* morgen kein Radio hören. Immer noch nicht genug. Fahr stärkere Geschütze auf. Ich werde von heute an eine Woche lang nicht Radio hören. Nicht genug. Na gut, einen Monat lang, von heute ab. Aber wie soll ich mich daran erinnern? Ich werde es vergessen. Ich werde es gedankenverloren irgendwann anstellen, bevor der Monat um ist. Dann werde ich ernstlich Probleme kriegen. Ich werde bestimmt irgendwohin gehen, wo ein Radio läuft. Verpatzt das die Wirkung des Rituals? Nein, es muß schon eine aktive Handlung meinerseits sein. Es muß eine Absicht vorhanden sein. Wenn ich nur in einen Laden reingehen würde, wo ein Radio läuft, dann wäre das nur passiv, nicht aktiv. Aber trotzdem, einen Monat lang an das Ritual denken.

Die meiste Zeit über beobachtet mich niemand, und niemand weiß, was ich durchmache. Niemand *kann* das wissen. Die anderen sind ja alle normal. Ich habe gewöhnlich das Gefühl, daß ich der einzige bin, der mit diesem Fluch geschlagen ist. Aber ich kann etwas machen. Ich habe die Macht, zu ritualisieren, etwas zu bewirken, wenn ich nur die Gefühle besänftige.

Ich will beschließen, mir selbst das Radfahren zu verweigern. Nein, mir fällt ein, es ist ja Winter. Das geht nicht. Man kann sein Rad wirklich im Winter nicht benutzen.

Das Fernsehen. Ich beschließe, heute nicht fernzusehen. Nein, das funktioniert nur nachts, wenn ich zu Hause bin und alle Rollos geschlossen sind, so daß ich nicht aus Versehen durch die Scheibe beim Nachbarn ein laufendes Fernsehgerät sehen kann, und wenn ich schon fertig fürs Zubettgehen bin und der Fernseher aus ist, und ich sicher sein kann, daß er nicht mehr angeschaltet wird. Wenn die Uhr Mitternacht schlägt, wird der Tag vorbei sein, und das Ritual hat seine Wirkung getan. Einige wenige Augenblicke lang, bevor es wieder von vorne anfängt, werde ich davon frei sein.

Das Risiko, während des Rests des Tages irgendwo aus Versehen ein laufendes Fernsehgerät zu sehen, ist zu hoch.

Der Aufzug. Ich werde den Aufzug nicht benutzen. Das vereinfacht die Dinge. Es bereitet geradezu Vergnügen. Ich werde mir die Benutzung von Aufzügen verbieten. Ich werde die sieben Stockwerke zu meiner Wohnung zu Fuß gehen. Aber es muß doch etwas Einfacheres geben. Wie wäre es mit Rolltreppen? Unsicheres Gelände. Zuviel Ähnlichkeit mit Aufzügen, um frei verfügbar zu sein. Nicht eigenständig genug, um als eigene Verweigerungskategorie zu gelten. Müssen wohl bei Aufzügen miteingeschlossen werden, haben dieselbe Funktion. Eine politische Entscheidung.

Sehen Sie, selbst wenn ich ein Ritual hatte, das hätte funktionieren können, machte ich es zunichte. Ich habe das Ritual, mir die Benutzung von Aufzügen zu verbieten, zunichte gemacht. Ich habe das Ritual mit Zweifeln verdorben. Es »fühlt« sich nicht mehr richtig an. Und alles nur wegen meiner Faulheit. Scheiße!

Na gut, ich werde das Auto nicht benutzen. Aber ich muß später noch ins Geschäft fahren.

Mir fällt langsam nichts mehr ein, was ich mir selbst verweigern könnte. Vielleicht werde ich doch das Aufzugverbot hernehmen. Nein, zu spät. Wenn man ein Verbot einmal ausgeschlossen hat, dann ist es erst beim nächsten Ritual wieder verfügbar. Panik. Mir gehen wirklich die Einfälle aus. Ganz einfach. Konzentrier dich. Es muß doch noch etwas anderes geben. Brettspiele vielleicht. Halt das fest. Musikboxen. Nah an Plattenspielern und Kassettenrecordern, aber verschieden genug, um zu funktionieren. Halt das auch fest.

Wie hat das Ganze jetzt überhaupt angefangen? Ich habe dieses Mal kein Reizwort wie »Tod« gesehen oder gehört. In diesem Fall wäre es natürlich erforderlich gewesen, daß ich jemanden, vorzugsweise die Person, die das betreffende Wort geäußert hat, treffe, der diese Tat wiedergutmacht, indem er das Wort »Leben« sagt. Am Anfang stand nichts anderes als dieses Gefühl, dieses Unbehagen, dieses fast körperliche Bedürfnis, mich zu beruhigen, die Dinge unter Kontrolle zu halten.

Was gibt es sonst noch? Denk nach! Der Zoo! Aber könnte ich wirklich heute noch dorthin kommen? Ist er noch geöffnet? Es wäre schwierig, aber es könnte gehen. Na schön, nimm das für jetzt her, aber um ganz sicherzugehen, nimm spät heute nacht, wenn es fast Mitternacht ist, noch ein Leseverbot dazu. Ich schließe meine Augen, dann kann ich unmöglich lesen, und dann verbiete ich mir für den Rest des Tages das Lesen. Ich mache sie erst wieder auf, wenn ich meine, daß es mindestens fünfzehn Minuten nach Mitternacht ist. Ich weiß ja nicht sicher, ob unsere Uhren nicht ein paar Minuten vorgehen.

Rituale sind so unbarmherzig. Ich muß so hart arbeiten, und sie lassen mir keine Atempause. Wenn man etwas unter verschiedenen Gesichtspunkten sehen kann, dann verlangen die Rituale, daß ich mir den härtesten von allen zu eigen mache. Die Götter – Rituale – fordern strikten Gehorsam. Wenn ich etwas nicht ganz richtig verstanden habe, muß ich es noch mal machen.

Selbst gute Gefühle sind nicht unproblematisch. Sie stören den sorgfältig ausbalancierten Status quo. Ich fange an, mich innerlich »umzusehen«, ob ich die Freiheit habe, mir etwas zu gönnen. Vielleicht sollte ich zuerst die Götter besänftigen. Schließlich und endlich kann ich nicht sicher sein, daß meine rituelle Buße ganz angenommen worden ist. Ich sollte vorsichtshalber ein paar Rituale durchführen, um den Weg freizumachen.

Neutral. Gefühllos. Herzlos. Kalt. Hart. Unzugänglich. Das ist der einzige Weg, mein inneres Gleichgewicht aufrechtzuerhalten. Ich versuche, mich gar nicht zu fühlen. Nicht zu gut. Nicht zu schlecht. Kontrolle. Wenn ich alles unter Kontrolle habe, brauche ich nicht soviel zu ritualisieren. Daher das Streben nach Gefühllosigkeit.

Ich leide unter einer Zwangsstörung. Ich kann mich nicht entsinnen, jemals nicht darunter gelitten zu haben. Ich kann mir ein Leben ohne zwanghaftes Verhalten gar nicht vorstellen. Es gehört genauso zu mir wie meine blauen Augen. Es ist so, als wäre ich mit einem Geburtsfehler auf die Welt gekommen, wie ein Baby, das nicht hören kann, das die Welt des Klangs nicht kennt.

Die Zwangskrankheit begleitet mich im Wachen wie im Schlafen. Ich ritualisiere in meinen Träumen. Sie ist mein Meister. Es gibt kein Entkommen. Ich bin Legislative, Gesetzgebung und Exekutive in einer Person. Ich »mache« die Regeln, interpretiere sie und setze sie durch – streng, brutal, unaufhörlich, erbarmungslos.

Meine ersten Erinnerungen an zwanghaftes Verhalten konzentrieren sich etwa auf das Alter von sieben Jahren. Ich spielte mit einer Gruppe von Kindern vor unserem Haus. Wir spielten eine Art Fangen. Wir nannten es »Läuse«. Einer »hatte die Läuse«, und alle anderen versuchten, von ihm nicht gefangen zu werden und so die »Läuse zu bekommen«, das heißt angesteckt zu werden. Ich erinnere mich an das Gefühl. Es war mehr als nur ein Spiel. Es war eine Angelegenheit auf Leben und Tod für mich. Ich durfte es auf keinen Fall zulassen, gefangen zu werden und die ganze Ansteckung in mich hereinfließen zu lassen. Ich rannte sehr schnell, um dem zu entkommen.

Meine Familie nannte das »Aberglauben«. Ich weiß nicht mehr, ob ich den Ausdruck prägte oder meine Mutter. »Hör

doch einfach auf«, sagte sie immer wieder. Und ich wollte
aufhören. Und ich hörte die Traurigkeit in ihrer Stimme,
wenn sie mich bat, aufzuhören. »Hör doch einfach auf...«
Drogenmißbrauch ist zumindest am Anfang eine freie
Wahl. Es mag später auch nicht einfacher sein, damit aufzuhören als mit zwanghaftem Verhalten, aber zumindest
hat der Drogensüchtige nach seinem freien Willen gehandelt. Ich habe das nicht getan. Ich habe Dinge getan, weil
ich sie tun »mußte«. Ich habe es nicht verstanden. Ich ver-
stehe es immer noch nicht. Und jetzt sind einunddreißig
Jahre vergangen.

Ich erinnere mich, wie ich mit sieben Jahren gedacht
habe, daß ich mit diesen Dingen aufhören würde, wenn ich
fünfzehn Jahre alt sein würde, ein unvorstellbar weit in der
Zukunft liegender Zeitpunkt. Ich wäre dann drüber hinaus.

Ich erinnere mich, daß meine Mutter mir von ihrem ältesten Bruder erzählte, der ähnliche Dinge tat und der einfach irgendwann drüber hinauswuchs. Ich weiß nicht, woher sie wußte, daß er drüber hinaus war. Wahrscheinlich
glaubt sie auch, daß ich drüber hinausgewachsen bin. Ich
habe gelegentlich an ihren Bruder gedacht. Ich habe öfter
darüber nachgedacht, als mein Sohn zu meiner Bestürzung
auch Ansätze zwanghaften Verhaltens zeigte. Ich habe es
erkannt. Ich habe es verstanden. Und unter allen Leuten
war ich so frustriert und zornig über dieses Verhalten, wie
mein Vater es vermutlich über meines war. Ich wollte nur,
daß er damit aufhörte.

Den Ritualen hat immer eine zwingende Logik innege-
wohnt. Ich habe immer versucht, eine bestimmte Konse-
quenz durch meine Rituale zu erzielen oder zu verhindern.
Das Ziel, das ich verfolgte, veränderte sich. Aber das Verhalten blieb bestehen: mich selbst vor Ansteckung zu schützen. Meine Schulnoten, meine sportlichen Fähigkeiten,
meine Männlichkeit, mein Leben, meinen Erfolg, Menschen, die mir etwas bedeuteten, zu schützen.

Eine Veränderung der Zielvorstellung ging immer mit

einem Wechsel des Stimulus einher, der die Rituale auslöste. Zu einem bestimmten Zeitpunkt beispielsweise hatte ich das Bedürfnis, mich vor dummen Leuten zu schützen. Gewisse Leute konnte ich nicht einmal anschauen – diejenigen, die schon einmal durchgefallen waren oder die nur schwache Leistungen brachten. Ich stellte dann ein Buch auf meinem Tisch in der Schule auf und legte hinter dem Buch meinen Kopf auf den Arm, so daß ich auch aus Versehen nicht mal einen flüchtigen Blick auf einen Unberührbaren werfen konnte. Denn jeder flüchtige Blick wurde zu einem neuen Auslöser, zu einer neuen Aufforderung, auf Kommando Rituale durchzuführen. Wenn ich ein Ritual beendet hatte und einen Unberührbaren ansah, dann mußte ich wieder von vorne anfangen. Wieder und wieder und wieder. Es war so ermüdend.

Eine meiner Cousinen starb mit acht, als ich sieben war. Es war ein plötzlicher Tod. Es war furchterregend. Über die Einzelheiten war immer der Schleier des Geheimnisses gebreitet. Ich kenne sie bis auf den heutigen Tag nicht. Ich wollte nie zuviel von dem Ganzen wissen. Es war traumatisch.

Wenn ich so daran denke, fallen meine ersten Erinnerungen an Ritualisierungen in diese Zeit. Ich weiß nicht, ob es so was wie eine Symbiose zwischen den Ritualen und dem Tod meiner Cousine gab, aber es würde mich nicht überraschen. Ich fürchtete mich davor, in das Haus meiner Cousine zu gehen – vor dem leeren Schlafzimmer, vor der Traurigkeit, vor den unausgesprochenen Worten. Das Haus wirkte wie eine Antiquität, wie von einem Leichentuch umhüllt. Ich wollte nichts darin berühren. Ich wollte nur weg von dort. Wenn ich dort war, war ich völlig durcheinander. Schon der Gedanke daran brachte mich aus der Fassung.

Der bloße Name meiner Cousine wurde mit einem Bann belegt. Eine Klassenkameradin von mir mit demselben Namen verfiel allein deswegen schon der Verdammung. Ich konnte nicht zu ihr hinsehen, sie anfassen, an sie denken, ohne meine Cousine damit zu assoziieren.

Als ich ein junger Student war, machte eine ältere, verheiratete Frau, die Ehefrau des Chefs in dem kleinen Betrieb, in dem ich teilzeitbeschäftigt war, einen Annäherungsversuch bei mir. Ich war damals gerade dabei, mich wieder hochzurappeln, und noch sehr verletzlich. Ich hätte wahrscheinlich in keinem Fall etwas mit ihr angefangen, auch wenn sie einen anderen Namen als meine Cousine gehabt hätte. Daß sie denselben Namen hatte, besiegelte den Entschluß. Besser auf das Vergnügen eines Augenblicks verzichten, als sich den Terror antun, dem ich danach ausgesetzt gewesen wäre. Ritualmäßig gesehen, hätte das die Vereinigung von Sex und Tod bedeutet. Für immer. Das mußte ich vermeiden. Besser sich selbst verleugnen, als solche ungeheuerlichen Folgen in Kauf zu nehmen.

Ich wußte nie genau, was die Folgen sein könnten – Tod, ewige Verdammnis, Dummheit, Niederlage, Irrtümer, Ansteckung. Ich war nicht dazu in der Lage, das Schicksal zu versuchen, um es herauszufinden.

Was mich immer sehr an meiner Situation als großer Ritualkünstler bedrückt hat, war die Gewißheit, daß ich die einzige Person auf der ganzen Erde war, die so litt, je so gelitten hatte und je so leiden würde wie ich. Ich konnte mit niemandem über meine Rituale und Ängste sprechen. Ich stand schreckliche Angst aus und schämte mich furchtbar. Daß ich meinen Ritualen kein Ende setzen konnte, führte nur dazu, daß ich mir noch hilfloser, noch lächerlicher, noch verabscheuungswürdiger vorkam.

Ich erinnere, daß ich einmal einen sehr guten Freund von mir bei Handlungen sah, die für meinen auf Rituale eingestimmten Geist eine seltsame Ähnlichkeit mit meinen eigenen Ritualen aufwiesen. War das die Möglichkeit? Ein Waffenkamerad? Ich brachte es nicht über mich, ihn zu fragen. Ich wäre eher gestorben, bevor ich mein Geheimnis gelüftet hätte. Ich habe das Rätsel bis zum heutigen Tag nicht gelöst...

Ich glaube aber nicht, daß es für mich einen großen Unterschied gemacht hätte, obwohl ich zugeben muß, daß ich mich wie befreit fühlte, als ich erfuhr, daß möglicherweise zwei Prozent der Bevölkerung unter Zwangsstörungen leiden. Plötzlich war ich nicht mehr der einzige Verrückte in der Umgebung. Auf der anderen Seite machte dieses Wissen ungefähr denselben Eindruck auf mich wie die Neuigkeit, daß meine Ex-Verlobte und mein früherer bester Freund ihre Verlobung gelöst hatten. Ich fühlte mich nachträglich gerechtfertigt, verspürte aber keine Freude.

Was sind sie bloß, diese Rituale? Manchmal male ich mir in meiner Phantasie aus, daß sie wie ein Virus sind, ein fremder Eindringling, den man einfach auslöschen muß. Gelegentlich stellte ich mir, eher perplex als bedrückt, vor, ich wäre eine von Beobachtern aus dem Weltraum beherrschte Schachfigur. Wie sonst sollte man die Unfähigkeit erklären, gegen die Zwänge anzukämpfen, von deren Sinnlosigkeit ich überzeugt war?

Worauf beruhen diese Rituale? Auf chemischen Prozessen in mir, denke ich. Warum aber derartige chemische Prozesse? Sind wohl genetisch bedingt, glaube ich. War das Ritualisieren die Ursache für meinen Selbsthaß? Oder war der Selbsthaß Ursache für die Rituale? Warum spielen sich meine Ritualisierungen so oft in der Vorstellung ab, während andere sich die Hände waschen? Was kann Händewaschen bewirken? Wenn ich das Wort »Tod« sehe, dann erscheint es mir ausgesprochen sinnvoll, es zu negieren, indem ich ihm einen Blick auf das Wort »Leben« entgegensetze. Versuchen andere Leute, ihren Selbsthaß abzuwaschen?

Ich habe eine Theorie dazu, die sich allerdings noch im Embryonalstadium befindet. Meine Theorie stellt Annahmen auf, die auf frühesten Erinnerungsspuren basieren. Ich kann mich nicht an sehr viele Ereignisse erinnern, nur an verstreute Bruchstücke, die gelegentlich eine Glocke in meinem Kopf zum Klingen bringen.

Meine Theorie lautet, daß ich als Kind nur wenig Trost und Erleichterung für meine Ängste finden konnte. Ich wehre mich aber ganz entschieden dagegen, meine Eltern deswegen mit Vorwürfen zu überhäufen. Meine ersten Lebensjahre sind nichts als ein schwarzer Kasten für mich. Es verstößt gegen meinen Gerechtigkeitssinn und mein Verantwortungsgefühl, meine Probleme anderen vor die Tür zu legen, als wäre ich ein hilfloses, verlassenes Kind. Das hieße, sich zu drücken. Ich will Verantwortung übernehmen.

Vielleicht war jemand zu Hause zu streng zu mir. Vielleicht litten meine Eltern selbst unter so übermächtigen Ängsten, daß sie nicht dazu in der Lage und nicht willens waren, sich mit den Ängsten eines kleinen Jungen zu beschäftigen. Vielleicht blickten sie mit strengen Augen auf mich oder vielleicht gaben sie mir die Schuld an allen Übeln dieser Erde. Vielleicht hatte ich das Gefühl, manipuliert zu werden. Vielleicht beschloß ich, daß ich bei anderen Menschen keinen Trost finden konnte. Vielleicht konnte ich aufgrund chemischer, genetischer Faktoren keinen Trost finden. Vielleicht bekam ich große Angst.

Aber wie soll ein kleiner Junge allein mit seinen Ängsten fertig werden? Wie soll das gehen? Vielleicht habe ich versucht, den Dingen eine Ordnung aufzuzwingen. Vielleicht habe ich mir selbst, in meiner Verzweiflung, eingeredet, daß es eine solche Ordnung der Dinge gibt, weil das meine letzte Rettung war. Aber das ist lächerlich. Es gibt keine solche Ordnung der Dinge. Ach, aber es muß doch eine Ordnung geben. Es scheint so sinnvoll zu sein. Es ist logisch. Es ist schön in seiner Logik. Es kommt nur darauf an, die Ordnung zu entdecken; man muß einfach die Regeln lernen, um sie von ihrer Schale zu befreien. Ich mußte all mein Vertrauen darin setzen, aber ich war damals ein sehr verängstigter kleiner Junge.

Die Regeln. Was sind die Regeln? Ganz einfach. Das Schlechte durch Gutes auszugleichen. Niemand wird dir helfen. Das mußt du schon alleine tun. Den anderen ist vielleicht gar nicht bewußt, daß die Gefahr existiert. Tu Gutes.

Und das Gute muß gut genug sein, um das Schlechte auszugleichen, denn ich bin in meinem Kampf gegen schreckliche Kräfte ganz auf mich allein gestellt. Meine Anstrengungen müssen machtvoll genug sein, um zu triumphieren. Sie müssen an Allmacht grenzen.

Genetik. Veranlagung. Dreh an den richtigen Knöpfen. Angst. Ordnung. Ritualisieren. Ruckzuck. Die Rituale müssen verständlich sein. Sie müssen stark sein. Stark sein bedeutet, daß sie immer komplizierter, langwieriger und anstrengender werden. Je ernster die Gefahr ist, um so gewaltiger werden die erforderlichen Heilsanstrengungen. Keiner hat gesagt, daß das einfach werden würde. Sei stark. Kämpfe. Es ist eine riesige Verantwortung, die du auf dich genommen hast. Welch eine Macht! Dulde keine Schwäche! Wenn du schwach wirst, werden die Mächte des Bösen triumphieren. Wehr dich. Kämpfe. Überlebe.

Macht. Meine Magie ist mächtig. Sie *muß* mächtig sein. Schauen Sie, wogegen sie antreten muß. Ich muß vorsichtig sein. Immer.

Sam ist einer von mehreren äußerst erfolgreichen Männern mit einer Zwangsstörung, die ich kennengelernt habe. Ich habe manchen Bankpräsidenten, Kongreßabgeordneten, Richter und Syndicus (zusammen mit einer Menge gewöhnlicher Leute) kennengelernt, deren Leben durch ihre Krankheit schwer in Mitleidenschaft gezogen war. Erstaunlicherweise scheint es in diesen Fällen eine Art »doppelte Buchführung« zu geben, die es ermöglicht, praktisch gleichzeitig effiziente, ja hervorragende Leistungen zu erbringen. Ausgenommen Zeiten, in denen die Krankheit so schlimm ist, daß der Rest des Lebens zum Stillstand kommt.

Sam hat eine besondere Form von Zwangsstörung, die endlose Grübeleien zur Folge hat, die aber bemerkenswert gut verborgen werden kann. Wir haben eine ganze Anzahl von Frauen und Männern in einflußreichen Spitzenpositionen kennengelernt, deren inneres Leben die reine Qual ist, die aber hervorragend funktionieren. Einige haben mir erzählt, daß sie gerade durch ihr Bemühen, ständig in Aktion zu bleiben, die alptraumhafte Tretmühle ihrer Gedanken anhalten können.

Sam war viele Jahre in psychoanalytischer Behandlung, während derer er und sein Arzt hart miteinander arbeiteten, um die psychischen Bedingungen seiner Krankheit zu rekonstruieren. Wenn ich auch meine, daß Sams Beziehung zu seinem Therapeuten für ihn eine große Unterstützung war, so glaube ich doch auf der anderen Seite, daß Sams Aussagen über seine Kindheit aus dem verzweifelten Versuch resultieren, diesen sinnlosen Ritualen doch einen Sinn zu verleihen, und nicht andersherum. Sam ist sich auch nicht sicher. Die Psychoanalyse hat seinen Depressionen effektiv entgegengewirkt, aber – sie hatten keinen Einfluß auf seine Zwangsvorstellungen oder Rituale. Was klar ist, ist, daß Clomipramin schließlich gegen die Zwänge selbst half. Nachdem Zach auf das Medikament reagiert hatte, versuchte Sam es auch. Die Wirkung trat nur langsam ein, und zwar nicht unproblematisch. Zunächst waren die unangenehmen Nebeneffekte des Medikaments alles, was er merkte, aber er fuhr damit fort, und im Verlauf der folgenden Monate verschwanden langsam die Vorstellungen. Nicht vollständig, aber es geht ihm jetzt besser als all die Jahre zuvor.

Die Zwangsstörung läßt sich eher mit beruflichem Erfolg als mit persönlichem Glück vereinbaren. Mann und Frau entfremden sich einander. Mit den Jahren verblaßt das anfängliche Bild vermeintlich bewundernswerter Zurückhaltung und Selbstbeherrschung und darunter kommen Argwohn und Verschlossenheit zum Vorschein. Der Ehepartner eines Zwangskranken fühlt sich isoliert und zurückgewiesen. Das geht auch aus dem hervor, was mir Sams Frau geschrieben hat.

Mit dem Geheimnis einer Zwangsstörung leben

(Von Sams Frau)

Von unserem ersten Treffen an wirkte Sam auf mich sehr ernsthaft, schrecklich darum besorgt, sich nicht »gehenzulassen«, und seltsam geheimnistuerisch. Dennoch dachte ich oft, daß ich mir Eigenheiten einbildete, die gar nicht wirklich existierten, daß ich versuchte, die Teile eines Puzzles zusammenzufügen, wo es in Wirklichkeit kein Bild zum Zusammensetzen gab. Aber es gab ein undefinierbares »Etwas«, und im Lauf der Zeit wurde ich immer sicherer, daß das wirklich so war, nur andeutungsweise sichtbar, aber wirklich vorhanden. Es *war* wie ein Puzzle.

Im allgemeinen war es einfach, Gründe oder zumindest Entschuldigungen für Sams Verhalten zu finden. Ich glaubte, daß er sehr nervös sei. Er hatte unkontrollierbare Zuckungen. Aber Zucken ist schließlich kein Verbrechen. Sam gab ihr Vorhandensein niemals zu; ich nahm an, daß es ihm peinlich war, und entschloß mich, nichts darüber zu sagen. Aber es gab noch andere seltsame Absonderlichkeiten. Sam blätterte ein Buch oder eine Zeitschrift durch, so als ob er nach einem bestimmten Wort suchen würde. Er schaute mit der Intensität eines Besessenen. Wenn ich ihn danach fragte, was er da tat, oder gar mit ihm sprach, dann stieß meine Frage nur auf Schweigen. Aber ich entdeckte auch eine beherrschte Wut. Warum?

Ich bemerkte oft, daß Sam etwas auf ein Stück Papier schrieb und dann das Papier wegwarf. Ich dachte, er war der Meinung, daß ich ihn dabei nicht sah. Das war eine Handlung, die er immer mit großer Entschlossenheit ausführte.

Wenn ich ihn unverblümt danach fragte, ignorierte er mich oder versuchte, das Ganze als Witz hinzustellen.

Meine Neugier nahm überhand. Ich dachte, daß in den Worten, die er niedergeschrieben hatte, die Antwort auf sein ganzes seltsames Benehmen lag. Zweimal ging ich zum Abfalleimer und sammelte alle Papierstückchen ein. Ich setzte sie wie ein Puzzle zusammen. Was ich fand, machte das Geheimnis nur noch undurchdringlicher für mich. Der erste Satz war »Vergangenheit, Vergangenheit, Vergangenheit«. Der zweite lautete: »Zeus ist wertlos.« Ich erzählte Sam nie, was ich getan hatte. Ich fragte ihn auch nicht, was das zu bedeuten hatte. Ich war mir sicher, daß er sehr ärgerlich reagieren würde.

Die seltsamen Verhaltensweisen kamen und gingen. Aber wenn eine verschwand, dann wurde sie anscheinend durch eine andere ersetzt. Ich gab die Hoffnung nicht auf, daß sie irgendwann ganz verschwinden würden. Sam war oft deprimiert. Manchmal verfiel er in eine schwere, tiefe Depression. Sie schien immer dann aufzutauchen, wenn wir keine ernstlichen Probleme hatten. Wenn wir tatsächlich mit ernsthaften Problemen fertig werden mußten, dann riß sich Sam immer zusammen und fand eine Lösung. Das warf für mich die Frage auf, ob er all das nicht vielleicht in den Griff bekommen könnte, wenn er es nur wirklich wollte.

Ich glaubte, daß Sam und ich eine solide, glückliche Ehe führten. Ich glaubte, daß wir uns gut verstanden und daß wir unsere Gefühle und Probleme miteinander teilten. Aber immer war da dieses dunkle Geheimnis, dieses vage, unaussprechliche Thema, das über uns schwebte. Es war da in glücklichen wie in traurigen Zeiten, im Urlaub, wo auch immer, überall, jederzeit.

Für mich stellte es sich als eine Art Selbstsüchtigkeit dar. Von mir wurde erwartet, daß ich mich damit abfand und es nie in Frage stellte, nie zugab, daß es existierte, niemals verstand. Aber ich wußte, daß es da war und oft überhandnahm; daß das Untier seinen Kopf wieder heben würde und daß ich nie verstehen würde, wodurch es wieder zum Vorschein kam. Ich sah darin eine Beschäftigung mit sich selbst, die selbstbezogen, egozentrisch und eigensüchtig war. Sam war so introvertiert, so gefangen in seiner eigenen »Verrücktheit«, daß ich mich oft vernachlässigt, ausgeschlossen, vergessen fühlte. Ich bin ein geduldiger Mensch. Ich wartete. Ich spürte, daß sich das alles Sams Einfluß entzog. Ich hoffte nur auf eine Beichte, eine Erklärung für das, was vor sich ging.

Wir waren seit zehn Jahren verheiratet. Ich war mit unserem dritten Kind schwanger. Ich hatte Sam bei seinen Achterbahnfahrten beobachtet, und ich hatte es gelernt, mich seinen Bedürfnissen, seinen Stimmungen, seinen Eigenheiten, seiner Geheimnistuerei, seinem Zorn und seinem Selbsthaß anzupassen. Ich hatte lange mit dem Gedanken gespielt, daß er eine Affäre hatte und mit den Schuldgefühlen nicht umgehen konnte oder daß er mich haßte, aber sich nicht mit einer gescheiterten Ehe abfinden konnte. Aber eigentlich wußte ich, daß es in Wirklichkeit »etwas« war, das von innen kam. Er hatte ein neues Tief erreicht. Er war schrecklich deprimiert und wütend. Er war vollkommen mit sich selbst beschäftigt und schien sich jeden Tag tiefer in seine Schale zu verkriechen. Seine Kommunikationsfähigkeit hatte fast den Nullpunkt erreicht.

Ich hatte Angst um mich wie auch um meine Kinder. Ich ärgerte mich darüber, daß wir noch ein Kind erwarteten, aber Sam keinen Anteil an unserem Familienleben nahm. Er war vollständig mit sich selbst beschäftigt. Er war besessen.

Ich überlegte, andere Leute um Hilfe zu bitten: seine Eltern, unseren Rabbi, unseren Hausarzt. Ich ließ jeden Gedanken daran wieder fallen, denn ich wußte, Sam würde rasend werden, wenn ich mit irgend jemand über ihn spräche. Ich entschloß mich schließlich, all meine Gedanken, meine Gefühle niederzuschreiben und sie Sam zu geben. Ich verlangte außerdem von ihm, er solle sich in Behandlung begeben. Ich drohte, ihn zu verlassen, wenn er zu keiner Mitarbeit bereit wäre. Ich rannte gegen eine Mauer an. Ich konnte es einfach nicht länger ignorieren, entschuldigen, zu verstehen suchen oder glauben, daß es schon irgendwann verschwinden würde. Ich konnte die Geheimnistuerei, das Ausgeschlossensein, die Selbstbezogenheit, das eigenartige Verhalten oder die Depression und die Wut nicht länger aushalten. Ich war zornig, und ich hatte Angst. Ich fühlte mich hilflos, und ich hatte das Gefühl, zuzusehen, wie Sam ertrank, ohne nach einem Rettungsanker zu greifen. Ich hatte Angst, er könnte Selbstmord begehen.

Sam konsultierte einen Psychiater und begann eine Psychoanalyse. Seine Krankheit erhielt einen Namen. Türen öffneten sich, und langsam, aber sicher, kam ein Lichtstrahl durch. Langsam wurde Sam zugänglich. Ich fing an, die Geschichte seines Verhaltens und wie es ihn beherrschte, zu verstehen. Manchmal machte auch das Wissen den Umgang damit nicht leichter. Er verfiel immer noch in Depressionen und Wut. Er wirkte immer noch selbstbezogen, und ich fühlte mich immer noch ausgeschlossen. Aber jetzt hatte ich Hoffnung geschöpft und eine Erklärung gefunden. Ich glaubte, daß es ihm bessergehen würde und daß der Psychiater ihm dabei helfen würde, zu lernen, wie er mit seinem Leiden leben konnte. Ich hoffte, daß die Psychoanalyse Sam helfen würde, seine Wut zu verstehen und mit ihr umzugehen. Die Depression erreichte nicht mehr solche Ausmaße wie früher üblich. Die Rituale sind für mich so vertraut und natürlich geworden wie das Gesicht meines Mannes.

Erst jetzt lasse ich in mir selbst die Hoffnung zu, daß das Medikament wirklich helfen könnte, daß wir ein normaleres Leben führen könnten. Es ist fast unmöglich, daran zu glauben, und ein abergläubischer Teil in mir hindert mich daran, mich schon jetzt auf eine Veränderung zu verlassen.

Zach, unser Sohn, hat eine Zwangsstörung
(Von seinen Eltern)

Als wir sahen, wie Zach versuchte, Sachen aufzuheben, ohne seine Hände zu benutzen, verspürten wir beide eine wachsende Angst, fast ein Gefühl von Panik. Zu diesem Gefühl gesellte sich bald Zorn über das Schicksal hinzu. Er war erst sechs Jahre alt.

Unser neugeborenes Baby war einen Monat alt, und so kam es, daß ich regelmäßig zu unserem Kinderarzt ging. Er machte mir Mut, nicht gleich das Schlimmste zu befürchten. Es könnte eine Reaktion auf das Baby sein. Als die Rituale zunahmen und Kreise zogen wie der Stein, der ins Wasser fällt, suchten wir einen Kinderpsychiater auf.

Zachs Umgang mit seinen Obsessionen und Zwängen war von totaler Verleugnung bestimmt. Er schien zu glauben, daß niemand etwas davon bemerkte. Zeitweise konnte er seine Hände nicht benutzen, oder er mußte den Boden nach so und so vielen Schritten berühren, oder machte einen kleinen Hüpfer nach so vielen und so vielen Schritten. Einmal legte er sich in einer Einkaufspassage auf den Boden und zog mit seinem Finger eine Linie um seinen Körper herum. Er schien sein Territorium zu definieren, sich selbst vor einer unsichtbaren Gefahr oder einem unsichtbaren Übel zu schützen. Und Zach wusch seine Hände. Er wusch und wusch und wusch. Er berührte weder seine Schuhe noch seine Brille. Seine Ärmel hingen immer über seine Hände herunter. Er benutzte den Ärmel als Schutzschild, wenn er etwas anfassen mußte. Und dann wusch er wieder weiter.

Das Händewaschen dauerte zunehmend länger. Manchmal brauchte er eine Minute, manchmal zwei oder drei Minuten. Er entwickelte eine Technik, die darin bestand, seinen Daumen in den Wasserhahn hineinzustecken und dann die Hände unter dem Wasser vorwärts und rückwärts zu schwingen, bis der ganze Körper in eine unkontrollierte, heftige Bewegung versetzt wurde. Damals trocknete er sich nie die Hände ab. Sie waren immer rauh und aufgesprungen, aber er trocknete sie nicht ab. Oft war er kaum mit dem Händewaschen fertig, da drehte er sich um und fing wieder von vorne an. Manchmal verpaßte er deswegen den Schulbus oder er konnte an einer Unternehmung, vielleicht sogar an einer Party nicht teilnehmen.

Zach fing an, immer mehr von Sams Eigenschaften zu zeigen. Er war wütend, angespannt und deprimiert. Sie sind beide Perfektionisten und reagieren mit Wut, wenn sie irgend etwas falsch oder unvollkommen machen. Alle diese Symptome machten mich traurig. Ich wußte mir keinen Rat, wie ich Zach helfen konnte. Der Psychiater sagte, daß Zach weiterhin seine Zwangsvorstellungen völlig verleugnete. Ich war zwar überzeugt davon, alles in meiner Macht Stehende zu tun, um ihm zu helfen, aber seine Unfähigkeit, über seinen eigenen Körper und sein Denken zu bestimmen, frustrierte mich nach wie vor und machte mich traurig. Und ich konnte wirklich überhaupt nichts tun, um ihm zu helfen. Ich wußte, was ich nicht tun durfte, damit es ihm nicht noch schlimmer ging. Ich fragte ihn nicht, warum er etwas tat, ich forderte ihn nicht auf, damit aufzuhören, ich zog ihn nicht auf, lag ihm nicht in den Ohren oder beschämte ihn sonstwie. Aber das war mir nur eine geringe Befriedigung, wenn ich sah, wie er litt. Ich mußte zwei Menschen, die ich liebte, in ihrer Machtlosigkeit und in ihrem Unglück erleben.

Ich machte mir Sorgen um Zachs Schwester und seinen Bruder. Ich machte mir vor allem Sorgen um Zachs Schwester, die alt genug war, um zu spüren, daß etwas nicht in Ordnung war. Sie beobachtete all die Seltsamkeiten um sie herum, ohne sie zu verstehen. Sie fragte, warum Zach so oft seine Hände wusch. Ich versuchte ihr zu erklären, daß das etwas war, was er tun *mußte*, daß er ein besonderes Gefühl hatte, daß er auf keine andere Weise zum Verschwinden brachte. Sie akzeptierte das. Aber sie fühlte sich unwohl bei

Zachs seltsamem Verhalten. In Momenten, wo sie sich ärgerte, zog sie ihn damit auf. Zwischen Zach und seinen Geschwistern verlief ein schrecklich tiefer Graben. Er war sogar zu Hause ein Einzelgänger. Er empfand eine zunehmende Abscheu vor seiner Schwester, weil sie an seinen Problemen keinen Anteil nahm. Als sein Bruder älter wurde, hegte er auch ihm gegenüber eine Abneigung. Er gab ihnen an allem die Schuld.

Zach hatte vor allem Angst, er blieb immer in der Nähe des Hauses. Die meiste Zeit war es ihm lieber, allein zu sein. Er wurde sehr von mir abhängig. Ich spürte, daß ich seine Geheimnisse schützen mußte. Das war nicht gerade das Familienleben, das ich mir vorgestellt hatte!

Wir hatten das Glück, in die Untersuchung des *National Institute of Mental Health* über die Effektivität von Clomipramin bei Zwangsstörungen mitaufgenommen zu werden. Wir waren in einer Sackgasse gelandet. Wenn die Psychiater Sam und Zach auch dabei helfen konnten, mit ihrem Leben irgendwie umzugehen, so waren sie doch unfähig, sie von ihrer Zwangsstörung zu »heilen«.

Als Zach uns, zweieinhalb Jahre, nachdem wir die ersten Symptome bemerkt hatten, verließ, weil er zu ausführlichen Voruntersuchungen für dieses Programm in der Klinik in Bethesda, Maryland, aufgenommen wurde, weihte Sam ihn in seine eigene Geschichte als Zwangskranker ein. Zach war überglücklich, einen Leidensgenossen zu haben. Ich glaube, daß es ihm viel von seiner Scham und vielleicht auch von seiner Furcht nahm.

Wenn ich auf die letzten fünfzehn Jahre zurückblicke, dann finde ich es erstaunlich, bis zu welchem Ausmaß das Leben mit Ritualen ein natürlicher Bestandteil *meines* Lebens geworden ist. Ich versuche, nicht zornig, enttäuscht oder ungeduldig zu werden. Ich bin froh darüber, daß ich mir jetzt einen Reim darauf machen kann. Ich hoffe – glaube –, daß bald bedeutendere Fortschritte in der Behandlung von Zwangsstörungen zu erwarten sind. Zach hat gut auf Clomipramin angesprochen. Seine Rituale sind noch da, aber sie sind deutlich zurückgegangen. Zach ist nicht mehr annähernd so deprimiert, wie er früher immer war. Er hat angefangen, mit seinen Freunden zu spielen und seine eigenen Unvollkommenheiten zu akzeptieren. Das hat mich natürlich sehr glücklich gemacht.

Sams Reaktion auf das Medikament war nicht so eindeutig. Aber wir warten geduldig auf Veränderungen. Wir sprechen jetzt über seine Reaktion auf das Clomipramin, über die Nebenwirkungen und über Rituale und seine Zwangskrankheit. Das bloße Lüften des Schleiers über dem »dunklen, tiefen Geheimnis« hat uns eine neue Beziehung ermöglicht. Es hat unsere Ehe wieder viel mehr gefestigt. Und es hat uns eine viel tiefere Kraft verliehen, auch mit Zachs Problemen umzugehen und Lösungsmöglichkeiten für neue Probleme zu suchen, sobald welche auftauchen.

Zwei Jahre sind seitdem vergangen, und Zach geht es immer noch sehr gut. Sein Vater reagierte langsamer auf das Clomipramin, aber schrittweise, im Verlauf eines Jahres, zeigte sich eine stetige, wenn auch langsame Besserung, und heute gibt er zu, daß es ihm jetzt viel besser geht. Wie bei den meisten unserer Patienten hatten auch bei Sams Obsessionen gewöhnliche Antidepressiva nicht viel gewirkt, auch wenn sie dazu beitrugen, seine depressive Stimmung zu heben. Das Clomipramin ist keine ideale Lösung für Sam. Als störendste Nebenwirkung des Medikaments zeigte sich bei ihm eine Abnahme der sexuellen Potenz. Dies konnte teilweise durch eine niedrigere Dosierung und durch die zusätzliche Gabe von L-Tryptophan aufgefangen werden.

Seit langer Zeit schon weiß man, daß die Zwangsstörung in Familien weitergegeben wird. Jetzt, wo wir eine beträchtliche Anzahl von Patienten gesehen haben, können wir mit Sicherheit sagen, daß mindestens zwanzig Prozent unserer Patienten einen nahen Verwandten (Elternteil oder Geschwister) mit derselben Störung haben. In gewisser Hinsicht haben diese Kinder Glück – sie haben eine größere Chance, eine verständnisvolle Familie zu finden, wenn das Geheimnis einmal enthüllt ist. Unsere Theorien über eine biologische Grundlage dieser Krankheit werden durch die Tatsache, daß ein genetischer Faktor dabei eine Rolle spielt, noch untermauert.

Man könnte argumentieren, daß eine Weitergabe innerhalb einer Familie einfach darauf zurückzuführen ist, daß die Kinder ihre Eltern nachahmen oder, was durchaus denkbar ist, umgekehrt. Es *muß* nicht bedeuten, daß eine biologisch verankerte Weitergabe von Generation zu Generation stattfindet. Aber das ist wenig wahrscheinlich. Die Eltern halten ihre Gewohnheiten vor ihren Kindern verborgen, so wie sie sie vor jedem anderen auch verbergen. Noch mehr spricht die Tatsache, daß wir nur selten Vater und Sohn mit denselben Symptomen treffen, gegen eine solche Theorie des Modellernens. Modellernen nämlich bedeutet, daß ein bestimmtes Verhalten einer Person genauso nachgeahmt wird, wie die beobachtete Person es vorgeführt hat. Sam hatte Rituale in seiner Vorstellung, während Zach an einem Waschzwang litt. In der vorhergehenden Geschichte litt Dr. S. unter einem Kontrollzwang, während sein Sohn Jeffrey ein ritualisiertes Bänderspiel ausführte. So finden wir eigentlich keine Belege für die Theorie des Modellernens und glauben vielmehr, daß die Weitergabe einen wichtigen Hinweis für eine biologische Grundlage von Zwangsstörungen liefert.

Zachs Mutter bestätigt die Erzählungen von Zach und Sam. Ich habe ihre Geschichte mit aufgenommen, weil für Leute, die mit der Zwangsstörung nicht vertraut sind, diese Erzählungen so eigenartig, so unwahrscheinlich klingen mögen, daß sie versucht wären zu sagen: »Warum hören sie nicht einfach damit auf?« Es ist sicher hilfreich, das zuerst von jemand ganz und gar »Normalen« und Unverdächtigen zu hören, der mit eigenen Augen gesehen hat, wie schrecklich und unerbittlich diese »trivialen« Gewohnheiten sein können.

Womöglich die wichtigste Lehre, die man aus dem ganzen ziehen kann, ist die, wie entscheidend es für die Familie ist, offen über das Problem miteinander zu reden. Sams Frau war unglaublich erleichtert, endlich einen Zugang und eine Bestätigung für ihr Unglück zu bekommen. Zach wurde über Nacht fast ein neues Kind, als er erfuhr, daß sein Vater mit demselben Problem konfrontiert war. Die Geheimnistuerei, die mit dieser Störung scheinbar untrennbar verbunden ist, ist der erste und manchmal der größte Feind, der überwunden werden muß.

Teil II
Die Patienten erzählen:
Die Kinder

Schluckauf im Gehirn

Die ersten Patienten mit einer Zwangsstörung, die ich kennengelernt habe, werden für mich immer etwas Besonderes sein. Sie mußten härteste Arbeit leisten, um mir begreifbar zu machen, was es mit dieser Krankheit auf sich hatte. Ein Resultat davon war, daß sie sich besonders bemühten, ihr Problem in einer Weise zu beschreiben, daß es auch für einen Außenstehenden nachvollziehbar wurde. Sie nehmen auch insofern eine Sonderstellung ein, als ich ihre Entwicklung am längsten mitverfolgt habe und so ihren Verlauf über einige Jahre hinweg darstellen kann.

Die folgenden »seltsamen« Geschichten finden sich täglich in unserer Klinik wieder, sobald ein frischer Schwung Patienten eintrifft. Die Eingangsrituale, der Kontrollzwang und der Waschzwang wiederholen sich unzählige Male im Leben eines jeden Patienten. Tatsächlich stellt fast jeder neue Fall nur eine geringfügige Abweichung eines dieser Hauptthemen dar.

3 Paul:
Im Eingang steckengeblieben

Der sechzehnjährige Paul wurde vom örtlichen psychiatrischen Krankenhaus an unsere Station überwiesen. Die dortigen Ärzte waren am Ende ihrer Weisheit angelangt. Paul »blieb in Eingängen stecken«, und sie waren sich nicht darüber im klaren, wie sie mit ihm umgehen sollten. Fast zu jeder Tageszeit konnte man Paul in einem Eingang finden, wo er sich leicht vor- und zurückwiegte, während seine Augen die obere Ecke des Türrahmens fixierten. »Was machst du denn da?« fragte ihn ein Pfleger. »Ich bin steckengeblieben«, flüsterte Paul zurück, ohne sich zu bewegen. »Ich muß es noch mal machen, damit es stimmt. Ich muß es auf eine ganz bestimmte, spezielle Art und Weise machen.« »Was mußt du machen?« fragte dann der Pfleger. »Richtig durch die Tür gehen«, antwortete Paul darauf.

Paul gewöhnte sich schnell in sein neues Zimmer am *National Institute of Mental Health* ein. Er bewunderte höflich die Aussicht und war erfreut über den Fernsehapparat. Aber Pauls große braune Augen starrten ängstlich unter langen ungekämmten Ponys hervor, und seine braune Kappe verließ niemals seinen Kopf. Nachdem die Vorstellungen beendet waren und seine Mutter gegangen war, kamen wir zurück, um mit Paul zu sprechen. Er spielte nicht mehr am Fernseher herum. Paul stand bewegungslos im Eingang und sah nach oben zur rechten Ecke des Türrahmens hin. Er sah aus, als würde er sich bis zum äußersten konzentrieren. Aber wenn ich ihn ansprach, stellte er mühelos und in adäquater Weise einen Kontakt zu mir her. Er war überrascht, als wir ihn fragten, ob er irgendwelche Dinge sähe. »Natürlich nicht, Dr. Rapoport. Ich muß das einfach machen.« Ich zog ihn am Ellbogen, und er kam mit einer gewissen Erleichterung, glaube ich, mit mir mit. Wir setzten uns zum Reden hin.

Paul ähnelte in verwirrender Weise meinem jüngeren Sohn. Er sprach gerne mit mir, er fühlte sich wohl bei meinen neugierigen Fragen. Er strahlte Nettigkeit und Respekt aus, die ihn von den anderen abhoben. Aber Paul war steckengeblieben: Seine Gedanken wiederholten sich ohne Ende in seinem Kopf, und es war schwierig, ihm bei seiner Geschichte zu folgen. Er stotterte ein wenig, als er mir erzählte, wie froh er darüber war, daß wir noch andere Jungens wie ihn hier hätten. Er wollte sie kennenlernen. Aber es fiel ihm sehr schwer zu erklären, wie es dazu kam, daß er so steckenblieb. Er war ziemlich schüchtern, aber die anderen Jungen mochten ihn immer irgendwie. Während seines ganzen Aufenthalts bei uns konnte er nie verständlich machen, was er durchmachte. Er fand nur schwer die richtigen Worte, wir konnten sehen, wie er sich anstrengte, um uns etwas zu erklären. Auch die Schule fiel ihm schwer. Er hatte versucht, darüber zu schreiben, aber Schreiben war nicht leicht für ihn. Irgend etwas hielt ihn davon ab, durch Türen zu gehen. Ich konnte keine zusammenhängende Erklärung aus ihm herausbekommen, denn die Situation war auch für ihn ohne Zusammenhang.

Zehn Jahre später kam Paul zurück und schrieb seine Geschichte auf; er versuchte, diese Störung, die ihn verrückt machte und die er sich nie ganz erklären konnte, zu schildern. Dies sind seine Worte:

Es ist schwierig, ein genaues Datum anzugeben, wann es angefangen hat. Ich erinnere mich, daß ich, mit ungefähr fünf Jahren, nach unten kam und zu meinen Eltern sagte, daß ich verwirrt wäre über die Art, wie ich meinen Schlafanzug anziehen mußte. Meine Eltern sagten mir, ich sollte mir keine Sorgen machen. Also habe ich möglicherweise schon Rituale gehabt, als mein Vater noch lebte. Aber nachdem er gestorben war, wurden sie schlimmer.

Ich war sieben Jahre alt, und der Schulbus setzte mich

direkt vor unserer Haustür ab. Wir haben einen weißen Zaun vor dem Haus. Ich konnte einfach nicht durch ihn durchgehen. *Etwas* ließ mich zurückgehen und noch mal anfangen. Meine Schwester war hinter mir und stieß mich durch. Es war in Ordnung, bis ich wieder durchmußte.

Dann, mit ungefähr acht Jahren, kamen die Gedanken. Immer wenn ich an etwas Schlechtes dachte, dann mußte ich an den Namen »Jesus Christus« denken, um den schlechten Gedanken verschwinden zu lassen. Wenn jemand mir Angst einjagte, wie der große Junge in unserer Klasse, der sagte, daß er mich nach der Schule verhauen würde, dann tat ich es noch öfter. Ich kann mir immer noch nicht erklären, warum ich derjenige war, auf dem alle herumhackten. Ich war schüchtern und nicht so gut in der Schule, aber am Anfang war nichts von meinen Gewohnheiten zu sehen. Vielleicht war es nur, weil ich nicht zurückschlug.

Als ich zwölf Jahre alt war, führte ich ständig Rituale aus. Ich mußte mich in der Klasse im Kreis herumdrehen, und die Kinder hänselten mich deswegen. Aus mir sollte kein Kämpfer werden. Wenn größere Jungs mich aufzogen oder mir drohten, dann bekam ich schreckliche Angst. Wenn ich in der Garderobe war, mußte ich mich achtmal herumdrehen, bevor ich das Gefühl hatte, daß es in *Ordnung* war, ins Klassenzimmer zu gehen. Langsam, aber sicher hielten mich alle für verrückt. Ich war nie verrückt. (Ich sollte es wissen, ich habe einige Zeit auf psychiatrischen Stationen verbracht mit Leuten, die wirklich verrückt waren!) Das war das erste Mal, daß andere Leute davon Notiz nahmen. Ich hatte das Geheimnis sieben Jahre lang ziemlich gut verborgen. Aber jetzt wurde es fürchterlich, weil ich sowieso schon ziemlich schüchtern war. Nachdem ich aus der Klinik entlassen worden war, fand meine Mutter einen Psychologen, der mir helfen sollte. Er war ziemlich nett, wir machten Spiele und sonstiges Zeug miteinander, aber es nützte gar nichts.

In der siebten Klasse schwänzte ich die Schule. Ich hatte nur zwei Freunde. Ich haßte es, gehänselt zu werden. Es wurde immer schlimmer mit meinen Ritualen. Ich ging nicht mehr zum Arzt und blieb zu Hause. Ich war bewegungsunfähig. Ich brauchte einen Tag, um von einem Zimmer ins andere zu kommen. Am schlimmsten war der Hof. Das Eingangstor mit den zwei Pfosten war die größte Hürde – da mit genügender Perfektion hindurchzukommen. Auch die Ritzen auf dem Bürgersteig waren ein Riesenproblem. Nicht nur ein bißchen wie für kleine Kinder, sondern in großem Ausmaß.

Ich gestikulierte mit meinen Armen und machte Geräusche, um schlechte Gedanken aus meinem Kopf zu vertreiben. Ich blieb im Schlafanzug, weil es mich solche Mühe kostete, die Ankleiderituale durchzuziehen, da ich sie ein ums andere Mal ausführen mußte. Das war teilweise der Grund, warum ich nicht mehr in die Schule ging – weil das Anziehen zu einer so leidigen Prozedur geworden war.

Nachdem Monate so vergangen waren, gab ich es auf. So kam ich in die Klinik. Meine Mutter sagte mir, ich müßte hingehen, und ich wollte nicht. Meine Familie verstand mich zwar nicht, aber zumindest zogen sie mich nicht auf. Meine Schwestern schrien mich an, wenn ich vor dem Fenster stand. Sie verstanden nicht: *Ich konnte mich nicht rühren.*

Momentan half das Geschrei ein wenig. Wenn ich im Tor vor dem Hof steckenblieb, schrie mir meine Mutter immer zu, ich sollte hereinkommen, und manchmal schien es zu helfen.

Pauls Geschichte ist meiner Ansicht nach so klar, wie nur möglich. Wir, er wie ich, verstehen einfach nicht viel mehr davon. Aber als er sechzehn Jahre alt war, konnte er sich nicht einmal soweit einen Reim daraus machen. Er wußte nur, daß er steckenblieb. Die Themen sind uns alle vertraut: Er blieb stecken. Langsam wurde ihm klar, daß er

106

anders war. Er hielt es jahrelang geheim. Und auch wenn er »verrückt« aussah, was für die meisten Leute schizophren bedeutet, war Paul doch nie in diesem Sinn »verrückt«. Und das machte es noch schlimmer: Er verstand immer, wie seltsam er auf andere wirkte, er wußte es nur zu genau.

Paul gehörte zur ersten Gruppe von Kindern mit einer Zwangsstörung, die ich kennengelernt habe. Ich wunderte mich darüber, daß jemand so »krank« aussehen und doch so vernünftig sein konnte. Einmal, als Paul übers Wochenende nach Hause fuhr und sein Taxi spät am Freitag abend nicht kam, fuhr ich ihn nach Hause.

Auf dem Weg dorthin plauderten wir über seine Pläne für das Wochenende. Wir kamen zum Vordereingang des Hauses. Ich versprach, im Auto zu warten, während Paul durch das Tor und die Haustür ging, eine Entfernung von vielleicht zehn Metern. Aber Paul mußte diese Strecke in vierundsiebzig Schritten zurücklegen. Und er mußte es richtig machen. Während die gesamte Familie vom Fenster aus zusah, acht Augenpaare, die sich von einer Seite des Hofs auf die andere bewegten wie Zuschauer bei einem Tennismatch, und während ich ihn vom Auto aus ebenfalls beobachtete, versuchte Paul seinen Vierundsiebzig-Schritt-Weg zurückzulegen, indem er im Zickzack über den Rasen lief. Die Familie gab mir Zeichen, einfach abzuwarten: Es war besser so, wie sie mir durch Lippenbewegungen signalisierten. Wir beobachteten ihn alle miteinander, wie Naturforscher, die Zeugen des Tanzes eines neuartigen, exotischen Vogels sind. Paul brauchte zwei Stunden, um ins Haus zu kommen. Wie durch ein Wunder verbrachte er dennoch ein angenehmes Wochenende.

Es ist diese Kombination aus gravierendsten und seltsamsten Zwängen und einer sie umhüllenden Schicht von Normalität, diese Doppelgleisigkeit, auf die jeder von uns hereinfällt und die mich so anzieht. Es fasziniert mich, wie lähmend diese bizarren Riten sein können; und doch bleiben die sonstigen mentalen Prozesse des Betroffenen davon verschont, er kann sein normales Leben weiterführen und zu tiefen und liebevollen menschlichen Beziehungen fähig sein. Durch diese einzigartige Kombination wird es meinen Patienten möglich, ihr Leiden zu verheimlichen. Was mich besonders faszinierte, ist die außergewöhnliche Vernunftorientiertheit, mit der meine Patienten ihren Beruf weiter ausüben und weiter zur Schule gehen. Aber sie leben unter großen Schmerzen. Gerade ihre Gesundheit ermöglicht es ihnen, alles zu vertuschen. Gerade diese ungewöhnliche »Verpackung« verhindert die Erkenntnis, daß diese Krankheit viel, viel mehr verbreitet ist, als angenommen wurde.

Genauso rätselhaft sind die unterschiedlichen Formen, die die Störung annehmen kann. Paul litt am stärksten unter dem Zwang, »Eintrittsrituale« auszuführen. Warum blieb Paul in Eingängen stecken, warum hatte er keinen Waschzwang – das häufigste Ritual? Gibt es eine Reihe von primitiven Ritualen mit »Steuerungszentren« im Gehirn? Wie wird ein solches Muster »ausgewählt«? Wodurch wird es in Gang gesetzt? Bis heute kann kein Modell der Zwangsstörung – weder von einem psychoanalytischen noch von einem behavioristischen, noch von einem biologischen Standpunkt aus – die Spezifität und die Selektivität der Symptome erklären. Damit in Zusammenhang steht das Rätsel, warum Patienten im Lauf der Zeit die Symptome wechseln – und das tun die meisten. Aus einem Waschzwang wird nach Jahren des Waschens ein Kontrollzwang.

Ich stehe immer noch in Kontakt mit Paul; er ist so vernünftig und nett wie immer. Er glaubt, daß er seine Rituale nie ganz und gar loswerden wird, aber es ist schon viel besser damit geworden. Er hat Jahre an Sonderschulen verbracht, wo er nie aufgezogen wurde und gute Freunde gefunden hat. Er hat einige Versuche mit Medikamenten, einschließlich Clomipramin, das bei ihm nie gewirkt hat, hinter sich und eine jahrelange Psychotherapie, die ihm dabei half, sich selbst und seine Rituale besser zu akzeptieren. Auch eine Verhaltenstherapie hatte man versucht, die aber nicht viel bewirkte.

Auf seine Lehrer und Klassenkameraden in der Schule, einem College am Ort, wirkt Paul wie irgendein anderer Schüler, ein bißchen schüchtern, gut in Mathematik und Wirtschaftslehre. Aber seine innere Welt unterscheidet sich nach wie vor. Kürzlich schrieb er einige Gedanken über seine jetzige Verfassung nieder und schickte sie mir:

»Ich versuche immer noch, nur auf einer Seite eines Eingangs durchzugehen und nicht auf bestimmte Punkte zu sehen; wenn ich schlechte Gedanken habe oder doch auf einen bestimmten Punkt schaue, dann muß ich zurückgehen und wieder von vorn anfangen. Aber oft muß ich etwas auch nur einmal tun.

Manchmal fällt es mir noch schwer, durch die Küche zu gehen, denn wenn ich Messer oder andere Gegenstände sehe, dann fallen mir gewöhnlich schlechte Gedanken ein, wie etwa, daß ich mich mit dem Messer schneide; und normalerweise versuche ich, durch die Küche zu gehen, ohne hinzusehen.

Ich habe auch das Gefühl, in den Büchern, die ich für die Schule lesen muß, immer wieder dieselben Passagen durchlesen zu müssen. Ich lese die Abschnitte durch, bis ich statt dessen an etwas Gutes denke.«

Paul möchte, daß jeder weiß, daß er *versucht* hat aufzuhören. Er meint, daß man einem zwanghaften Menschen genausogut sagen kann, er solle »einfach aufhören«, wie man einem Übergewichtigen sagen kann, daß er halt abnehmen soll. Es hat nie etwas genützt. Wie so viele andere Zwangskranke ist er oft deprimiert.

Aber am auffälligsten an Pauls Geschichte ist eigentlich, wie bei den Geschichten der meisten Kinder und Jugendlichen mit dieser Krankheit, die ich im Laufe der Zeit kennengelernt habe, seine ganz und gar unauffällige Normalität. Das sind Jungen, die einfach eines Morgens aufwachen und den Kopf voller schrecklicher, sinnloser Rituale haben. Kann es so etwas wie Ticks oder eher wie einen Schluckauf des Gehirns geben? Sowie ich erst einmal auf diese Patienten gestoßen war, war auch ich in gewisser Weise besessen. Ich hatte etwas vor Augen, worauf ich durch nichts in meiner Ausbildung gefaßt war. Ich mußte noch mehr davon sehen.

4 Arnie: Der Zeitungsausträger

Arnie hatte zum ersten Mal solche Gedanken, als er dreizehn war. Damals lernten wir ihn kennen, einen mageren,
ernsten Jungen mit sehr guten Manieren, die man so häufig
bei Kindern von älteren Eltern findet. Sein Vater, ein Geist-
licher, war gerade in eine neue Stadt berufen worden. Arnie
haßte es, umzuziehen. »Ich bin schüchtern«, sagte er zu mir.
»Diese Umzüge sind wirklich schrecklich.« Wie schon bei
den letzten Umzügen hatte Arnie sofort einen Bezirk als
Zeitungsausträger gleich in der Nachbarschaft gefunden.
Er hatte gerade angefangen und mußte über hundert Ex-
emplare ausliefern. Eines Nachts vergaß er einige davon,
und die Kunden riefen an, um sich zu beschweren. Das war
auch früher schon mal vorgekommen, und Arnie war einfach später noch mal weggegangen und hatte die Zeitungen
für die Häuser, die er übersehen hatte, ausgeliefert. Die
Beschwerden waren nicht sonderlich böse gewesen, nur
schlichte Nachfragen wie: »Wo ist meine Zeitung?« oder
»Können Sie mir eine vorbeibringen?«

Aber dieses Mal gingen Arnie die Anrufe nicht mehr aus
dem Kopf. Er machte sich selbst Vorwürfe und rief sich die
Beschwerden der Anrufer immer wieder in Erinnerung.

Am nächsten Tag wurde es schlimmer. Wenn Arnie mit
einem Wohnblock fertig war, mußte er zurückgehen, um
sich zu vergewissern, daß auf jeder Türschwelle eine Zeitung lag. Sobald er das kontrolliert hatte, und sich wieder
der noch vor ihm liegenden Arbeit zuwandte, überkam ihn
das Gefühl: »Ich sollte besser noch mal nachsehen.« Also
ging er zurück, um nachzukontrollieren, und wieder zurück, um noch mal zu kontrollieren. Er brauchte jetzt für
den Job, den er früher in eineinhalb Stunden gemacht

hatte, drei oder vier Stunden. Jeder, der einmal als Zeitungsausträger gearbeitet hat, wird Ihnen bestätigen, daß es unvermeidlich ist, daß man gelegentlich jemanden übersieht. Beim Zeitungsaustragen müssen sich Sorgfalt und Tempo die Waage halten. Aber Tempo ist genau das, was ein Zwanghafter in einem Job nicht bringen kann. Für jemanden mit einem Kontrollzwang ist Zeitungen austragen ein Alptraum. In der Erinnerung von Arnie und seinen Eltern hat die Krankheit so begonnen.

Arnie war seit einem Jahr krank, als er und seine Familie uns anriefen. Zu diesem Zeitpunkt kreisten alle Gedanken von Arnies Eltern – Arnie war ein Einzelkind – nur noch um ihn. Sie hatten zuerst versucht, ihm beim Anziehen und Duschen zu helfen. Nachdem jede Hilfe unmöglich geworden war, verbrachte Arnie ein Jahr in der Psychiatrie. Sein Hauptproblem war der Kontrollzwang. Aber wie so oft kamen noch ein Zählzwang und ein Waschzwang und unerwünschte Gedanken hinzu und vereinten sich zum Großangriff auf Arnies Leben.

Während der Woche, die Arnie am *National Institute of Mental Health* verbrachte, ging es ihm besser. Niemand wußte, warum. Das kann bei einer Zwangsstörung vorkommen; vielleicht haben ihm die Befragungen irgendwie geholfen. Vielleicht hatte schon vorher eine Besserung eingesetzt. Was uns anging, so hatten wir gerade Gelegenheit, Arnie kennenzulernen, und hatten noch überhaupt keine Behandlung eingeleitet. Nichtsdestoweniger waren Arnie und seine Eltern entzückt. Trotz meiner Dementis schüttelten sie mir mit Tränen in den Augen die Hände und sagten: »Gott hat uns hierher geführt, Dr. Rapoport. Wir können Ihnen nie genug danken.« Sie waren nie davon zu überzeugen, daß wir mit seiner Heilung nichts zu tun hatten.

Acht Jahre später, als Arnie einundzwanzig Jahre alt war, kam er zurück, um mich zu sehen. Wie Paul hatte auch er über diese schlimme Zeiten geschrieben und sagte uns, wir sollten es den neuen Jungen zu lesen geben:

112

»Ich fing an, an *allem* zu zweifeln, daran, ob ich etwas richtig gemacht hatte genauso wie daran, ob ich es überhaupt gemacht hatte. Ich stand nachts in meinem Zimmer und ließ den Tag innerlich noch einmal Revue passieren, um sicher zu sein, daß ich alles, was von mir erwartet wurde, getan hatte. Ich mußte jedes Ereignis des Tages noch einmal überdenken, einschließlich der Frage, ob ich Zeitung gelesen hatte oder nicht oder ferngesehen hatte oder nicht. Dann gingen die Zwangsgedanken über in Zwangshandlungen. Mit der Zeit brauchte ich immer länger, um meine Zähne zu putzen oder zu duschen. Ich kam erst sehr spät nachts ins Bett. Und dann kam ich zu spät zur Schule. Nach einigen Monaten kam ich nicht mehr zu spät, statt dessen fehlte ich jetzt ganz in der Schule. Auf dem Höhepunkt dauerte eine Dusche sechzig Minuten. Zum Anziehen brauchte ich über eine Stunde. Wenn ich meine Socken anzog, mußte ich an meinen Fußsohlen nachsehen, ob sie schmutzig waren.

Zum Schluß fürchtete ich mich schon davor, am Morgen aufzustehen und wieder mit all diesen Zwangshandlungen konfrontiert zu sein, die mit Duschen und Anziehen verbunden waren. Einmal stand ich um zehn Uhr morgens auf und um acht Uhr abends war ich dann mit dem Anziehen fertig.«

Eine Zeitlang kam Arnie damit zurecht. Er machte als einer der Besten den Abschluß an der High School und blieb bis zu seinem dritten Jahr am College frei von Zwängen. Dann fing sein Leben, das bis dahin ruhig und beschaulich, unauffällig und ordentlich verlaufen war, an auseinanderzubrechen. Sein zwanghaftes Lesen kehrte zurück. Seine Noten fielen ab, und er ging wieder zu seinen Eltern zurück. Arnie verließ das College, ohne das Semester zu beenden.

Arnie wurde von Zwangsvorstellungen verfolgt. Von Zeit zu Zeit schossen ihm gewalttätige Gedanken durch den Kopf, wie daß er seine Eltern töten oder sich selbst mit Nadeln die Augen ausstechen würde. Arnie wußte, daß er nie jemanden absichtlich verletzt hatte und das auch in Zukunft nicht tun würde. »Ich weiß, daß das verrückte Ideen sind«, sagte er mir, »aber das hält sie nicht fern; sie sind viel hartnäckiger als normale Gedanken.« Am meisten bedrückten Arnie seine gotteslästerlichen Flüche. Arnie versteht sich als strenggläubigen Christen, aber je mehr er versucht, diese Gedanken zu unterdrücken, um so mehr fallen sie ihm ein.

Arnie ist auf das College zurückgekehrt. Wie Paul kommt auch er jetzt wieder gut zurecht. Aber die Anstrengung, gute Schulleistungen zu bringen, ein normales Leben aufrechtzuerhalten, kostet ihn sehr viel Kraft, denn er muß immer noch gegen die Gedanken und Rituale kämpfen.

Arnie schreibt: »Durch meine Ferienjobs als Lagerangestellter in einem Schuhladen sind meine Kontrollrituale wiederaufgetaucht. Ich mußte die Schuhe nach Größe und Modell sortieren, und wegen meines Kontrollzwangs arbeitete ich viel langsamer, als ich wollte. Der andere Angestellte sagte zuerst zu mir, ich sollte mich beeilen und dann ließ er mich allein und sprach kein Wort mehr mit mir. Aber, Dr. Rapoport, wenigstens habe ich den Job zu Ende gebracht, und mein Chef war zufrieden.«

Schuhe zu sortieren war nicht gerade der Ferienjob, den Arnie sich erträumt hatte, aber er hat gelernt, aus kleinen Leistungen Befriedigung zu ziehen. Als ob Arnie nicht schon schwer genug an seinem Kontrollzwang tragen würde, muß er auch noch gegen zusätzliche Symptome ankämpfen. Wie er selbst berichtet: »Mein neuestes Problem sind Zahlen. Ich war nie vorher abergläubisch, und ich glaube eigentlich nicht, daß ich es jetzt bin. Aber Zahlen haben eine schreckliche Bedeutung für mich gewonnen. Ich muß mich vergewissern, daß ich nichts 6mal oder 13mal oder 60mal, 66mal oder 130mal mache. Gerade Zahlen, die als Quersumme 6 oder 13 oder 130 ergeben, muß ich vermeiden, ebenso wie 42, 33, 85 oder 76.«

Ein Verhaltenstherapeut war nicht zu finden, und so oder

so hatte Arnie eine Abneigung dagegen. Anfangs sah es so aus, als ob das Clomipramin in Maßen helfen würde, aber nach etwa sechs Monaten ließ die Wirkung nach. Eine Erhöhung der Dosis führte zu einer geringfügigen Abnahme des Zählzwangs, aber bei dieser Dosierung traten Schläfrigkeit und Übelkeit als unangenehme Nebenwirkungen auf.

Arnie, mager, schüchtern und nervös, erzählt mir, wie wichtig es für ihn gewesen ist, die Hoffnung nicht aufzugeben. Die Ärzte, so sagt er, haben ihm geholfen, die Hoffnung zu bewahren. Er ist ihnen dafür dankbar, aber er bedauert all die Jahre des Redens über Gewohnheiten, an denen er doch nichts ändern konnte.

»Meine Psychiater haben mir geholfen, zu verstehen, daß mein Vater unter großem Druck stand, aber daß er trotzdem sehr an mir hing. Die Verständigung zwischen mir und meinen Eltern wurde viel leichter. Aber noch immer weiß ich nicht, warum ich tue, was ich tue. An diesen Gewohnheiten hat sich nichts geändert.«

Arnie hat gelernt, wenig vom Leben zu erwarten und das Beste daraus zu machen. Am meisten hilft ihm, so sagt er, daß er überhaupt etwas tun kann.

5 Morris: Meister Propper

Jeden Morgen wäscht der achtzehn Jahre alte Morris sich eine Stunde lang die Hände und Arme entweder mit Reinigungsmitteln wie Ajax oder mit Meister Propper. Er schrubbt seine Hände so fest, daß sie ganz rauh werden; manchmal bluten sie von dem heftigen Schrubben. Auf einem Ausflug mit seiner Familie fühlt sich Morris plötzlich in dem Familienkombi wie in einer Falle. Wenn er selbst fährt, geht es ihm besser. Dann hat er etwas zu tun, und das scheint mehr zu helfen als alles andere.

Morris kann sich genau daran erinnern, wie alles angefangen hat, obwohl er damals erst drei Jahre alt war. Er war in dem neuen Haus, in das seine Familie gerade eingezogen war, unruhig. Er zog einen Sessel zum Spülbecken hin, kletterte auf ihn hinauf, drehte den Wasserhahn an und wusch seine Hände. Zwei Jahre lang fühlte er sich einfach besser danach. Er hatte das Gefühl, daß er das immer wieder tun mußte, aber mit der Zeit verschwand das Bedürfnis, sich zu waschen.

Er schaffte es – heute grenzt das fast an ein Wunder für ihn – ohne Zwänge bis in die zwölfte Klasse, als die Zwangshandlungen und -gedanken wieder auftauchten. Als erstes malte er seine Mutter, eine kerngesunde Frau, im Rollstuhl. Er versuchte, die Gedanken zu ignorieren oder zu unterdrücken. Er ging zu einem Psychologen, der ihm erzählte, es wäre ganz in Ordnung, daß er Aggressionen gegen seine Mutter hätte. Morris wußte, daß das in Ordnung war, aber er glaubte nicht, daß er Aggressionen gegen seine Mutter empfand – und im übrigen schien es weder zu helfen noch sonstwie eine Rolle zu spielen, ob er wütend auf sie war. Die Vorstellung vom Rollstuhl verfolgte ihn nach wie vor, und sie hatte eine verrückte, schreckliche Macht über ihn.

Wenn ihm diese Vorstellung besonders hart zusetzte, weckte Morris die Familie auf, und sie saßen alle zusammen – Vater, Mutter, manchmal auch seine große Schwester – und versuchten, daraus schlau zu werden. Aber es gelang ihnen nicht – keinem von ihnen.

Dann wurden andere Symptome stärker als das Bild vom Rollstuhl. Morris und sein Vater gingen manchmal zum Reiten und er malte, daß sein Vater und die Frau vom Gestüt eine Affäre miteinander hatten (sie hatten keine). Es gab noch einen anderen Gedanken, den er nicht loswerden konnte. Also noch mehr Termine mit dem Psychologen, bei denen es um sein Interesse an der Heirat seiner Eltern, um die sexuellen Phantasien über seine Eltern ging. Er *war* interessiert an der Heirat seiner Eltern, er *hatte* sexuelle Phantasien. Damals waren der Psychologe und er schon gut befreundet, aber das nutzte auch nichts.

Und dann setzten diese lähmenden Zwänge in der Schule ein, sein schlimmstes Symptom kam mit dem College. Morris mußte Wörter immer wieder ausradieren, so daß er beim Aufschreiben nicht mehr mitkam, und wenn ihn ein Radieranfall bei einer schriftlichen Prüfung oder bei einer Ex überfiel, dann bekam er ein »Unvollständig«; er wurde einfach nicht rechtzeitig damit fertig.

Es gab einen einzigen Lichtblick am College. Morris verliebte sich in ein Mädchen aus seiner Klasse. Sie wurde zu einer großen Stütze in seinem Leben. Sie liebten sich. Aber sie erfuhr nie etwas von den Obsessionen und Zwängen. Diese Ängste waren für ihn vertraulicher, schwieriger miteinander zu teilen als irgendeine Intimität, die sie zusammen erlebt hatten. Morris empfand sie als beschämend.

Die wiederkehrenden Obsessionen bewirkten schließlich, daß Morris sich von dem Mädchen und von seinen Freunden zurückzog und schließlich aus der Schule flog. Da er seiner Freundin nie die Wahrheit erzählt hat, glaubt sie immer noch, daß er sich nichts mehr aus ihr macht. Aber nichts könnte weiter von der Wahrheit entfernt sein. Für Morris ist die Zeit mit ihr die einzig glückliche Erinnerung, auf die er zurückblicken kann. Sein Leben besteht aus alles überwältigenden Ausbrüchen von zwanghafter Zweifelsucht – zum Beispiel grübelte er zwei Monate darüber nach, ob er eine Geschlechtskrankheit hat (hat er nicht). Der Waschzwang kommt wieder und hält einen Monat lang an; in Wirklichkeit war er nie vollständig verschwunden. Das Clomipramin hat überhaupt nicht gewirkt.

Aber Morris hat die Hoffnung, daß es besser werden wird, noch nicht aufgegeben. Er joggt, hebt Gewichte (körperliches Training hilft in gewisser Weise) und sorgt dafür, daß er immer beschäftigt ist. Wenn er sich wieder besser fühlt, dann, so sagt er, will er wieder aufs College zurückgehen.

Einmal, als es Morris sehr schlecht ging, kam sein Vater mich besuchen. Er war sehr aufgeregt und bat mich um eine private Unterredung. Er war ein gutangezogener und anziehender Mann, aber er war verlegen und suchte nach Worten. Jahre bevor Morris erkrankte, *hatte* er tatsächlich eine Affäre gehabt. »Könnte das die Ursache für Morris' Probleme sein?« fragte er. Ich wüßte nicht wie, antwortete ich ihm. Die Spannungen in seiner Ehe waren keine ausreichende Erklärung für die Krankheit seines Sohnes. Wir waren auf der Suche nach der Antwort auf eine ganz bestimmte Frage – warum nämlich Leute auf Streß – auch wenn Streß eine wichtige Rolle dabei spielt – in dieser *besonderen* Art und Weise reagieren.

Paul, Arnie und Morris waren unter den ersten Kindern mit einer Zwangsstörung, die ich kennengelernt habe. Sie haben mir eine Menge beigebracht – und, was genauso wichtig ist, sie halfen mir, eine Menge Gelerntes wieder über Bord zu werfen. Abgesehen von ihren Gewohnheiten sind es recht unauffällige Jungs. Sie sind ein bißchen schüchtern, aber nicht so sehr, daß irgend jemand sich darüber Gedanken gemacht hätte, solange ihnen ansonsten nichts fehlte. Ihre Krankheit brach heimtückisch, während irgendeiner trivialen Alltagstätigkeit aus, einer Tätigkeit, die sie schon unzählige Male vorher ausgeführt hatten: durch das Eingangstor gehen, sich waschen, Zeitungen in der Nachbarschaft austragen.

Durch die Objektivität, mit der diese Teenager die Entwicklung ihrer Symptome schilderten, wirkten sie zuerst seltsam erwachsen auf mich. Aber sie waren nicht »frühreif«, sie waren nur soviel einsichtiger, kooperativer als die Patienten, die Kinderpsychiater gewöhnlich zu sehen bekommen. Und damit komme ich zu meinem Hauptanliegen. Meine ersten wichtigen Informationen über diese Störung zog ich aus Gesprächen mit einer großen Zahl zwanghafter Patienten – Kinder, Erwachsene, ihre Familien. Ich fand sie »normal«, und ich fand es einfach, mit ihnen umzugehen. Am Anfang war mein »Verständnis« nur ein Eindruck, der widerspiegelte, wie ich mich fühlte, wenn ich mit ihnen zusammensaß und mich mit ihnen unterhielt und wenn ich diese verblüffenden Rituale beobachtete.

Jetzt, zehn Jahre später, ist aus meinem »Verständnis« die Überzeugung geworden, daß diese Krankheit mehr einem Tick, mehr einem medizinischen Leiden ähnelt, als wir Ärzte geglaubt hatten. Ja, das sind ganz normale Jungen, aber mit einem bizarren »Schluckauf« im Gehirn.

Teil III
Aus der Sicht des Arztes

Angefangen hat alles mit den Geschichten der Patienten. Durch ihre erstaunlich anschaulichen Schilderungen erkannte ich, daß diese Menschen in irgendeiner Form einen »Fremdkörper« in ihrem ansonsten ganz vernünftigen Kopf haben. Einen Splitter im Gehirn, einen erloschenen Gedankenfunken, der ihre mentalen Verarbeitungsprozesse »irritiert« und ihnen keine ruhige Minute mehr läßt.

In der Hälfte der Fälle setzt die Zwangsstörung in der Kindheit ein. Wenn der Beginn im Kindesalter liegt, handelt es sich gewöhnlich um Jungen, aber wenn die Krankheit im späteren Leben einsetzt, dann sind Männer und Frauen gleichermaßen betroffen. Die häufigsten Rituale sind Waschen, Zählen und Kontrollieren. Das Wort »Obsession« kommt aus dem Lateinischen »obsidere«, belagern, und in der Tat werden diese Patienten belagert, sind im wahrsten Sinne des Wortes besessen.

Alle Kinder fragen mich auf ihre Weise: »Können Sie sie zum Verschwinden bringen? Können Sie sie aus meinem Kopf herausbringen?« Ein intelligentes, vierzehn Jahre altes Mädchen sagte mir: »Ich wünschte, ich könnte wieder zu dem Zeitpunkt zurückgehen, wo alles angefangen hat, denn jetzt scheint es ganz außer Kontrolle geraten zu sein. Was einmal ich mit meinen Ritualen war, das sind jetzt in erster Linie meine Rituale, und dann erst komme ich selbst. Was mich am meisten bedrückt, ist, daß ich genau weiß, wie unnötig und irreal sie sind, und trotzdem habe ich sie immer noch.

Ich habe wirklich den Kontakt zu mir selbst verloren, und das jagt mir echt Angst ein. Ich wünschte mir, ich könnte die ›alte‹ Sally wieder zurückholen. Ich hoffe immer noch, daß alles nur ein Traum ist und daß ich eines Tages aufwachen werde und alles normal sein wird. Früher habe ich mich selbst gemocht, aber jetzt kommt es mir so vor, als würde ich mich überhaupt nicht mehr kennen. Ich habe so viele Ziele und Träume, die ich verwirklichen möchte, aber ich weiß, daß ich sie mit dieser Zwangskrankheit niemals verwirklichen werde. Ich fühle mich wie in einem Gedankenlabyrinth, aus dem ich nicht entkommen kann. Ich hoffe, daß es mir irgendwann wieder bessergehen wird.«

Ich fühle mich diesen Kindern spontan tief verbunden, so wie man sich unter Freunden fühlt, die ein gemeinsames Anliegen verbindet. Diese Kinder gehen weder mit mir noch mit sonst jemandem in einer »neurotischen« Art und Weise um, sie verhalten sich nicht wie manche Menschen, die, mit sich selbst unzufrieden und argwöhnisch, ein Leben voll gescheiterter Beziehungen und selbstzerstörerischer Handlungen führen. Sie wälzen die Schuld nicht immer auf andere ab, erzählen mir nicht, warum der Lehrer sie nicht mag oder warum ihre Familie sie einfach nicht versteht. Sie kommen in Begleitung von Eltern, die zu ihnen halten, und mit Freunden, denen sie etwas bedeuten, zu mir. Sie kommen, um mir zu sagen: »Mir passiert etwas Seltsames und Verrücktes. Bitte tun Sie etwas, damit es verschwindet.«

Dieses Buch ist keine Geschichte über eine spezielle Technik, wie man Gespräche mit Zwangskranken führen soll. In diesem Buch geht es um das, was ich durch bloßes Zuhören und Beobachten gelernt habe, und um das außergewöhnliche Zusammentreffen verschiedener Forschungsansätze, die sich mit der Häufigkeit der Erkrankung, mit der Behandlung mit neuen Medikamenten und mit Gehirnanomalien bei Zwangskranken befaßt haben und deren Querverbindungen untereinander während meiner Arbeit an diesem Buch zutage traten.

Das Symptom, das häufiger als jedes andere vorkommt, und zwar in jedem Land, in dem Zwangsstörungen auftreten, ist der Waschzwang. Wenn unser Klinikpersonal mit seinem

Insiderslang neue Fälle meldet, dann spricht es von »Waschzwang«, »Denkzwang« und so weiter. Wir wissen jetzt, daß
mindestens fünfundachtzig Prozent unserer Patienten zu irgendeinem Zeitpunkt ihrer Krankheit unter einem exzessiven
Waschzwang gelitten haben. Warum gerade Waschen? Gibt
es in unserem Gehirn noch Rudimente eines Zentrums, das
Putz- und Pflegeverhalten steuert und das bei dieser Krankheit wieder aktiviert wird? Eine Zeitlang habe ich mich gefragt, ob dieses Symptom nicht einfach nur ein Artefakt ist,
der sich aus dem amerikanischen Hang zu Badezimmeraus-
stattungen, Deodorants und »persönlicher Hygiene« ergibt,
der unsere europäischen Freunde immer so amüsiert. Aber
die interkulturellen Daten über Zwangsstörungen legen,
wenn sie auch nicht hundertprozentig stichfest sind, nahe,
daß auch in Kulturen, die weniger besessen sind in bezug auf
Sauberkeit, wie zum Beispiel im ländlichen Nigeria oder im
ländlichen Indien, auch Patienten zu finden sind, die sich mit
Ansteckung und ritueller Reinheit als der häufigsten Form
von Zwangsstörung beschäftigen.

Waschen kann, je nach Zusammenhang, vieles beinhal-
ten: tierisches Putzverhalten, Hygienebewußtsein, verwandt-
schaftliche Akzeptabilität, Reinheitsrituale und Gruppenri-
tuale als Schutz vor Gefahr. Aber 1976, als mich Charles'
Mutter zum ersten Mal anrief, hatte ich noch nicht viel über
solche Dinge nachgedacht.

6 Der Junge, der sich immer waschen mußte

Der damals vierzehnjährige Charles verbrachte täglich drei oder mehr Stunden unter der Dusche, und zum Anziehen brauchte er dann nochmal zwei Stunden. Dieses seltsame Verhalten legte er schon seit einigen Jahren an den Tag.

»Ich habe gehört, daß Sie eine neue Untersuchung starten, Dr. Rapoport«, sagte seine Mutter. »In der anderen Klinik wußten die Ärzte nicht mehr, was sie tun sollten. Sie schaffen es zwar, daß er *dort* mit dem Duschen aufhört, aber sobald er nach Hause kommt, fängt er einfach wieder damit an.«

»Was sagt *er* denn zu dem Ganzen?« fragte ich sie.

»Er sagt nur, daß er daran nichts ändern kann. Er sagt, er *muß* es tun.«

Eine Psychotherapie hatte ebensowenig Erfolg gehabt wie eine ganze Reihe von Standardpsychopharmaka oder die monatelange Teilnahme am verhaltenstherapeutischen Behandlungsprogramm der Klinik. Charles war weiterhin mit dem Versuch beschäftigt, »etwas Klebriges« von seiner Haut abzuwaschen. Als Militärangehörige hatten Charles und seine Familie Anspruch auf medizinische Versorgung in Militärkliniken, und die Ärzte hatten ihr Bestes getan. Aber sie hatten vorher nur wenige Patienten mit ähnlichen Problemen gesehen. Die meisten Psychiater sehen bestenfalls eine Handvoll davon in ihrem Leben. Ungefähr zur selben Zeit lasen sie etwas über unsere neue Untersuchung am *National Institute of Mental Health*. Sie riefen von Norddakota aus an.

Heute werden wir mit Patienten, die viel näher bei uns wohnen, überschwemmt. Damals jedoch dachte ich noch,

Zwangsstörungen wären etwas Seltenes. So kamen Charles und seine Familie als Teilnehmer an der Untersuchung 1976 nach Bethesda.

Bis zu dem Zeitpunkt, wo Charles die Schule verlassen mußte (oder genauer gesagt, wo er nicht mehr rechtzeitig aus der Dusche kam, um in die Schule zu kommen), war er ein eifriger Schüler gewesen, der Biologie liebte und sich für Pflanzen, Genetik und Chemie interessierte. Sein Biologielehrer ermutigte ihn, sich nach einem auswärtigen College umzusehen und darüber nachzudenken, ob er vielleicht Lehrer oder Arzt werden wolle. Charles hatte bei Laborexperimenten eine große Beobachtungsgabe bewiesen und war auch außerordentlich begabt darin, aus diesen Beobachtungen logische Schlüsse zu ziehen.

Jetzt aber konnte er seinem »gesunden Menschenverstand« so wenig trauen wie seinen Sinneswahrnehmungen. Das »Wissen, daß etwas in Ordnung ist« existierte nicht mehr für ihn, so wenig wie der Satz: »Das sieht man doch von selbst«, wenn es darum ging, daß seine Hände und sein Körper sauber waren. Seine Mutter war verzweifelt; das Leben war zu einem Alptraum unsichtbarer Ansteckungsgefahren geworden. Charles »wußte«, er »fühlte ganz genau«, daß eine klebrige Substanz auf seiner Haut war. Er dachte an nichts anderes mehr.

In ihren vergeblichen Versuchen, Charles zu helfen, ließ sich Charles' Mutter in seine Rituale miteinbeziehen. Sie wußte, daß sie verrückt waren. Aber es war schwer für sie, sein Elend mitanzusehen, wenn er seine Rituale nicht ausführen konnte. So reinigte sie alles, was er möglicherweise anfassen konnte, indem sie es mit Alkohol abrieb. Sie half ihm, sein Zimmer immer wieder zu schrubben. Sie hielt Leute vom Betreten des Hauses ab, um jede »Ansteckung« durch die Straße zu vermeiden. Charles' Vater verbrachte immer mehr Zeit an seinem Arbeitsplatz und kam erst spät nach Hause, um dem bizarren Szenario zu entgehen.

Ich habe gesehen, wie eine Familie durch eine Zwangs-

126

störung zerrüttet werden kann, wie sie in miteinander kriegführende Parteien auseinanderbricht und wie die alltäglichen Gewohnheiten ausgelöscht werden. Heute bin ich mit dergleichen vertraut, aber damals wirkte es seltsam auf mich, eine Familie dabei zu beobachten, wie sie Rituale mitpraktizierte, ohne den Grund dafür zu verstehen. Wie Charles' Mutter mir sagte: »Er war nie unvernünftig gewesen vorher; er war wirklich genauso wie andere Jungen auch. Als ihm dann so viel an bestimmten Dingen lag, hatte ich das Gefühl, mitmachen zu müssen, auch wenn ich nichts davon verstand. Und er regte sich so schrecklich auf, wenn ich es nicht tat.«

Am Anfang war es unproblematisch und angenehm, mit Charles alleine zu sprechen. Er war intelligent, und er konnte lustig sein. Er war voller Hoffnung, daß er durch die Untersuchung geheilt werden könnte. Aber fast unmittelbar nach der Aufnahme tauchte ein Problem auf. Er hatte fürchterliche Angst vor dem EEG, einem Test zur Untersuchung der Gehirnströme, weil es zur Durchführung des Tests erforderlich ist, Elektroden mit einer sehr klebrigen Paste auf der Kopfhaut anzubringen. Man kann sie ganz einfach wieder abwaschen. Aber, wie Charles ausrief, *nichts* war einfach für ihn abzuwaschen! Plötzlich wurde diesem selbstsicheren, intelligenten Jungen sein Grauen vor der Klebrigkeit mit einer unerklärlichen Intensität bewußt. »Klebrigkeit ist etwas Schreckliches! Es ist wie eine Krankheit, es ist etwas, das Sie nie verstehen können«, sagte er zu mir. Das Schlimmste, was er sich überhaupt vorstellen konnte, war, Honig zu berühren. Wenn es einmal angefangen hatte, konnte Charles nicht mehr aufhören. Klebrigkeit bedeutete Gefahr, bedeutete Vernichtung.

Wasser war etwas anderes, Wasser konnte das Feste nicht bedrohen. Charles spürte immer die Drohung des Klebrigen auf seiner Haut. Für ihn war das gleichbedeutend mit großer Angst, mit einer heimtückischen Attacke, mit dem schlimmsten Gefühl, das er je gehabt hatte. Ohne jeden realen Anlaß hatte er nun zwei Jahre mit Waschen zugebracht. Er schrie auf bei der Vorstellung, wie grauenhaft es sein würde, etwas wirklich Klebriges zu berühren. »Ich kann es richtig spüren«, kreischte er uns an, »es ist wirklich da. Ich kann das nicht mehr länger aushalten.« Das sagte er in der Hitze des Gefechts. Er wußte und er wußte auch wieder nicht, daß die Klebrigkeit *nicht* echt war. Wir bestanden darauf: ohne EEG keine Teilnahme an der Untersuchung. Das EEG wurde gemacht. Charles war die ganze Nacht auf den Beinen, um sich zu waschen.

Die Unannehmlichkeiten, die mit der Teilnahme an unserer Untersuchung verbunden waren, lohnten sich für Charles. Einen Monat später nahmen wir beide an einer seltsamen, aber für uns wundervollen Zeremonie teil. Ich sah zu, wie Charles Honig auf ein Messer fließen ließ und dann lächelnd die honigverschmierte Klinge ergriff. Die Pfleger brachen in Hurrageschrei aus. Er war der erste unter unseren Patienten, der geradezu dramatisch auf das neue Medikament Clomipramin reagiert hatte. (Aber mehr dazu später.)

Heute weiß ich, daß Charles ein typisches Kind mit einer Zwangsstörung war. Aber damals war er für mich einer der merkwürdigsten Fälle, die ich je gesehen hatte.

Da er zu den ersten Kindern mit einer Zwangskrankheit gehörte, die ich kennengelernt hatte, verbrachten wir beide Stunden miteinander, in denen wir uns darüber unterhielten, »warum« er nicht aufhören konnte, sich zu waschen. Er schilderte mir, was er dabei fühlte – das dringende, unablässige Gefühl »Ich muß es tun«, das er innerlich spürte. Er hörte nicht etwa Stimmen, die ihm befahlen, diese seltsamen Verhaltensweisen auszuführen – »Jeder fragt mich das, Doktor!« – das wäre *wirklich* verrückt. In seinen Augen standen Tränen, als er sagte: »Bitte sagen Sie nicht, daß ich verrückt bin. Das war am schlimmsten von allem, daß die anderen Jungen und sogar meine Schwestern mich aufgezogen haben und gesagt haben, ich spinne.« Er wußte, daß sich all das verrückt *anhörte*, aber er fühlte sich nicht verrückt. Er wußte ganz einfach, daß er sich waschen *mußte*, das war alles.

Es wurde einfacher, mit Charles zu reden, als er merkte, daß ich ihn nicht für verrückt hielt. Gerade die unkomplizierte Leichtigkeit, mit der wir einander kennenlernten, barg eine gewisse Enttäuschung für mich: Es schien alles so normal zu sein, so einfach. Dabei war ein großer Teil meiner psychiatrischen Ausbildung darauf ausgerichtet, argwöhnische, aggressive, vereinsamte und irrationale Patienten zu befragen. Es dauerte eine ganze Weile, bis ich begriff, daß diese Art von Fähigkeiten für diese neue Gruppe von Patienten nicht benötigt wurden.

Auf der Station wurde Charles zum Liebling der Schwestern. Er war offen, bereitwillig und freundlich. Als wir Charles das erste Mal sahen, hatte er nur einen Freund. Seine Rituale ließen ihm keine Zeit, aus dem Haus zu gehen. Viele unserer Patienten erzählen, daß ein Freund ihnen in all den Jahren der Einsamkeit beigestanden hat. Ich möchte gerne diese Freunde treffen, aber das wird eine andere Untersuchung.

Ich fragte Charles, was passieren würde, wenn er mit dem Waschen *aufhören* würde. Er sah mich ganz perplex an und konnte nur einige vage Vorstellungen herausbringen, daß »vielleicht eine Krankheit ausbrechen würde« oder daß »es Unglück bringen würde«. Seine Einsichten reichten noch lange nicht weit genug, um ihm zu erklären, wie sein Leben durch sein rituelles Waschen in so gravierender Weise eingeschränkt worden war. Eine psychologische Erklärung seines Waschzwangs würde von der Annahme ausgehen, daß Charles Schuldgefühle und Scham wegen seines Masturbierens empfand. Ich habe sicherlich manches über sexuelle Wünsche, Ängste und Impulse von anderen heranwachsenden Patienten gehört, aber nicht von Charles. Diese Theorie reicht nicht aus, um die Krankheit zu erklären. Jetzt, wo wir über viele Jahre hinweg so viele Patienten gesehen haben, sehen wir, daß das Problem sogar noch komplizierter ist. Die Symptome können im Lauf der Jahre wechseln, und gewöhnlich tun sie das auch. Wenn die Krankheit vor der Pubertät einsetzt, dann haben die Patienten oft einen Zähl- oder einen Kontrollzwang oder stereotype Bewegungen. In der Pubertät leiden sie unter einem Waschzwang. Nach der Pubertät kann es sein, daß sie zu Grüblern werden. Aber in irgendeinem Stadium weisen fast fünfundachtzig Prozent unserer Patienten Putz- oder Waschrituale auf. Eine brauchbare Erklärung der Symptommuster bei Zwangsstörungen muß zuverlässig vorhersagen können, wer daran erkranken wird, warum es so häufig einen Waschzwang gibt und warum die Symptome kommen und gehen.

Charles blieb ein Jahr lang völlig symptomfrei. Und dann kehrten sie langsam zurück, obwohl er regelmäßig seine Medikamente nahm. Er hatte eine gewisse Toleranz dem Medikament gegenüber entwickelt.

Charles ist noch nicht ganz geheilt – trotz der dramatischen Besserung durch Clomipramin. Er kann seine Ritualhandlungen verbergen, indem er sie abends, wenn er alleine ist, durchführt. Aber der Druck, seine Wasch- und Anziehrituale auszuführen, ist nie ganz verschwunden. Er kann immer noch nicht durch eine Tür gehen, ohne den Zwang zu verspüren, sich umzudrehen und noch mal durchzugehen. Wenn er eine Dusche nimmt, dann hat er immer noch sein besonderes Seifenritual. Er hält die Seife eine Minute lang mit der rechten Hand ins Wasser und eine Minute lang mit der linken Hand aus dem Wasser heraus, wobei er diesen Vorgang immer wieder bis zu einer Stunde lang wiederholt. Charles reagiert kaum noch auf Clomipramin und macht auch in einer Verhaltenstherapie nur mäßige Fortschritte. Aber er kämpft weiterhin gegen diesen Drang an und bleibt optimistisch, daß irgendwann Hilfe kommen wird.

Charles' Rituale und sein inneres Bedürfnis nach

Symmetrie könnten einer Seite im Notizbuch eines Anthropologen entstammen, der über die Riten eines primitiven Stammes schreibt, oder sie könnten einen nicht existierenden religiösen Orden karikieren. *Aber er hatte keine Lehrer für seine Rituale gehabt.* Obwohl er in »typischer« Weise zwanghafte Kinder und Erwachsene verkörpert, hat er nie jemanden getroffen, der etwas Ähnliches macht. Ich frage ihn: »Warum tust du diese Dinge?« Er schüttelt nur seinen Kopf: »Ich weiß es nicht. Ich weiß es wirklich nicht.« Und das meint er auch.

Seit Charles habe ich mehr Kinder und Erwachsene mit einer Zwangsstörung behandelt, als die meisten psychiatrischen Kliniken in zwanzig Jahren zu sehen bekommen. Aber es war Charles, der mich dazu brachte, die Krankheit als ein verbreitetes und entsetzlich zerstörerisches Leiden anzusehen. Warum bleiben uns manche Patienten so im Gedächtnis haften? Bei Charles war es seine verwirrende Ähnlichkeit mit meinem jüngsten Sohn, oder vielleicht auch seine vertrauensvolle Dankbarkeit, daß ich ihm helfen wollte. Was auch immer der Grund dafür war, ich war entschlossen, mehr über sein Problem herauszufinden.

Darrel war ganz und gar anders als Charles. Er hat nie verstanden, warum andere Jungen in unserer Untersuchung sich um das Waschen gekümmert haben. An dem Tag, an dem er sich zum ersten Mal mit seinem Problem konfrontiert sah, weckte Darrel seine Eltern früh am Morgen auf; er war völlig außer sich. Er bat sie, flehte sie an, ihn in seinem Zimmer einzusperren. Er sagte, er habe Angst, daß er auf die Straße hinausgehen und jemanden umbringen könnte. Wie? Vielleicht vor ein Auto stoßen. Oder sonst irgend etwas. Sie waren erstaunt. Darrel war ein ruhiger Junge, der gut Klavier spielte und gerne in die Schule ging. Er war nie ein schwieriges Kind gewesen. Darrel hatte nie viel Disziplin gebraucht und war von Natur aus gutmütig.

War er auf jemanden sauer? »Ihr könnt das nicht verstehen«, sagte er (ein Satz, den ich fast täglich höre, seitdem ich mich mit dieser Krankheit beschäftige), »ich bin eben nicht sicher, ich glaube nur, ich *könnte* es tun. Oder jemanden durch einen elektrischen Schlag töten.« Seine Eltern versuchten, ihn davon abzulenken. Sie vergeudeten nur ihre Energie. *Er konnte von dem Gedanken nicht mehr loskommen.*

Darrels Eltern taten, worum er sie gebeten hatte. Sie sperrten seine Tür zu. Ein paar Stunden später ließen sie ihn zum Frühstück herunterkommen. Er schrie. Und er stellte ihnen die seltsame Frage: »Woher kann ich *wissen*, ob ich jemanden umbringen werde?« Alle »richtigen« Antworten fruchteten nichts – »Du bist doch ein guter Junge, du bist nett, du würdest ganz von selbst damit aufhören, du würdest nie jemandem etwas zuleide tun« und so weiter. Darrel hörte sich geduldig diese zwecklosen Sätze an. Sie verschafften ihm nur eine Pause von wenigen Sekunden, bevor er wieder damit anfing: »Aber woher kann ich wissen, ob...« »Wie kann ich das sagen?«

Ich lernte Darrel kennen, als er immer noch auf eine hohe Dosis Haloperidol eingestellt war, einen starken Tranquilizer, der üblicherweise bei schizophrenen Patienten eingesetzt wird. Er hatte mehrere Monate auf einer Station für gewalttätige Patienten zugebracht. Er ging steifbeinig und sprach in einer monotonen Art und Weise. Aber er konnte seinen seltsamen Zustand, von seiner Unschuld einerseits zu wissen und andererseits eben nicht, beschreiben. Er fragte weiterhin: »Wie kann ich sicher sein, ob ich jemanden getötet habe?«

Diese Art philosophischer Diskussion nahm die meiste Zeit, die ich mit Darrel verbrachte, in Anspruch. Tatsächlich war das das einzige, worüber er überhaupt sprach. »Wissen« war sein Thema. Darrel konnte seinem Gedächtnis, seinen Augen, seinen Gedanken nicht trauen. Auf die eine oder andere Art will jeder Patient mit einer Zwangsstörung wissen, wie er etwas wissen kann.

132

7 Die Zweifelsucht

Eine recht bedeutende und seltsame Variante der Zwangsstörung ist die Unfähigkeit, sich auf die Wahrnehmung der eigenen Sinne verlassen zu können. Zwangskranke haben die Fähigkeit verloren, bestimmte einfache Dinge, die für uns sonnenklar sind, zu »wissen«, Dinge, die wir alle durch einen Mechanismus einer ständigen Überprüfung unterziehen, der uns normalerweise nicht bewußt ist, außer wenn er nicht mehr funktioniert. Dieser Mechanismus ist bei diesen Patienten in einem Ausmaß außer Kraft gesetzt, das mich verblüfft, denn sie fragen »Woher wissen Sie das?« bei Sachen, die wir tatsächlich nur noch mit Mühe erklären können: Ist das Gras wirklich grün? Sind meine Augen blau? »Warum«, antworte ich ihnen, »wir *wissen* es eben, das ist alles.«

Zwanghafte Patienten kommen an den Punkt, wo sie buchstäblich an ihren Sinnen zweifeln, zumindest in mancher Hinsicht. Kleinere Kinder verlieren den Mut und verstehen nicht, daß ihre Eltern ihnen nicht helfen, nicht helfen können, und sie kämpfen mit ihren Familien, die ihrerseits nicht verstehen können, warum sie »nicht einfach mit ihren Ritualen aufhören«. »Wenn Sie dieses Buch schreiben«, sagen sie zu mir, »dann sorgen Sie dafür, daß wirklich klar wird, daß wir *einfach nicht aufhören können.*«

Dann spielt der Inhalt der Rituale eine Rolle. Sowohl bei den Patienten, die unter Zwangshandlungen leiden (Patienten, die hauptsächlich Rituale ausführen) als auch bei denen, die vor allem zu Zwangsgedanken neigen (die in erster Linie grübeln), betreffen die Rituale und Gedanken nur selten neutrale Fragen oder Verhaltensweisen (obwohl auch das vorkommt; einige dieser seltsamen »neutralen«

Obsessionen werden später in diesem Buch noch geschildert). Worum drehen sich diese Rituale? Es gibt verschiedene Möglichkeiten, die Symptome einer Zwangsstörung zu katalogisieren. Man ist sich darüber einig, welches die häufigsten Themen der Zwangsstörung sind: Schmutz (Waschen, Bakterien, Berührung), wiederholtes Kontrollieren im Hinblick auf Sicherheit und Abgeschlossenheit (Toiletten, Türen, Schubladen, Küchengeräte, Lichtschalter) und Gedanken, häufig Gedanken an inakzeptable, gewalttätige, sexuelle oder gotteslästerliche Verhaltensweisen (»Ich habe jemanden umgebracht«, »Ich bin lesbisch«). Diese Gedanken werden praktisch nie in die Tat umgesetzt. Aber bei allen diesen fixen Ideen ist eine grundlegende Funktion außer Kontrolle geraten.

Unsere Patienten halten alle ihre Gedanken für verquer oder verrückt; sie schämen sich wegen ihrer Gewohnheiten, und ihre Freunde ziehen sie damit auf. Sie halten ihre Vorstellungen und Handlungen geheim, tatsächlich werden manche durch die Anstrengung, ihre Gedanken und Rituale zu verbergen, zu glänzenden Schauspielern. (Zwischengedanke: Kann so eine Krankheit quasi die Vorbereitung für eine Bühnenkarriere sein? Ich frage mich, ob es Schauspieler gibt, die insgeheim unter einer Zwangsstörung leiden?)

Sobald es schlimm wird, verbergen sich die Patienten. Eine der Hauptkomplikationen der Zwangsstörung resultiert aus dem Umstand, daß andere Menschen und Situationen, die diese bizarren Muster auslösen, vermieden werden. Auch der neutralste Zwang – Schubladen aufräumen oder bis zweiunddreißig zählen – ist beschämend, weil auch solchen Zwängen die innere Macht zu eigen ist, die die Krankheit kennzeichnet. Die banalste Geste sieht eigenartig aus, wenn sie immer und immer wieder wiederholt wird.

Die Geheimniskrämerei meiner Patienten nimmt äußerst erfindungsreiche Formen an. Ich habe einige ihrer Tricks kennengelernt. Die heute 26jährige Marion betete immer kurz, bevor sie ins Bett hüpfte, als sie zwölf Jahre alt war. Ihre Großmutter, die im Nebenzimmer schlief, hörte das Geräusch des Sprungs ins Bett und schloß daraus, daß ihre Enkelin mit dem Beten fertig war. Nachdem die Großmutter zu schnarchen begonnen hatte, kroch Marion wieder aus dem Bett und betete noch drei Stunden lang weiter.

Zwei Jungen mit einem schweren Waschzwang aus unserer Untersuchung am *National Institute of Mental Health* beschränkten ihre Dusche auf Station auf fünf Minuten, um keinen Verdacht aufkommen zu lassen. Dann schlichen sie sich davon zu einer anderen Station in der Klinik, die gerade renoviert wurde. Die Station war leer, aber die Duschen funktionierten noch. Dort wuschen sie sich stundenlang, bis sie ihre Rituale zu ihrer Befriedigung ausgeführt hatten.

Als ich mit der Untersuchung begann, war ich viel zu sehr davon beeindruckt, wie gut meine Patienten trotz der Einschränkung durch ihre Rituale funktionieren konnten. Manche hatten Spitzenpositionen. Andere waren der Stolz der ganzen Schule. Wie ich schon sagte, das sind die größten Schauspieler und Schauspielerinnen der Welt. Mit den Jahren sah ich aber auch die Kehrseite der Medaille. Sie hätten vielleicht früher Hilfe gefunden, wenn sie nicht so gut darin wären, sich durchzumogeln. Ich kenne zu viele Geschichten, in denen öffentlicher Erfolg und private Hölle Hand in Hand gehen; die Fähigkeit, »sich durchzumogeln«, löst inzwischen Bewunderung und Sorge bei mir aus.

8 Ist die Zwangsstörung eine hirnorganische Erkrankung?

Die Hinweise darauf, daß bei Patienten mit einer Zwangsstörung Defekte im Gehirn vorliegen, waren schon in einer
frühen Phase unserer Untersuchung zu ausgeprägt, zu
zahlreich und zu gewichtig, als daß wir sie hätten ignorieren können. Zunächst waren da die hellsichtigen Berichte
der meisten meiner Patienten, die sagten: »Das ist etwas
Neues, das bin *nicht ich*.« Dann gab es eine Minderheit, eine
gleichermaßen beeindruckende Gruppe von Patienten, die
tatsächlich andere neurologische Störungen hatten, und
bei denen die Zwangskrankheit in Verbindung mit diesen
Störungen eingesetzt hatte.

Steven hatte niemals irgendein Anzeichen einer Zwangsstörung gezeigt bis zu der Woche, die auf seinen elften
Geburtstag folgte, als er seinen ersten Anfall hatte. Er litt
unter Epilepsie, und seine Eltern waren erleichtert zu erfahren, wie man die Epilepsie durch Medikamente in den
Griff bekommen konnte. Sie waren noch erleichterter, als
sie merkten, daß Steven die antiepileptische Medikation
gut vertrug.

Aber die Epilepsie sollte nicht zu Stevens größtem Problem werden. Tatsächlich hatte Steven schon am Tag vor
dem Anfall seine Mutter gefragt: »*Mußt* du auch immer
Zahlen im Kopf haben?« Sie tat diese Frage als Spinnerei
ab. Aber nachdem Stevens Anfälle unter Kontrolle waren,
blieb er mit den Zahlen allein. Das nächste Mal ging Steven
zu einem Arzt, weil die Zahl vier sein Leben beherrschte
und seine Schullaufbahn ebenso zerstörte, wie sie ihm jede
Freude am Leben nahm.

Jacob wurde mit Blaulicht mitten an einem sonnigen
Nachmittag in die Neurochirurgie des örtlichen Universi-

tätskrankenhauses gebracht. Er war ein athletischer, achtjähriger Junge, der mit seinen älteren Brüdern im Hinterhof Football gespielt hatte. Jacob war plötzlich ins Koma gefallen. Nach einer vierstündigen Operation war ein blutiges cerebrales Aneurysma (ein Loch an einer Schwachstelle eines Blutgefäßes im Gehirn) chirurgisch versorgt worden. Jacob erholte sich erstaunlich schnell von der Gehirnblutung (was für einen gesunden, achtjährigen Jungen nicht ungewöhnlich ist), zumindest soweit es die Neurochirurgie betraf. Aber als Jacob wieder aufwachte, war er in einem Alptraum von Ritualen gefangen. Von den üblichen Fragen nach einer Operation: Wann darf ich wieder heimgehen? Wann kann ich aufstehen? war nichts zu hören. Statt dessen gab es eine Serie von Handlungen: Jacob mußte alles siebenmal anfassen. Er schluckte siebenmal und stellte jede Frage siebenmal. Seine Tage in der Klinik waren ausgefüllt mit Vielfachen von Sieben, und das Schlimmste war, wieviel *Zeit* er vergeudete, um alles siebenmal zu tun. Noch Monate nach der erfolgreichen neurochirurgischen Operation war sein Leben eine Tretmühle ritueller Gesten. Er konnte erst wieder in die Schule gehen, als sein Berührungs-/Zählzwang durch die Behandlung mit Clomipramin zum Stillstand gebracht worden war.

Steven und Jacob waren Ausnahmefälle. Die meisten Kinder und Erwachsenen mit einer Zwangsstörung hatten niemals eine Gehirnoperation und leiden auch nicht an Epilepsie oder einer anderen neurologischen Störung, die wir diagnostizieren können. Aber nichtsdestoweniger nahm eine weitaus größere Anzahl solcher Patienten, als aufgrund einer Zufallsverteilung zu erwarten wäre, an unserer Untersuchung teil.

Steven und Jacob hatten neurologische Störungen, die nicht einfach einen umgrenzten Teil des Gehirns in Mitleidenschaft zogen. Aber im Lauf der Zeit wurde ein spezifisches Muster einer Hirnkrankheit, das mit Zwangsvorstellungen und Zwangshandlungen einherging, sichtbar.

137

Diese Gehirnstrukturen, die man als Basalganglien bezeichnet, liegen tief unten im Hirnstamm verborgen; ihr Name bedeutet wörtlich »unterer Nervenknotenpunkt«. Sie dienen als Verbindungsstationen zwischen allen unseren Sinneswahrnehmungen, unseren motorischen Funktionen und den höheren kortikalen Zentren.

Während wir immer mehr Patienten mit Zwangsvorstellungen und Zwangshandlungen kennenlernten, bemerkten wir, daß ein großer Prozentsatz von ihnen kleine Ticks oder Zuckungen im Gesicht oder an den Händen hatte oder gehabt hatte. Wenn man nur einen einzelnen Patienten sieht, dann würde einem ein solches Phänomen nicht auffallen, zumal Ticks relativ häufig in der Gesamtbevölkerung vorkommen. Aber je mehr Patienten wir für unsere Untersuchung über dieses Medikament sammelten, und je deutlicher wurde, daß die Zwangsstörung eine weitverbreitete Krankheit ist, um so deutlicher kristallisierte sich dieses Muster aus Obsessionen und Zwängen in Verbindung mit diesen Ticks und Zuckungen heraus.

Wenn man liest, was andere schon über Ticks und Zwänge gesagt haben, wird man bescheiden. In der Tat habe ich bemerkt, daß nur wenige meiner Beobachtungen Anspruch auf Originalität erheben können; daß es eine Beziehung zwischen Obsessionen und Zwangshandlungen und den Basalganglien gab, war alles andere als eine neue Idee.

1894 schrieb Sir William Osler, damals Chefarzt am *John Hopkins Hospital* »Über Chorea und choreiforme Leiden«. Seine Beschreibung eines Mädchens, bei der er einen »Tick der Gesichts- und Nackenmuskulatur, fixe Ideen, Arithromanie« diagnostizierte, wird Ihnen sofort bekannt vorkommen:

A. B., 13 Jahre alt, gesehen am 6. September 1890. Das Kind ist gut gewachsen und wohlgenährt, wenngleich ziemlich füllig für ihr Alter. Etwa ein Jahr lang hatte sie gelegentliche Zuckungen der Gesichts- und Halsmuskulatur

138

gehabt, die sich in einer plötzlichen Hebung der Augenbrauen zeigten.

Eine kurze Weile nach dem Einsetzen der Zuckungen fiel auf, daß sie allerlei seltsame Ideen und Gewohnheiten zu haben begann, von denen viele einige Wochen lang Bestand hatten, um dann von anderen, nicht weniger anomalen abgelöst zu werden. Einige ihrer verrückten Einfälle seien im folgenden geschildert, fast alle davon sind Abweichungen der fixen Idee, die als Arithromanie bekannt ist. Bevor sie des Nachts zu Bett geht, hebt sie jeden Fuß und tippt damit neunmal an die Bettkante. Wenn sie ihre Zähne geputzt hat, muß sie bis hundert zählen. Mindestens ein Jahr lang hat sie jedes Haus nur durch die Hintertür betreten, wobei sie beteuerte, daß sie nie wieder durch die Vordertür eintreten könnte. Aus Furcht, ihre Mutter könnte sie davon abhalten, durch die Hintertür einzutreten, trug sie monatelang den Schlüssel bei sich. Wenn sie an der Tür anlangt, klopft sie zuerst dreimal an die Ecke des nächstgelegenen Fensters und dann dreimal an die Tür, bevor sie aufschließt. Sie will unter keinen Umständen ihre Schuhe zuknöpfen. Beim Wassertrinken nimmt sie einen Mundvoll, dann setzt sie das Glas ab, dreht es ein- oder zweimal, und wiederholt dies jedesmal, wenn sie trinkt. Bevor sie frische Unterwäsche anzieht, muß sie so viele Ziffern zählen, daß es sehr schwierig ist, sie zum Wäschewechseln zu bewegen, außer unter den nachdrücklichsten Drohungen ihrer Mutter.

Die Patientin wurde aufs Land geschickt und in die Obhut ihrer Tante gegeben, die dazu angehalten wurde, das Kind zu überwachen und mit ihm zu lernen. Die Patientin wurde vollkommen wiederhergestellt.

Eine Verbindung zwischen Zwangsvorstellungen und motorischen Ticks hatte schon Gilles de la Tourette in seiner ursprünglichen Beschreibung des Syndroms, das heute seinen Namen trägt, beobachtet. Gilles de la Tourette, ein Pariser Neurologe, hatte sich mit Forschungen über Hysterie befaßt und interessierte sich auch für Hypnose. Aber berühmt wurde er durch das Tourette-Syndrom, ein außergewöhnliches Leiden, bei dem vielfältige grobmotorische Bewegungsstörungen einhergehen mit unkontrollierbaren Tönen, die im fortgeschrittenen Stadium auch aus beleidigenden Wörtern oder Sätzen bestehen können. Wie über der Zwangsstörung liegen auch hierüber schon seit dem Mittelalter Einzelfallstudien vor, aber Tourettes scharfsinnige Studie über neun Einzelfälle war nötig, um die typischen Symptome dieses heute wohlbekannten Syndroms herauszuarbeiten.

Zwangsvorstellungen und Zwangshandlungen wie die meiner Patienten treten bei etwa einem Drittel der Fälle mit einem Tourette-Syndrom auf. Sie kommen zusätzlich zu ihren Ticks und Tönen vor. In seiner ersten Fallstudie schrieb Tourette: »Je empörender diese verbalen Ausbrüche sind, um so mehr wird sie (die Patientin) von der Furcht gequält, sie könnte sie wiederholen, und diese Obsession zwingt die Wörter wieder in ihr Bewußtsein und legt sie ihr erneut auf die Zunge.«

Seit dieser Studie wurde in vielen Berichten eine Beziehung zwischen dem Tourette-Syndrom und Zwangshandlungen belegt. So ist die Wahrscheinlichkeit, daß Familien eines Patienten mit Tourette-Syndrom ein Mitglied mit einer Zwangsstörung haben, erhöht. Dem Tourette-Syndrom liegt mit höchster Wahrscheinlichkeit eine Erkrankung der Basalganglien zugrunde. Ich bin inzwischen zu der Überzeugung gelangt, daß Tourette-Syndrom und Zwangsstörung zwei Seiten derselben neurobiologischen Medaille darstellen.

Aber die beste Beschreibung einer neurologischen Störung – das heißt einer bekannten Hirnkrankheit –, die Zwangsvorstellungen und Zwangshandlungen hervorrufen kann, stammt von Professor Constantin von Economo (1876 bis 1931), einer schillernden Arztfigur griechischer Abstammung, dessen Familie nach Frankreich ausgewandert war. Er wuchs in Wien auf, wo er auch Medizin studierte, und übte dort auch die meiste Zeit über seinen Beruf aus. Von Economos berühmte Monographie aus dem Jahre 1917 über Encephalitis lethargica bietet eine der elegantesten Schilderungen über die psychischen Auswirkungen einer Hirnkrankheit, die je verfaßt wurde. Da Economo sowohl Kliniker wie auch Pathologe war, konnte er eine Verbindung herstellen zwischen dem klinischen Erscheinungsbild der mehr als fünfhundert Abarten der Schlafkrankheit, die er beschrieben hatte, und seinen Untersuchungen über Gehirnanomalien.

Während der Jahre 1916 bis 1918 wurde Europa von einer Epidemie, einer Virusenzephalitis, heimgesucht, die Tausende von Toten hinterließ und tausend andere in einem stuporösen Dämmerzustand, verbunden mit einer Bewegungsstörung, die der Parkinsonkrankheit ähnelte, außer daß sie vor allem junge Leute befiel. Von Economo widmete sein Leben der Erforschung dieses neurotoxischen Erregers und seiner Wirkung auf das Gehirn, die, wie er zeigte, vor allem an den Basalganglien ansetzte.

Die meisten Medizinhistoriker interessieren sich mehr für Economos Beobachtungen über die Parkinsonkrankheit, denn die Anzahl von Parkinsonkranken ist in dem Maße gestiegen, wie das Durchschnittsalter der Bevölkerung gestiegen ist. Aber was ich interessant finde, sind nicht Economos Beobachtungen über die schrecklichen motorischen Behinderungen, unter denen diese Patienten leiden, sondern die vielfachen Veränderungen ihrer Psyche, insbesondere die Veränderung des *Willens*. In seinen Ausführungen über den geistigen Zustand nach *Encephalitis lethargica*, wie die Krankheit schließlich genannt wurde, schrieb von Economo:

»Diese Patienten sagen nicht etwa: ›Ich spüre ein Zucken in meiner Hand‹, sondern in aller Regel sagen sie: »Ich muß meine Hand so bewegen.« Die häufige Subjektivierung dieser Prozesse, die die Patienten als zwanghaft empfinden, ist, so glaube ich, eines ihrer charakteristischen Merkmale. Aber beispielsweise bei der Epilepsie sagen die Patienten: ›Ich spüre ein Zucken im Arm‹; das heißt die Bewegung wird nicht subjektiviert, obwohl sie ihren Ursprung im cerebralen Cortex hat.«

Was von Economo nach wie vor nicht losließ, war die Frage, wie es möglich war, daß ein »niedriger« Teil des Gehirns, nämlich die Basalganglien, für so komplexe Funktionen wie »Willen« und »Intentionalität« verantwortlich sein konnte. In seiner eigenen Arbeit hatte er gezeigt, daß der zerebrale Cortex, den er und andere Neurologen seiner Zeit für den Teil des Gehirns hielten, der solche höheren Funktionen kontrollierte, bei *Encephalitis lethargica intakt war*. Er schloß daraus, daß bei der Willensbildung nur ein Teil der Nervenimpulse zu den höheren Zentren umgeschaltet wurde. Er glaubte, daß es eine »enge Beziehung zwischen Stirnhirn und Hirnstamm (womit er die Basalganglien meinte) gibt, soweit sprachliche Äußerungen, das Wollen und emotionale Aktivität betroffen sind.«

Unglücklicherweise kann die Neurologie von Obsessionen und Zwangshandlungen nicht einfach von diesen Post-Encephalitis-Patienten abgeleitet werden. Wie Oliver Sacks, ein Neurologe und Schriftsteller, der anschaulich beschrieben hat, wie Hirnkrankheiten das Denken beeinträchtigen, ausführt, gibt es eine Menge andere kleine »Virusattacken« auf das Gehirn von Post-Encephalitis-Patienten, die verschiedene Areale betreffen: den Thalamus, den Hypothalamus, das Dienzephalon und Teile der zentralen grauen Substanz. Interessant in Hinblick auf die von mir behauptete Verbindung ist, daß es sich dabei immer um Strukturen handelt, die Emotionen, sensorischen Input und motorische Verhaltensweisen integrieren.

Wie ich schon erwähnt habe, hatten unsere Zwangskranken oft eigenartige kleine Bewegungen, die nur schwer zu beschreiben sind. Bei manchen handelt es sich in Ticks oder Zuckungen des Gesichts oder der Hände, die wie ein leichter

Fall von Tourette-Syndrom aussehen, während andere einfache Ticks haben. Wieder andere haben flüchtige, ruckartige Bewegungen der Hände und Füße. Manche legen komplexe, seltsame Manierismen an den Tag, sie fassen sich an die Nase, ziehen an ihren Haaren oder machen weitausholende Bewegungen, um einen Arm nach hinten zu verdrehen. Ich hatte dergleichen seit meinem Medizinstudium im Zusammenhang mit einer postinfektiösen Hirnkrankheit namens Chorea minor nicht mehr gesehen. So fand sich auch hier wieder eine Verbindung zwischen einer Zwangsstörung und einer neurologischen Störung.

Da unsere Patienten zu begnadeten Schauspielern werden, können sie diese Bewegungen glänzend kaschieren. Eine Frau zeigte mir, wie sie ihre »Armzuckungen« so vertuschte, daß es aussah, als ob sie sich streckte. Eine andere Frau mit Berührungszwang zeigte mir, wie sie es anstellte, einfach einen lebhaften und impulsiven Eindruck zu erwecken.

Bei der Zwangsstörung haben die Rituale und Gedanken selbst tickartigen Charakter, sie sind zusammenhanglos und unkontrollierbar. Immer wiederkehrende Gedanken stellen vielleicht, wie der französische Psychiater Pierre Janet glaubte, eine Art neuronaler Entladung dar – gerade wie die motorischen Ticks oder die ruckartigen Bewegungen. Janet glaubte an eine Art von »Psycholepsie«, Ticks des Denkens. Wie bei der Epilepsie, wo jemand monate-, ja jahrelang anfallsfrei sein kann und plötzlich erneut einen Anfall haben kann, können auch Obsessionen Wochen und Monate ruhen, und dann setzt irgend etwas sie wieder in Gang. Meine Patienten fragen mich: »Warum sind die Gedanken verschwunden?« und unvermeidlich danach: »Warum sind sie wieder zurückgekommen?« Ich weiß gewöhnlich auf keine Frage eine Antwort.

Auch mich frappierte der tickartige Charakter der Zwangsvorstellungen. Können sie das Resultat elektrischer Entladungen von gestörten Erregungskreisen im Gehirn sein? Kann man aus diesen sinnlosen, wiederkehrenden Mustern von Bewegungen und Gefühlen schließen, daß es bei Gedanken genauso »Anfälle« geben kann wie bei Bewegungen? Gibt es »elektrische« Ministürme von Gedanken (wie die elektrischen Entladungen bei Epilepsie), die Zwangsvorstellungen hervorrufen?

Ich habe das außerordentliche Glück, meine Untersuchungen zu einer Zeit durchzuführen, wo neue Methoden zur Verfügung stehen, mit deren Hilfe das lebende Gehirn in seiner Funktionsweise erforscht werden kann. Mit bildgebenden Verfahren kann man jetzt die elektrische oder biochemische Aktivität des Gehirns über der gesamten Oberfläche ableiten, mit einigen Techniken auch die Aktivität tiefer liegender Gehirnpartien. Alle diese Untersuchungen werden durchgeführt, während ein waches menschliches Wesen verschiedenartige geistige Aufgaben löst. Der tiefste Einblick in das lebende Gehirn wurde nun durch eine Technik möglich, die man als Positronen-Emissions-Tomographie bezeichnet. Die PET-Strahlen machen sich die Tatsache zunutze, daß das Gehirn Glukose und Sauerstoff auf dieselbe Art und Weise benutzt wie andere Körperteile auch. Chemische Stoffe, die normalerweise vom Gehirn benutzt werden, werden zunächst durch ein radioaktives Isotop markiert. Wenn das Isotop zerfällt, strahlt es Positronen ab (positiv geladene Elektronen), und diese setzen Gammastrahlen frei, die von Detektoren außerhalb des Körpers aufgefangen werden.

Die Positronen-Emissions-Tomographie wurde, zusammen mit anderen neuen, das Gehirn darstellenden Verfahren, bei Zwangsstörungen angewendet. Es besteht heute kein Zweifel mehr darüber, daß ein Teil des Gehirns (ein Teil der Basalganglien, genannt Nucleus caudatus) und Teile der Frontallappen bei Patienten mit dieser Krankheit anders funktionieren. Zwei voneinander unabhängige Laboratorien haben bei Zwangsstörungen dieses eng umschriebene Muster von Anomalien gefunden. Die Anhaltspunkte für eine neurologische Basis dieser Anomalie des Denkens häufen sich. Genauer gesagt, weisen die Anhaltspunkte auf diejenigen Teile des Gehirns hin, die schon Osler und von Economo erforschten. Die Areale des Gehirns, die in der Positronen-Emissions-Tomographie dieser Patienten anormal erscheinen, sind *dieselben*, die beim enzephalitischen Typ der Parkinsonkrankheit und beim Tourette-Syndrom befallen sind. Die Teile des Puzzles fügen sich zusammen.

Es ist eine außergewöhnliche Erfahrung, die Arbeitsweise des Gehirns bei der Produktion der komplizierten und subtilen Gedanken und Vorstellungen von Zwangskranken erforschen zu können. Können wir »Zweifel« oder »Willen« lokalisieren? Diese Begriffe können im Tierversuch nicht erforscht werden. Wir müssen mit Menschen arbeiten, um die Zwangsstörung zu verstehen.

Ich hatte ein besonderes Ziel vor Augen, als ich mich für eine medizinische Fakultät entschied (anstatt mit experimenteller Psychologie weiterzumachen). Ich wollte Anomalien im Denken und im Verhalten in ihrer Beziehung zu physiologischen Anomalien untersuchen. Aber bei der Zwangsstörung sind die Gedanken bis in so hochreichende Bereiche anormal, daß Philosophen über diese Funktionen gründlicher und mit mehr Detailkenntnis nachgedacht haben als Ärzte. Zwangskranke haben Probleme mit dem »Willen« und dem »Wissen«. Die neuen Erkenntnisse über diese Krankheit enthüllen uns eine Biologie des Denkens auf einer Ebene, die ich nie für möglich gehalten hätte.

9 Das Verstehen verlernen

Das Verlernen kam schnell. Ich mußte das meiste von dem, was ich als Assistenzärztin in der Psychiatrie über Zwangsstörungen gelernt hatte, wieder über Bord werfen. Ich hatte gelernt, daß Patienten mit dieser Störung gewöhnlich ein spezifisches »zwanghaftes« Persönlichkeitsprofil hätten: Individuen mit einer zwanghaften Persönlichkeit sind Leute, die perfektionistisch, pünktlich, kalt, ordnungsliebend sind; sie gehen so mit den *meisten* Dingen um, und sie sind *immer* so damit umgegangen. Diese Beschreibung trifft vielleicht auf zwanzig Prozent unserer Patienten zu. Auf die meisten paßt sie nicht. Viele sind ziemlich nachlässig, sogar schlampig, solange sie noch jünger sind, und kümmern sich kaum um ihre äußere Erscheinung, ihr Zimmer und ihr persönliches Eigentum. Eigenartigerweise sind viele mit perfektionistischen Bestrebungen oder Ritualen höchst selektiv in bezug auf das, *worin* sie perfekt sein wollen oder *wo* sie saubermachen.

Dieser Kontrast zwischen einer Insel fanatischer Sauberkeit inmitten eines Meeres von Chaos kann frappierend sein. Heute finde ich das ziemlich selbstverständlich, aber als ich zum ersten Mal sah, was für ein Chaos meine Patienten ertragen konnten, verblüffte es mich. Ich war zur Visite auf Station gekommen, um nach John und Richard zu sehen, die beide sechzehn waren und an schweren Waschzwängen litten und die auf unserer pädiatrischen Station am *National Institute of Health* zur Beobachtung aufgenommen worden waren. Sie duschten ohne Unterbrechung, und einer von ihnen wechselte mehrmals am Tag seine Bettlaken aus. Die Schwestern mußten lernen, einige ungewöhnliche pflegerische Vorgehensweisen einzusetzen. Zuerst sperrten sie den Wäscheschrank ab, um auch für den Rest der Station noch die Versorgung mit Handtüchern und Laken gewährleisten zu können. Dann rationierten sie den Seifenverbrauch der Jungen auf zwei Stücke pro Tag. Als nächstes mußten sie sie davon abhalten, ihre Krankenhausbettwäsche in den Waschraum der Patienten zu bringen, so daß die anderen Patienten noch ihre persönliche Wäsche saubermachen konnten.

Im Gegensatz dazu und an genau denselben Tagen konnten die Schwestern John und Richard nicht dazu bewegen, ihre Kleider vom Boden aufzuheben und aufzuhängen! Statt dessen hörte man einen Dialog, wie man ihn mit jedem beliebigen Teenager führen könnte, eine Szene, die mir von zu Hause wohlvertraut war:

»Bitte, hängt eure Kleider in den Schrank. Bitte, hebt eure Bücher vom Boden auf.«

»Das machen wir später.«

Diese Selektivität war auch in anderer Hinsicht verblüffend. Wenn meine Patienten sich gegenseitig kennenlernen, dann stellen sich die besten Beziehungen zwischen denjenigen mit den gleichen Symptomen her. Aber einer mit einem Waschzwang hat kein Verständnis dafür, warum ein anderer zum Beispiel immer alles nachkontrollieren muß. Sie sind natürlich nett zueinander und unterstützen sich gegenseitig, weil sie das Unnütze, das Gefühl des Zwangs und die Absurdität in jedem anderen Symptom wiedererkennen. Aber kein Patient verspürt einen globalen Drang, irgendein anderes gängiges Zwangsverhalten außerhalb seiner wenigen umschriebenen Zwänge und Obsessionen, die er zufällig selbst hat, zu zeigen. So wird jemand mit einem Waschzwang zwar ganz allgemein nett zu jemandem mit einem Kontrollzwang sein, aber genauso wie ich den Kopf darüber schütteln und zu sich selbst sagen: »Gott sei Dank muß ich *das* nicht tun!«

Höchst rätselhaft ist auch, wie diese stereotypen Bewegungen »irgendwie« doch vom Patienten kontrolliert werden können. Sie können minutenlang, manchmal auch für Stunden, zum Stillstand gebracht werden, aber sie kommen immer wieder. Diese Quasikontrolle beschränkt sich nicht auf Bewegungen; sie gilt auch für die Gedanken oder die Rituale. Jahrelang wurde dieser »freiwillige« Aspekt der Zwangsgedanken als Beleg für die Theorie angesehen, daß sie in erster Linie das Resultat eines emotionalen Problems sind. Aber eine Reihe von neurologischen Symptomen kann ebenfalls eine Zeitlang unterdrückt werden. Patienten mit Tourette-Syndrom zum Beispiel können zeitweise ihre ruckartigen Bewegungen und Ticks und sogar ihre verbalen Ausbrüche unterdrücken.

Die psychoanalytische Ausbildung hatte mir die Überzeugung vermittelt, daß bestimmte Vorstellungen und Ängste durch Zwangsrituale symbolisch ausagiert werden. Das Paradigma dafür war Freuds Fall des »Rattenmanns«. Dieser junge Mann wurde seit seiner Kindheit von Zwangsvorstellungen gequält, und als er 1907 Freud aufsuchte, begann er eine Analyse, die um seine immer wiederkehrenden Vorstellungen von Ratten, die sich ihren Weg in seinen Anus hineinfraßen, kreiste. Freud stellte in seiner Psychoanalyse – anhand der Träume und Assoziationen seines Patienten – komplizierte und symbolträchtige Beziehungen zwischen den Rattenphantasien des jungen Mannes und seinen Gefühlen zu seinem Vater, zu Geld und zu seiner Sexualität her.

Durch die Lektüre klassischer Fälle und durch die Supervision von erfahrenen Klinikern hoffte ich, das auch zu lernen. Ich dachte, daß ich, nachdem ich einen Patienten gut kennengelernt und sein Vertrauen gewonnen hatte, früher oder später den schuldhaften Wunsch oder die Angst hinter dem Waschen, Kontrollieren und Zählen des Patienten herausfinden würde, so wie Freud es mit dem Rattenmann getan hatte. Wenn der Patient nichts dergleichen finden konnte, so deshalb, weil unsere gemeinsame Arbeit nicht »tief« genug gegangen war.

Aber jetzt weiß ich, daß die meisten unserer Patienten niemals den »verborgenen« Gedanken finden werden. Natürlich kommen auch zwanghafte Patienten so wie andere schließlich an den Punkt, wo sie Gedanken mitteilen, über die zu sprechen ihnen zunächst zu peinlich war. Aber trotz einer zunehmend guten Beziehung und obwohl sie auch sehr intime Gedanken und Gefühle mitteilen, ist mindestens die Hälfte unserer »Ritualisierer« nie dazu in der Lage, mit irgendeiner realistischen Vorstellung von der »Idee dahinter« aufzuwarten. Andere haben Ideen, die aber mehr nach Theorien klingen, die den Wiederholungscharakter ihres Verhaltens erklären sollen.

Die Zwangsstörung war wie ein inneres Muster, das freigesetzt wurde, ein Muster, das normalerweise einer ständigen Kontrolle unterliegt. Zwangshandlungen und Zwangsvorstellungen können wertneutrale Vorgänge oder Gedanken sein, die einfach wiederholt werden müssen; sie sind dann nicht mit Angst oder ähnlichen Gefühlen assoziiert. Keine Theorie, die ich kenne, hat dafür eine befriedigende Erklärung zu bieten.

Der jetzt sechzehnjährige Stanley zum Beispiel war gezwungen, bestimmte Handlungen immer wieder auszuführen. Diese Gewohnheiten hatten plötzlich eingesetzt, als er fünfzehn war, und er haßte sie. Er war ein Athlet, der Star seiner Basketballmannschaft, und er fürchtete, daß er durch die Wiederholungszwänge, auch wenn er sie gut kaschieren konnte, so langsam wurde, daß sein »Spiel dadurch vermasselt« wurde. Aber so sehr er sich auch bemühte, mit unserer Forschung und mit mir zu »kooperieren«, so hatte er doch nicht die leiseste Ahnung, warum er alles zweimal machte. Am besten konnte er seine Motivation noch als einen Drang, etwas noch mal zu tun, und ein vages Unwohlsein, wenn er dem nicht Folge leistete, beschreiben. Das hervorstechendste Merkmal für ihn war die unabweisbare Macht, die hinter der »blöden« Handlung steckte und die alles andere unwichtig erscheinen ließ.

Früher während meiner Ausbildung hätten wir bei unseren Fallbesprechungen wissend mit dem Kopf genickt und von »symbiotischem Erziehungsstil« oder »Problemen mit Grenzziehungen« gesprochen, wenn eine Mutter Stunden damit verbracht hätte, mit ihrem Sohn das Zimmer zu putzen, oder wenn Eltern ein Kind eingesperrt hätten, um es daran zu hindern, jemanden »umzubringen«, oder wenn eine Mutter das Restaurant wieder verlassen hätte, weil sie nicht »richtig hineingegangen« waren! Wir mußten noch eine Menge über diese Störung lernen! Die alten Formeln paßten nicht mehr.

Ich hatte gelernt, das bloße »Entfernen des Symptoms« mit Mißtrauen zu betrachten. Das konnte eine »Symptomverschiebung« verursachen, wie ein Psychiatrieprofessor behauptete, womit bewiesen wäre, daß man nur an der Oberfläche herumdokterte, wenn man den Patienten seines Symptoms »beraubte«. Sobald wir das »gewählte« Symptom beseitigten, würde ein neues, möglicherweise auch mehrere, an seine Stelle treten. In der Ausbildung, die die meisten Psychiater bis vor ganz kurzer Zeit durchliefen, sah man in der Zwangsstörung ein Paradebeispiel dafür, welche symbolische Bedeutung anormalem Verhalten zugrunde liegt. Wer einen Waschzwang hatte, war mit Sicherheit eine klinische Verkörperung von Lady Macbeth. Wer alles nachkontrollierte, wünschte seiner Familie ein Unglück an den Hals und mußte das verleugnen, das war klar. Es war unzweifelhaft, daß seine Symptome nur seinen Umgang mit diesen verbotenen Wünschen, mit dem verborgenen Groll und der Schuld zum Ausdruck brachten.

Was Sigmund Freud tatsächlich über die Zwangsneurose sagte, ist bei weitem nicht so doktrinär. Seine Schriften schlossen Spekulationen über genetische und andere biologische Einflüsse mit ein. Während Freud über psychische Einflüsse bei der Zwangsneurose Vermutungen anstellte, schrieb er auch: »Was die Frage angeht, welche Faktoren nun eine solche Störung der Entwicklung hervorrufen können, so stößt die Arbeit der Psychoanalyse an ihre Grenze. Sie überläßt diese Frage der biologischen Forschung.« Er gab auch zu, wie schwierig es bei Zwangsneurosen, verglichen mit anderen Neurosen, wie zum Beispiel der Hysterie, war, bedeutungshaltige Assoziationen herzustellen.

Mit die größte Ironie in der Geschichte der Psychiatrie liegt darin begründet, daß ausgerechnet die Zwangsneurose, die Krankheit also, die am häufigsten zitiert wird, um die Grundprinzipien der Psychoanalyse zu veranschaulichen, die Störung werden sollte, bei der diese Behandlung am wenigsten bewirkt.

Es waren die Verhaltenstherapeuten, die die erste Revolution in der Behandlung von Zwangsstörungen auslösten. In den sechziger und siebziger Jahren schien ein lerntheoretischer Ansatz zur Erklärung dieser Störung sehr vielversprechend zu sein. Wenn man die Symptome als konditionierte Verbindungen zwischen einer Angst und etwas, das diese Angst reduzierte, betrachtete, dann wäre damit die Ritualentstehung zu erklären. Lerntheoretische Modelle der Zwangsstörung sind weiterhin in der Diskussion, und bei vielen hilft diese Behandlung. In den letzten Jahren aber werden Theorien über diese Krankheit immer mehr von einem biomedizinischen Ansatz geprägt, der vor allem aufgrund der frappierenden Erfolge der medikamentösen Behandlung und aufgrund der bei Ultraschalluntersuchungen festgestellten Gehirnanomalien an Bedeutung gewonnen hat. Trotz dieses Wechsels im theoretischen Bezugsrahmen kann der bedeutende therapeutische Zugewinn durch die Verhaltenstherapie gar nicht überschätzt werden. In den siebziger Jahren las ich über die Effektivität dieser Methode bei der Behandlung von Phobien und Zwangsstörungen. Patienten, die willens und fähig sind, nach ihren Prinzipien vorzugehen, sollten es als erstes mit einer Verhaltenstherapie versuchen.

Meine Anschauung, daß zwanghafte Patienten ansonsten normale Individuen sind, entwickelte sich, als ich ihnen zuhörte, wie einer nach dem anderen mir über seine Störung erzählte. Vor allem aber kam ich im Verlauf der Behandlung meiner Patienten mit Medikamenten oder mit Verhaltenstherapie zur Überzeugung, daß sie diese Symptome nie »gebraucht« hatten, um ihr psychisches Gleichgewicht aufrechtzuerhalten oder einen inneren psychischen Konflikt zu unterdrücken.

Der Psychopharmakologe, der Arzt, der Medikamente als Mittel zur Verhaltensänderung einsetzt, hat ein mächtiges Werkzeug, um jemand von der Zwangsstörung zu befreien. Jedesmal, wenn ich das Medikament gebe, führe ich praktisch ein Miniexperiment durch. Die meisten unserer Patienten haben es schon mit anderen Medikamenten, die nicht gewirkt haben, versucht und mit anderen Behandlungen, die ebenfalls nichts genutzt haben. Durch die Verwendung dieses neuen Medikaments, des Clomipramins, festigte sich meine Überzeugung, daß die einzig vernünftige Behandlung für meine Patienten darin besteht, die Symptome so schnell wie möglich loszuwerden.

Wenn das Medikament wirkte (und bei mindestens einem Drittel unserer Patienten war das nicht der Fall), verblaßten die unerwünschten Gedanken und Bilder, und es entwickelten sich keine neuen Symptome. Viele Eltern wandten sich voll Erleichterung an uns. Sie konnten damit aufhören, immer ihren Kindern hinterherzulaufen; sie waren froh, ihr eigenes Leben führen zu können. Charles' Mutter fing wieder an, ihrem Mann bei der Arbeit zu helfen. Pauls Mutter sah wieder öfter ihre Schwester. Häufig sind die Verhaltensweisen von Eltern, auch ziemlich seltsame und sinnlos scheinende Verhaltensweisen, nur eine Reaktion auf die schwer zu erfüllenden Anforderungen eines kranken Kindes, Anforderungen, die sie nur zu gerne hinter sich lassen, wenn das Kind nicht mehr leidet.

10 Clomipramin: Ein Wundermittel?

Ich hatte mich mit der Behandlung durch Medikamente in der Psychiatrie befaßt und führte seit 1964 Forschungsarbeiten über Psychopharmaka durch. Die Untersuchung über Clomipramin begann 1975, geleitet von einem akademischen Interesse, aber von erheblichen Zweifeln begleitet. Es war nur schwer zu glauben, daß eine derart spezifische Behandlung für Zwangsstörungen möglich sein sollte. Meine eigene Ausbildung fand zu einer Zeit statt, als die Behandlung mit Psychopharmaka eine Revolution in der Psychiatrie einleitete; das war die neue Biologie der Geisteskrankheiten. Diese Revolution hat explosionsartig zu neuen Informationen über die Funktionsweise des Gehirns geführt und die Umsetzung dieser Informationen und neuer Bchandlungsmethoden bei der Untersuchung von Geisteskrankheiten bewirkt. Die Entdeckung effektiver Medikamente war die treibende Kraft, die wieder eine Annäherung der Psychiatrie an die Hauptrichtung der Medizin bewirkte.

Psychopharmaka wirken am besten bei allgemeinen Stimmungslagen wie Angst oder Depression. Zwangsgedanken und Zwangshandlungen waren so eng umschriebene Probleme, daß es unwahrscheinlich schien, daß ein bestimmtes Medikament in spezifischer Weise helfen konnte.

Aber aus meiner Skepsis wurde Glauben. Viele Patienten in unserer Untersuchung zeigten nach drei Wochen Clomipramineinnahme erste Ansätze der Besserung. Sie zeigten keine Besserung unter Placebos, die wir in einer sogenannten Doppel-Blind-Studie ebenfalls allen Patienten verabreichten. Ein Placebo ist eine wirkungslose Substanz, die wie eine echte Medizin aussieht, aber keinen Effekt hat; es ist eine Zuckerpille. In einer solchen Versuchsanordnung steht jeder Patient einen oder zwei Monate lang unter einer Versuchsbedingung und dann unter der anderen; weder sie noch wir wissen, in welcher Phase Placebos gegeben werden und in welcher Phase das echte Medikament, bis die Studie beendet ist.

Der fünfzehnjährige Gerald zum Beispiel war in der elften Klasse einer Berufsfachoberschule, wo er lernte, komplizierte elektronische Geräte zusammenzusetzen und zu reparieren, wie es schon sein Vater, der auch Elektriker war, tat. Geralds Zukunft schien gesichert. Die Elektrofirma, der wichtigste Arbeitgeber in dieser kleinen Stadt in Indiana, hatte ihm eine gute Stelle versprochen, sobald er seinen Abschluß hatte. Aber zwei Jahre früher hatte Gerald, nach einem scheinbar geringfügigen Ereignis – eine Heizdecke hatte Feuer gefangen und war schnell gelöscht worden, ohne daß Gerald oder sein Zimmer Schaden genommen hätten – angefangen über Vorstellungen zu brüten, daß seiner Familie oder seinen Freunden etwas Schlimmes zustoßen könnte.

Um diese Gedanken abzuwehren, mußte er sich waschen. Das Waschen dauerte jeden Tag zwei oder drei Stunden, wenn die Gedanken ihn beschäftigten. Seine Schulleistungen fielen zunehmend ab; er schwänzte die Schule und war schließlich unfähig, überhaupt noch hinzugehen.

Geralds Familie hatte durch eine örtliche Fernsehstation von unserer Untersuchung mit dem neuen Medikament gehört. Gerald war schüchtern und fühlte sich in der Atmosphäre dieser Riesenklinik unwohl. Während der ersten fünf Wochen erhielt er ein Placebo (wie wir später herausfanden). In dieser Zeit war Gerald mutlos und hatte große Mühe, mit dem alltäglichen Stationsleben Schritt zu halten, oft blieb er alleine in seinem Zimmer, um alles zu vermeiden, was seine Waschrituale auslösen könnte.

Während der zweiten fünfwöchigen Behandlungsperiode, der Clomipraminphase des Versuchs, kam es zu einer unerwarteten Veränderung bei Gerald. Zuerst dachten wir, es ginge ihm vielleicht schlechter. Er sprach mit uns über noch mehr Symptome, als er je gehabt hatte, und er wirkte sehr viel betroffener durch die Art und Weise, wie diese Symptome sich seinem realen Leben in den Weg stellten. Er verbrachte viel mehr Zeit mit Versuchen, uns zu erklären, wie er sich fühlte. Aber das war paradoxerweise ein Zeichen dafür, daß es ihm besser ging. Er fing endlich an, die Untersuchung ernst zu nehmen; er fing an, uns zu erzählen, was wirklich in seinem Kopf vor sich ging. Im Verlauf einiger Wochen wurde es immer klarer, daß Gerald eindeutig auf dem Weg der Besserung war. Am Ende tauchte ein begeisterungsfähiger, hart arbeitender, attraktiver junger Mann vor uns auf. Seine freiwillige Mitarbeit in der Elektrowerkstätte der Klinik war beispielhaft, und sein Betreuer gab ihm eine überschwengliche Empfehlung. Er fand Kontakt zum Stationspersonal. Es war ein Vergnügen zuzusehen, wie Gerald lebendig wurde. Er interessierte sich für das Leben in Washington und unternahm Ausflüge in die Stadt, um die Museen zu besichtigen. Gerald witzelte darüber, daß die Jungs zu Hause ihn für einen Waschlappen halten würden, aber es machte ihm Spaß, das Zeug anzuschauen, also kümmerte er sich nicht darum. Verblüffenderweise verblaßten seine Rituale immer mehr. Er stellte sich flüchtig noch Szenen eines familiären Unglücks vor, er hatte noch einige Ausbrüche von Waschzwang, aber das waren nur noch schwache, unbedeutende Fußnoten in seinem Denken, die er kaum zur Kenntnis nahm, sofern er nicht danach gefragt wurde.

Meine Begeisterung für das Medikament wurde durch die dramatische Wirkung, die es bei einigen schwer geschädigten Teenagern wie Gerald hatte, geweckt und durch die Erleichterung, die das für ihre Familie und ihre Therapeuten bedeutete. Wenn ein neues Medikament auf den Markt kommt, dann will man nicht nur wissen, ob es wirkt, sondern auch, ob es besser ist als andere Medikamente, die schon auf dem Markt sind.

Seitdem wir Gerald behandelt haben, haben wir erst herausgefunden, wie gut Clomipramin wirklich ist. Es ist nicht nur viel besser als ein Placebo, es ist auch viel besser als ein anderes Antidepressivum, das Desmethylimipramin (DMI). DMI ist wie das in seiner Zusammensetzung verwandte Imipramin ein gutes Antidepressivum, das bei Depressionen ebenso gut wirkt wie Clomipramin. Aber bei Zwangsstörungen wirkt Clomipramin viel besser. Um die beiden Medikamente zu vergleichen, nahmen die Patienten jeweils eines fünf Wochen lang und dann das andere. Um Verzerrungen des Vergleichs zu vermeiden, wurden wieder Doppel-Blind-Studien durchgeführt. Die Ergebnisse des Vergleichs zwischen Clomipramin und dem anderen Antidepressivum waren eindeutig. DMI, unser Kontrollmedikament, hatte nicht mehr Effekt als ein Placebo. Was auch immer Clomipramin im Gehirn auslöst, seine Wirkung ist eine sehr spezifische: Es räumt Zwänge und Obsessionen aus.

Wenn man eine derart spezifische Behandlungsmethode findet, dann sind wir dem Verständnis der physiologischen Basis einer Krankheit, vielleicht sogar dem Verständnis der Physiologie des Denkens einen großen Schritt nähergekommen.

Wenn mich auch das Clomipramin und seine selektive positive Wirkung auf Zwangsgedanken immer noch fasziniert, so halte ich es doch durchaus nicht für ein Allheilmittel. Was zunächst wie eine »Wunderheilung« aussah, kann auch nur eine begrenzte Besserung bringen. Bei mindestens einem Drittel unserer Patienten hilft es überhaupt nicht. Wir wissen nicht, warum dem so ist. Wir überprüften zunächst, ob bei denjenigen, die nicht auf das Medikament reagiert hatten, nur der Blutspiegel des Medikaments niedriger lag und sie daher den Bereich therapeutischer Relevanz nicht erreicht hatten, aber das war nicht der Fall.

Keines der klinischen Symptome erlaubt uns, eine Vorhersage zu treffen, bei wem Clomipramin wirken wird. Das Medikament kann bei sehr schweren Fällen ebenso wirken wie bei leichten. Es gibt einige frühe Forschungsergebnisse aus Forschungslaboratorien in Schweden und in den USA, die zeigen, daß Patienten mit einem höheren Serotoninspiegel (gemessen in den Blutplättchen oder in der zerebrospinalen Flüssigkeit) eventuell besser darauf reagieren. Das paßt zu der Theorie, daß das Medikament das Serotoninsystem beeinflußt.

Niemand weiß wirklich, wie das Medikament wirkt und warum es bei einer Person wirkt und bei der anderen nicht. Aber es *hat* dieser geheimnisvollen und schrecklichen Störung schlagartig zu einer neuen Bedeutung verholfen: Sie ist zu einem lösbaren Problem geworden.

Meine Untersuchung dieses Medikaments hat mich mit vielen Menschen zusammengeführt, deren Leben durch eine Zwangsstörung gelähmt war. Es ist wichtig, die Geschichten über den Kampf meiner Patienten mit dieser modernen Form der Besessenheit zu verstehen. Ob Sie es wissen oder nicht, auch Sie *kennen* ganz sicher jemanden, der diese Krankheit hat.

11 Davids Drogenodyssee

Die erstaunliche Selektivität, mit der ein Medikament wirkt, liefert uns mit die besten Anhaltspunkte zum Verständnis der Biologie einer Geisteskrankheit. Manchmal stammen diese Anhaltspunkte aus ungewöhnlichen Quellen. Ein Patient namens David gab uns eine bemerkenswerte Schilderung über die Biologie von Zwangsvorstellungen und Zwangshandlungen, die auf seinen Erfahrungen mit illegalen Drogen beruhte. Seine Geschichte war ein »natürliches« Experiment.

David, ein dunkler, hübscher, achtzehnjähriger Junge, war gewandt und ziemlich helle. Zwei Monate vorher hatte David selbst sich zu einer Entziehungskur für Drogen- und Alkoholabhängige der Stadt Baltimore angemeldet. Ein Jahr lang hatte er jeden Tag einen halben Kasten Bier getrunken, und seitdem er vierzehn Jahre alt war, hatte er Speed (Amphetamine), Engelsstaub (PCP), Kokain, Barbiturate und Valium genommen ebenso wie LSD und eine Substanz, die David »shroom« nannte (Psilocybin). Er hatte jede dieser Drogen mindestens zwanzigmal genommen und manche davon hundertmal.

David schwänzte so oft die Schule, daß er in der letzten Klasse schließlich ausgeschlossen wurde. Er war in mehrere Verkehrsunfälle verwickelt gewesen, und sein Führerschein war ihm entzogen worden. Erstaunlicherweise hatte David zu Hause eine Fassade der »Zusammengehörigkeit« aufrechterhalten, auf die seine Eltern, zwei vielbeschäftigte Rechtsanwälte, die häufig beruflich unterwegs waren, völlig hereingefallen waren. Aber als er wegen Diebstahls verhaftet wurde, wurden auch sie in die Sache hineingezogen.

158

Erst nachdem er in das Drogenentzugsprogramm eingestiegen war, erzählte David seinem Rechtsanwalt, was er vor jedermann noch sorgfältiger als seine Drogensucht verborgen hatte: daß er »verrückte Gedanken hatte und verrückte Dinge tun mußte« – meistens immer wieder bis zweiundzwanzig zählen. Er hatte diese Gedanken schon jahrelang, bevor das Drogenproblem auftrat. Es hatte auch eine Zeit gegeben, in der er sich eine Stunde lang täglich die Hände wusch. Aber es war das Zählen, das ihm sein Leben verdarb. Wenn ihn die »Zählanfälle« überkamen, mußte er alles, was immer er gerade tat, unterbrechen, um zweiundzwanzigmal oder ein Vielfaches davon an die Wand zu klopfen. Er mußte bei Eingängen zweiundzwanzigmal hinein- und hinausgehen oder sich zweiundzwanzigmal auf einen Stuhl setzen und ebensooft wieder aufstehen.

Der Rechtsanwalt schickte David zu uns. David interessierte sich sehr für unsere Untersuchung, und aufgrund seiner eigenen Experimente akzeptierte er leichter als unsere anderen Patienten die Vorstellung, daß ein spezielles Medikament seine Zwangsvorstellungen lindern könnte.

David hatte für sich selbst bereits eine Unterscheidung zwischen drei Klassen von Drogeneffekten getroffen, je nachdem, wie sie sich auf seine Zwangsgedanken und Zwangshandlungen auswirkten. Amphetamine und Kokain verschlimmerten seine Rituale. Und zwar deutlich. Weil er aber auf diesen Drogen voll »drauf« war, nahm er sie häufig, und wenn er das tat, dann nahmen die Rituale so sehr zu, daß er sein »High« damit verbrachte, überall zweiundzwanzigmal an die Wände zu klopfen. Alkohol, Valium und Engelsstaub hoben in einer unbestimmten, globalen Weise seine Stimmung, aber die Rituale gingen weiter wie üblich, sie nahmen weder zu noch ab. Was David beschäftigte war die Tatsache, daß zwei seiner Drogen, nämlich Psilocybin und LSD, seine Rituale und Gedanken für fünf oder sechs Stunden nach der Einnahme völlig zum

Verschwinden brachten. Damit war der Effekt jeder Droge vollständig vorhersagbar.

David fragte sich, ob wir eine Erklärung dafür wüßten. Wir meinten, wir hätten eine. Psilocybin und LSD beeinflussen ein chemisches System im Gehirn, das seinerseits einen Neurotransmitter reguliert – nämlich das Serotoninsystem. Neurotransmitter sind chemische Substanzen, die von Nervenzellen freigesetzt werden und Botschaften zu anderen Zellen oder Gehirnpartien transportieren. Nervenzellen sind hochspezialisierte Zellen, und ein bestimmter Typ einer neurochemischen Substanz kann nur eine bestimmte Botschaft zu einem bestimmten Zelltyp bringen. Die anderen Drogen auf Davids Liste haben keinen Einfluß auf das Serotoninsystem. Was uns an Davids Geschichte so beeindruckte, war, wie die Wirkungen der Drogen mit der Wirkungsweise des Clomipramin übereinstimmten. Sowohl das Clomipramin wie auch Davids »gute« Drogen haben einen spezifischen Effekt auf das Serotoninsystem und erhöhen wahrscheinlich den Serotoninspiegel, zumindest in bestimmten Gehirnarealen.

Amphetamin und Kokain verschlimmerten Davids Zustand. Auch das ergab einen Sinn. Diese Drogen üben einen starken Einfluß auf das Dopaminsystem aus. Dopamin ist ein anderer Neurotransmitter, aber einer, der im *Gegensatz* zum Serotoninsystem steht. Wir vermuten, daß Clomipramin den Serotoninspiegel und Amphetamin den Dopaminspiegel in den Basalganglien erhöht. Das sind die Gehirnpartien, die unserer Meinung nach bei Zwangsstörungen nicht richtig funktionieren. Die Drogen, die keinen bestimmten Effekt auf Davids Zwangssymptome hatten, beeinflussen weder das Dopamin- noch das Serotoninsystem.

Die nächste Frage war natürlich, ob Clomipramin David helfen würde. Aus Davids Selbstversuchen ergab sich für uns, daß er »Serotonin-empfänglich« sein müßte: ein Medikament, das den Serotoninspiegel im Gehirn erhöhen würde, müßte bei ihm zu einer Besserung führen.

In den ersten fünf Wochen der Untersuchung (die sich als Kontrollphase herausstellten, in der DMI, das andere Antidepressivum, gegeben wurde), änderte sich gar nichts bei David. Aber in der zweiten Hälfte der Studie war er zum ersten Mal seit vier Jahren von seinem Zählzwang befreit, ausgenommen die wenigen Stunden Freiheit auf seinen LSD-Trips.

Fälle wie der von David leisten mit die wertvollsten Beiträge zur Arbeit eines klinischen Forschers. Was mich in erster Linie an der medizinischen Forschung reizte, war eben der Sprung von einem einzelnen klinischen Fall, von der Geschichte eines Patienten, zum allgemeinen Verständnis der Funktionsweise des Gehirns. Gerade die Möglichkeit, zwischen dem realen Leben und dem Laboratorium immer hin und her zu pendeln, ist es, was das Einzigartige im Leben eines klinischen Forschers ausmacht.

Weil auch sie hauptsächlich auf das Serotoninsystem wirken, werden heute auch neuere Medikamente bei Zwangsstörungen eingesetzt. Zwei davon – Fluoxetin und Fluvoxamin – sehen vielversprechend aus. Fluoxetin ist erst seit kurzem in den USA auf dem Markt, seine Effektiviät bei Zwangsstörungen wurde aber noch nicht gründlich erforscht. Fluvoxamin ist in den USA noch nicht erhältlich, aber in mehreren anderen Ländern bereits auf dem Markt. Sie sind möglicherweise ebenso gut wie Clomipramin, obwohl es noch zu früh ist, jetzt schon Aussagen darüber zu machen.

Ein Postscriptum über David: Am Ende seiner Behandlung sagte er, es sei ihm schwerer gefallen, seiner Familie von seinen Zwangsgedanken zu erzählen als von seiner Drogenabhängigkeit. »Wissen Sie«, sagte er, »*jeder* hat irgendwas mit Drogen zu tun. Aber ich kannte niemanden sonst, der zählen mußte.« In einer kürzlich erschienenen Untersuchung über die Verbreitung psychiatrischer Störungen in den USA fand man, daß bei Patienten mit Zwangsstörungen (im Vergleich zur Normalbevölkerung) die Wahrscheinlichkeit eines Drogenmißbrauchs erhöht ist. Es ist möglich, daß sie wie David versuchen, ihre Krankheit selbst zu behandeln.

12 Zuckersüß

Nachdem in einer großen Fernsehshow im März 1987 eine Sendung über Zwangsstörungen gebracht wurde, wurden wir mit Anrufen überschwemmt. Es dauerte Monate, alle zu beantworten, und im Lauf dieser Zeit hörten wir so manche verrückte Geschichte von Patienten mit einer Zwangsstörung und von ihren Familienangehörigen. Jede Woche gab es eine Teambesprechung, um die zweitausend Anrufe durchzusehen; unentgeltliche Helfer (Patienten und deren Familienangehörige, die an früheren Untersuchungen teilgenommen hatten) verschickten Informationen an jeden Anrufer. Die meisten wurden an das ihrem Wohnsitz zunächst gelegene Behandlungszentrum verwiesen. Wir trafen uns mit einigen, die sich für unsere Untersuchung eigneten. Aber der Anruf, der mich am meisten faszinierte, ging über Zucker:

Eine Frau sagte mit bebender Stimme am Telefon: »Ich habe die Sendung über Zwänge gesehen, aber ich glaube nicht, daß jemand je von einem Problem wie dem meinigen gehört hat.« Sie erzählte dann von einer Variante dieser Krankheit, die mir nie begegnet war und die auf ihre Weise ebenso zerstörerisch war wie jede andere Form, die ich kannte. Sie *hatte* eine Zwangsstörung, dessen bin ich mir sicher. Ich habe sie nie kennengelernt – sie ging in einer Papiersintflut während der Monate verloren, als unser (ansonsten gut durchorganisiertes) Team mit Telefonanrufen überschüttet wurde. Aber wir sprachen eine ganze Weile miteinander, und die Unterhaltung geht mir noch immer im Kopf herum.

Bei Miss X fingen die Zwänge im mittleren Alter an. Schon in dieser Hinsicht unterschied sie sich vom Rest meiner Patienten, bei denen in der Mehrzahl die Störung schon vor dem vierzigsten Lebensjahr einsetzt, dem Alter, in dem bei Miss X das Problem erst zum Vorschein kam.

Miss X war zu einem Leben als Alleinstehende geboren, so sagte sie mir, ein sauberes Haus und Kuchenbacken bedeuteten ihr mehr als alles andere. Die Männer sorgten nur für Unruhe und brachten alles durcheinander. Soweit schien sie reif für einen Ordnungszwang oder möglicherweise auch einen Kontrollzwang zu sein, vielleicht gehörte sie auch schlichtweg zu den Putzteufeln und den vom Waschzwang Besessenen. Aber darum ging es nicht in ihrer Geschichte.

»Dr. Rapoport, bitte lachen Sie nicht über mich. Mein Problem ist der Zucker, genauer Puderzucker.«

»Zucker?« sagte ich.

»Genau, Zucker. Wissen Sie, der feine Puderzucker.«

»Was ist damit los?« fragte ich sie zweifelnd.

»Nun, es fing ganz plötzlich an«, sagte sie, »ungefähr vor zwanzig Jahren hatte ich plötzlich das Bedürfnis, zu sehen, wie es wäre, ich meine, zu sehen, wie es sich *anfühlen* würde, wenn meine ganze Wohnung mit Puderzucker überstreut wäre. Wissen Sie, so wie man ihn über einen Kuchen streut.«

»Sie haben ihn in der Wohnung verstreut?« fragte ich sie.

»So ist es. Ich habe einen Streuer, um Puderzucker auf meine Kuchen zu verteilen. Es ist eine kleine Zinnkanne mit einem Griff und kleinen Löchern auf der Oberseite. Die habe ich dafür hergenommen.«

»Wo haben Sie ihn denn verstreut?«

»Oh, einfach überall. *Es fühlte sich einfach nicht richtig an,* wenn ich den Puderzucker nicht überallhin verstreute. Ich mußte ihn ganz gleichmäßig verteilen. Ich habe ihn auf den Boden getan, auf die Möbel. Ich hörte erst auf, als der Puderzucker ausging. Der normale Zucker taugte nicht dafür. Irgendwie wußte ich das.«

»Was passierte dann?«

164

»Naja, es war natürlich ein riesiges Durcheinander. Aber wenigstens konnte ich so zur Ruhe kommen. Es war besser, den Zucker da zu haben, als ihn nicht da zu haben und sich nicht konzentrieren zu können. Wenn ich es nicht tat, fühlte ich mich schrecklich.«

»Sie machen das jetzt seit zwanzig Jahren?«

»Es kommt und geht. Das ist der Punkt. Manchmal verschwindet das Gefühl monatelang, und dann kann ich saubermachen. Das ist auch eine Erleichterung. Ich kann Leute zu mir einladen und alles von dem klebrigen Zeug befreien.«

Miss X versprach mir zu schreiben. Wie gesagt, das geschah während unserer betriebsamsten Monate. Ich war mir sicher, eines unserer Anschriftenformulare ausgefüllt zu haben, bevor wir uns verabschiedeten. Ich versprach, sie mit einem Kollegen in New York (wo Miss X und ihr vermutlich mit Zucker gefülltes Appartement zu finden waren) in Kontakt zu bringen.

Ich fand das Formular nicht mehr, und sie rief nie wieder an. Alle möglichen Fragen kamen mir am nächsten Tag in den Sinn: Was war mit Ameisen, Küchenschaben und so weiter? Gab es noch andere kulinarische Zwänge? Kochte sie noch? Wie sah die Wohnung aus? Hatte irgend jemand sie in ihrem schlimmsten Zustand gesehen?

Ich hoffe, daß die Auskunft, die ich Miss X gab, ihr geholfen hat. Vielleicht hat sie eine Verhaltenstherapie (mein erster Vorschlag) oder Clomipramin (mein zweiter) versucht. Ich hoffe, sie hält ihre Puderzuckerdose jetzt nur noch über Kuchen.

13 Die Versteckspieler

In der psychiatrischen Epidemiologie werden ganze Gemeinden untersucht, um einen Überblick über den Gesundheitszustand der Bevölkerung zu gewinnen. Patienten in einer Klinik könnten sich von Patienten »außerhalb« unterscheiden. Es ist möglich, daß Ärzte ein Problem nur in einer besonderen Form oder nur in bestimmten Kombinationen kennenlernen. Vielleicht werden nur die kompliziertesten oder die schwersten Fälle sichtbar. Je nach Behandlungsmethode bekommt man nur die am wenigsten Betroffenen, die Zahlungskräftigsten oder die, die Termine einhalten, zu sehen.

Die Epidemiologie verfolgt die Zielsetzung, die Häufigkeit, mit der Krankheiten in einer Gesamtpopulation und in bestimmten Teilen zu unterschiedlichen Zeitpunkten auftreten, einzuschätzen. In den letzten zehn Jahren ist es zu einer Revolution in der amerikanischen Psychiatrie gekommen. Die psychiatrische Epidemiologie hat ihren Platz gefunden. Die Entwicklung von standardisierteren Methoden der Diagnosestellung erlaubte es, diagnostische Interviews durchzuführen, die auch bei der Untersuchung ganzer Gemeinden angewandt werden konnten. Wir hatten das Glück, Zwangsstörungen in den achtziger Jahren zu erforschen. Wir konnten erste Antworten auf die Frage geben: Wo stecken die angeblich so zahlreichen Fälle von Zwangsstörungen, und wie kommen sie damit zurecht?

Normalerweise erledige ich den größten Teil meiner Arbeit am Schreibtisch. Ich setze mich mit dem Team zusammen, sehe Patienten, telefoniere, verfasse medizinische Berichte und so weiter. Aber 1985 nahm ich an einer epidemiologischen Untersuchung teil, die mich aus meinem Büro hinausführte. Ich begab mich auf eine seltsame Jagd, ich hielt nach zwanghaften Patienten Ausschau, die keine Hilfe suchten. Es handelte sich um eine epidemiologische Untersuchung, um die Untersuchung einer Bevölkerungsgruppe, und das bedeutete, daß *wir* zu *ihnen* gehen mußten. Ziel war herauszufinden, wie verbreitet das Problem war und wie die Leute mit einer »unentdeckten« Zwangsstörung sich durchschlugen.

Für zwölf Monate war ich wieder an die High School zurückgekehrt, oder besser gesagt, an eine ganze Reihe von High Schools. Ich saß in den Räumen des Schularztes und unterhielt mich mit Oberschülern. Als ich noch jung war, hatten die Waage und das Schränkchen mit dem roten Kreuz Medizin und Wissenschaft für mich verkörpert. Jetzt kam es mir ziemlich seltsam vor, in diesen überheizten, schlecht gestrichenen (Grün war immer noch die Standardfarbe) Schularzträumen zu sitzen, wenn die Jugendlichen hereinschlurften. Alle zwei Stunden ein Interview. Es war ein ländlicher Schulkomplex, fünf Autostunden vom *National Institute of Mental Health* entfernt. Manchmal wurde ich mit dem Team in die Bibliothek oder auf den Gang umquartiert (eine öffentliche High School ist ein fürchterlicher Ort, um Befragungen über vertrauliche Dinge durchzuführen), wenn die Schulkrankenschwester ihren Arbeitsplatz benötigte. Wir wurden als Außenstehende, die bei höflich gelangweilten Schülern eine Gesundheitsuntersuchung durchführten, toleriert.

Wenn die Tage zäh dahinflossen, fragten wir uns selbst: »Was machen wir eigentlich hier?« Die Arbeitslosigkeit war hoch; die Jugendlichen machten sich mehr Sorgen darüber, wie sie eine Stelle finden oder darüber, wie sie an ein Mädchen herankommen konnten. Die meisten schauten verständnislos drein, wenn wir sie nach »Gewohnheiten« wie Waschen oder Zählen fragten, die nicht aufhören würden.

Ich kam mir ganz nackt vor, weil ich ohne ein Büro

arbeiten mußte. Es war eigenartig, jeden Tag in ein Gebäude zu gehen, wo niemand einen kannte. Aber wir wollten etwas über die Fälle erfahren, die nicht zu uns kamen, und das war der einzige Weg, sie kennenzulernen.

Es stellte sich heraus, daß die komische Erfahrung, sich wieder auf der High School zurück zu finden, den Aufwand wert gewesen war. Für einen Teil der Schüler war die Befragung alles andere als langweilig; tatsächlich waren sie von unseren Fragen verblüfft. Sie hatten nie damit gerechnet, mit irgend jemandem über ihr Problem zu sprechen. Und dann waren da diese Leute, die sie nach ihrem »anderen Leben« fragten. Das war genau das, wonach wir gesucht hatten, Fälle »da draußen« in der Bevölkerung. Die meisten Zwangskranken erzählen niemals irgend jemandem von ihren Symptomen. Wir wollten herausfinden, warum sie nie nach Hilfe suchten. Was hatten sie von sich aus über diese eigenartigen Gedanken und Gewohnheiten erzählt? Wußte *irgend jemand* davon?

Fred war der erste Fall, den wir in unserer Untersuchung fanden. Er kam zwanzig Minuten zu spät zu seinem Termin.

»Ich komme immer zu spät«, entschuldigte er sich.

»Wie kommt das?« fragte ich ihn.

»Ich mache einfach alles langsam, also komme ich immer zu spät, das ist alles.«

»Kriegst du nicht Ärger deswegen?«

»Natürlich. Meine Freunde warten nicht gerne. Ich werde nie mit meinen Schularbeiten fertig.«

»Fallen dir die Schularbeiten schwer?«

»Eigentlich nicht. Sie könnten ganz einfach sein. Aber ich muß sie so oft nachkontrollieren. Immer und immer wieder. Deswegen werde ich nie fertig.«

Fred kannte niemanden sonst, der sich vier Stunden lang duschte oder sich hundertmal am Tag die Hände wusch.

Ich fragte ihn, warum er seiner Meinung nach diese Dinge tat. Er antwortete: »Ich bin einfach anders. Ich nehme an, irgend etwas stimmt nicht mit mir. Aber niemand würde das verstehen. Als ich noch klein war, glaubte ich immer, der liebe Gott würde mir diese Ideen in den Kopf setzen. Beim Einschlafen redete ich mir selbst ein, daß Gott mich für eine Art besondere Prüfung auserwählt hatte. Ich sagte zu mir selbst: ›Gott wird kommen und mir erklären, warum er mich so anders gemacht hat. Dann werden alle aufhören, mich aufzuziehen.‹«

Fred zählte dieselbe bizarre Liste von Symptomen auf, die ich schon seit Jahren in der Klinik zu hören bekam. Er hatte sie schon fast so lange, wie er zurückdenken konnte.

»Ich habe es satt, diese Sachen machen zu müssen«, gestand er uns. »Genauso wie die Zahlen, alles in Vierern machen, ja keine Sechser, und dann muß man manche Sachen noch in einer bestimmten Art und Weise anschauen.«

»Wie denn?«

»So wie ich auf die Uhr in meinem Zimmer und danach zur Tür schaue. Und ich muß die Unterseite meiner Füße sehen, und das schaut für meine Freunde blöde aus.«

»Machen sie sich über dich lustig?«

»Nein, sie sind ziemlich nett. Aber sie fragen mich, ob ich in Ordnung bin, und sie wissen, wann sie mich besser allein lassen.«

Fred hatte noch ziemlich Oberwasser. Er wußte, er konnte das in den Griff kriegen oder lernen, damit zu leben. Er wußte vor allem, er würde immer zu sich selbst stehen, egal, was passieren würde.

Freds Großmutter war vor einem Jahr gestorben. Jetzt hatte er niemanden mehr, mit dem er reden konnte. Seine Mutter hatte mehr als genug damit zu tun, zwei Arbeitsplätze unter einen Hut zu bekommen, seit sein Vater sie verlassen hatte. »Jeder hat schon so viele eigene Sorgen«, sagte er. Bei den meisten Jugendlichen in diesem ländlichen Schulkomplex waren die Probleme zu Hause noch schlimmer. Sie behielten diese Gewohnheiten für sich. Ich gab Fred eine Telefonnummer, die er anrufen sollte. Er versprach es, aber ich wußte, er würde es nicht tun.

Keiner unter den zwanzig Jugendlichen in unserer High-School-Untersuchung, der eine Zwangsstörung hatte, hatte je über diese Probleme gesprochen. Die meisten von ihnen litten schon seit Jahren darunter. Als wir auf echte Fälle stießen, hörten wir Geschichten von einsamen und seltsamen Kindheiten. Ein plumpes Mädchen namens Debby gestand, daß sie täglich stundenlang bestimmte Zahlen aufzählte.

»Das ist wirklich ein starkes Stück. Ich habe *niemandem* je von den Zahlen erzählt. Sie gehen mir immer wieder im Kopf herum. Sie sind schon seit Jahren da.«

»Was hast du denn geglaubt, was das wäre?« fragte ich.

»Als ich sechs Jahre alt war, hat man mir von der Grille erzählt, die Pinocchio folgte. Ich dachte, ich hätte eine kleine Stimme in meinem Kopf, so wie die Grille, die die Zahlen hineintat. Aber die Grille sollte eigentlich ein guter Freund sein, und ich habe nie verstanden, wozu das gut sein könnte. Ich wartete, um herauszufinden, was die Grille wohl tun würde. Ich sagte mir selbst: ›Sie kann jeden Tag jetzt damit herauskommen und die Sache in Ordnung bringen.‹«

Debby gehörte zu dem Dutzend von Kindern, die ich kennenlernte, die sich ihre eigene »Science-fiction-Geschichte« ausgedacht hatten, um für die »eingepflanzten« Gedanken eine Erklärung zu finden.

Drei dieser Schüler hatten tatsächlich schon einen Psychologen konsultiert. Aber sie gingen zu ihm, um über *andere* Probleme zu sprechen, nicht über rituelles Waschen oder verrückte Gedanken. Das war zu vertraulich und zu beschämend in seiner Verrücktheit. Sie zogen die Möglichkeit, darüber zu sprechen, nie auch nur in Erwägung. Diese Jugendlichen waren umwerfende Schauspieler. Sie dachten sich Gags, scheinbar sinnvolle Bewegungen und Entschuldigungen aus, um ihre Rituale oder Beschäftigungen zu verstecken.

»Wie bringst du es fertig, daß deine Freunde nichts über deine Gewohnheiten herausfinden?« fragte ich Debby.

Sie sah mich mit großen Kinderaugen an und setzte eine Art schusselig-verträumten Goldie-Hawn-Blick auf, als sie mir sagte: »Ich komme immer zu spät zu meinen Verabredungen, und dann renne ich gleich ins Badezimmer. Meine Freunde glauben, ich hätte nichts als Luft im Kopf, und ich lasse sie in dem Glauben. Aber ich habe alles genau geplant und nehme das sehr ernst. Niemand kennt mich wirklich. Niemand weiß etwas von meinem Zählen und Nachkontrollieren.

Wenn ich etwas nachprüfen muß oder mich waschen muß, dann klimpere ich mit den Wimpern und sage: ›Ich *muß* jetzt einfach mal meine Haare zurechtmachen. Sie sind *so* durcheinander‹ oder etwas in dem Stil, und dann lachen sie nur, wenn ich weggehe. Vielleicht sind manche Leute zu Schauspielern geworden, weil sie etwas zu verbergen hatten.«

Geschichten wie diese waren den Ausflug wert. Die Befunde, die wir in der Klinik erhoben hatten, waren verallgemeinerbar: Die klinischen Fälle waren wie die unbehandelten Fälle, zwanzig hört sich nicht nach viel an, aber die Tatsache, daß wir diese Rate an einem x-beliebigen High-School-Zentrum gefunden hatten, untermauerte die Ergebnisse vorangegangener Untersuchungen. Diese Studien betrafen Erwachsene; jetzt wurden die Befunde an Jugendlichen bestätigt.

Ausgehend von der Anzahl der Fälle, die wir schließlich fanden, und von den Kriterien, nach denen wir die Befragten ausgewählt hatten, konnte der Epidemiologe in unserem Team den wahrscheinlichen Prozentsatz von Jugendlichen mit einer Zwangsstörung in den USA kalkulieren. Diese Hochrechnung überraschte uns alle. Danach gab es mehr als eine Million Jugendliche und beträchtlich mehr Erwachsene in den Vereinigten Staaten, die unter dieser Krankheit litten. Warum hatte niemand etwas davon gewußt? Die Antwort lautet, daß Zwangskranke gewöhnlich keine Hilfe suchen. Vielleicht, weil sie es nie für möglich gehalten hatten, daß es überhaupt eine Hilfe geben könnte. Auf der anderen Seite hatte auch niemand nach ihnen gesucht.

1987, zwei Jahre später, kehrten wir noch einmal zurück, um alle unsere Fälle wieder zu sehen. Ich saß mit Fred auf der Vordertreppe seines Hauses. Ich hatte am Tag davor angerufen, um mir den Weg erklären zu lassen, und er hatte eine Zeit festgesetzt. Aber schon eine halbe Stunde vorher kam er die Treppe herunter. An dem Verständnis heischenden Blick seiner Mutter erkannte ich, daß gerade einiges im Gange war; Fred war bei einer Tätigkeit, die er immer wieder wiederholen mußte, hängengeblieben. Schließlich kam er herunter. Der Sozialwohnungsbau war überfüllt, ein Fernseher und aus irgendwelchen Gründen auch noch ein Polizeiradio plärrten von innen.

Wir saßen auf den besagten Stufen. Fred sah einfach schrecklich aus. Er hatte zwanzig Pfund verloren.

»Haben Sie gut hierher gefunden?« fragte er mich. »Ich hatte Angst, daß die Anweisungen nicht besonders klar wären.« Ich antwortete ihm, daß sie ganz prima waren.

»Ich bin nicht sehr gut darin, Anweisungen zu geben. Sonst eigentlich auch zu nichts anderem«, fügte er hinzu. »Ich erinnere mich an Sie. Sie kamen zu uns in die Schule und fragten uns aus, wie es so ginge.«

»Wie ist es dir in den letzten paar Jahren gegangen?« fragte ich ihn.

»Gut«, sagte er. »Ich habe überhaupt kein Problem mehr.«

»Was meinst du damit?«

»Nun, ich habe erkannt, daß Gott mich so geschaffen hat und daß es sein Wille ist, wenn ich so bin. Ich *soll* die ganze Zeit über saubermachen. Wenn die anderen Jungens mich aufziehen und mich Meister Propper nennen, dann höre ich einfach weg. Jetzt *will* ich diese Dinge tun. Ich bringe mich selbst dazu, es zu wollen, weil ich ja doch nichts daran ändern kann.«

172

Die Dinge standen nicht gut. Fred nahm immer noch viermal am Tag eine Dusche, wovon jede eine halbe Stunde dauerte. Er litt unter dem beängstigenden Gedanken, daß seine Eltern sterben könnten. Und er kontrollierte seine Schularbeiten immer wieder, so daß er nicht damit fertig wurde. Er kam nur mit Mühe durch. Als ich schon im Aufbruch begriffen war, erzählte er mir, daß er schlecht schlief, daß er stundenlang im Bett lag, bevor er einschlafen konnte, und schon wenige Stunden später wieder wach wurde. Er mußte dann daran denken, wie einsam und unruhig er sich die ganze Zeit über fühlte und ob er am Tag irgend etwas Falsches getan hatte.

»Aber ich muß damit leben, etwas anderes gibt es nicht. Also lerne ich, es gern zu tun.«

Ich fing an, mit ihm zu diskutieren, aber das half auch nichts mehr.

14 Kein Witz

Eine Menge Leute lieben es, Witze zu erzählen. Die meisten sind nicht so gut darin, aber kann Witzeerzählen ein Zwang sein? Noch vor kurzer Zeit hätte ich geantwortet: »Natürlich nicht.« Jetzt habe ich jemanden kennengelernt, bei dem es so ist. Manchmal ist es sehr schwierig zu sagen, was eigentlich ein Zwang ist. Wir haben gelernt, die »klassischen« Patienten zu identifizieren: die mit dem Wasch- und die mit dem Kontrollzwang, die Kinder, die davon überzeugt sind, daß sie jemanden umgebracht haben, und die mit den schrecklichen, unannehmbaren Gedanken im Kopf. Aber die Grenzfälle des Problems stellen uns noch immer vor ein Rätsel. Murray, so stellte sich heraus, war ein zwanghafter Witzereißer. Aber er, oder besser gesagt, sein Problem, war überhaupt nicht zum Lachen, auch wenn eine Menge Leute darauf hereingefallen waren.

Wir brachten fast keine Termine mit Murray zustande, denn seine Eltern konnten sich über rein gar nichts einigen, nicht einmal über den Zeitpunkt von Murrays Verabredungen. Er lebte mit seiner Mutter und seinem Stiefvater in einem Staat; sein Vater und seine Stiefmutter lebten in einem anderen Bundesstaat. Die Kämpfe zwischen seinen leiblichen Eltern waren von außergewöhnlicher Heftigkeit, wenn man bedachte, daß beide seit fünf Jahren angeblich glücklich wiederverheiratet waren. Noch bevor wir Murray überhaupt kennenlernten, rief jeden Tag der eine oder andere Elternteil bei uns an. »Haben Sie schon mal Kinder gesehen, die blöde Witze erzählen müssen?« fragten sie dann. »Natürlich«, antworteten wir, »aber nicht in dieser Klinik.«

Schließlich setzten wir einige Regeln dafür fest, wer

wann wie Murray zu uns bringen würde. Das brachte uns zwar im Umgang mit Murrays Eltern weiter, berührte jedoch Murrays äußerst ungewöhnliches und, wie sich herausstellte, sehr störendes Problem noch in keinster Weise.

Wir waren uns nicht sicher, ob wir Murray behandeln sollten. Einige Jahre vorher, als er gerade zwölf war, hatte er angefangen, sich exzessiv zu waschen und ständig zu kontrollieren, ob die Tür seines Schranks verschlossen war. Das hatte jeden Tag einige Stunden gedauert, aber das Problem war ganz von alleine, ohne irgendeine besondere Behandlung wieder verschwunden. Nun klagte Murray, und mit ihm seine Schulkameraden und seine Familie, hauptsächlich darüber, daß er dauernd Witze erzählen mußte. Er mußte mitten im Unterricht schlechte Witze erzählen, und das trotz wütender Lehrer, ärgerlicher Klassenkameraden und drohender Rektoren.

Das hörte sich immer noch nicht so an wie die Geschichten, die wir von unseren anderen Patienten kannten. Diese unglückselige Familie, oder besser gesagt, diese Familien hatten lange Reisen zu uns unternommen, damit wir uns von einem ansonsten sehr pfiffigen, vierzehnjährigen Jungen ausgesprochen dümmliche Witze anhören konnten! Ich fand, das *war* in der Tat ein schlechter Witz. Wir fragten uns, ob Murray so die Nase von den Streitereien dieser erwachsenen »Sorgeberechtigten« voll hatte, daß er für Ablenkung sorgte – egal wie. Hauptsache, ihr Gezänk verstummte. Aber als Murray zu seinen Erklärungen ansetzte, merkten wir, daß er nicht einfach ein blödes Kind war.

Murray, ein pummeliger Junge mit einem leichten Tick, einer Art von Zucken im rechten Auge, erklärte uns: »Ich sitze da im Unterricht in meiner Schule und ich passe auf und weiß auch die Antworten. Dann fällt mir plötzlich das Wort ›Witz‹ ein, und ich *muß* loslegen. Verstehen Sie«, sagte er in größter Eile, er konnte fast nicht schnell genug sprechen, »es schlägt einfach zu. Ich hebe meine Hand, fange an zu kichern, und dann *muß* ich Witze erzählen. Es ist wie ein Anfall oder so was Ähnliches.

Ich weiß, daß wir uns während des Unterrichts nicht unterhalten sollen und daß der Lehrer stocksauer werden wird, aber ich kann trotzdem nichts dagegen tun. Also sage ich: ›Ich weiß einen neuen Witz.‹ Der Lehrer sagt: ›Nicht jetzt, Murray‹, aber da habe ich schon angefangen.«

Ich unterbreche ihn: »Hast du dir damit nicht eine Menge Ärger eingehandelt?«

»Doch«, nickte Murray ganz kläglich, »ich bin schon an die zwölfmal vom Unterricht ausgeschlossen worden, und jetzt kann ich nicht mehr zurückgehen, und ich hatte gute Noten und wollte eigentlich aufs College gehen, und jetzt weiß ich nicht, was wir machen werden.« Er fing an zu weinen. Nachdem er einmal damit angefangen hatte, ließ er seinen Tränen freien Lauf. Das war kein Witz mehr.

»Na schön«, sagte ich, nachdem er sich wieder beruhigt hatte, »kannst du uns das vormachen? Kannst du uns einen Witz erzählen?« An diesem Punkt bekam Murray einen ganz starren Gesichtsausdruck, einen von weither kommenden, dümmlichen Blick wie Lou Costello in den alten Abbott-und-Costello-Filmen. Er fing mechanisch an, einen »Witz« zu erzählen. »Ich muß Ihnen mal 'nen Witz erzählen«, sagte er mit hartnäckigem Tonfall, aber der Witz bestand nur aus dem idiotischen Spruch: »Ein Mann steckte seinen Kopf in einen Eimer voll Wasser«, der ungefähr dem Niveau eines Zweijährigen entsprach, und Murray schlug sich selbst auf die Schenkel und lachte krampfhaft. Es folgte ein weiterer »Witz«. Dieses Mal ging es um jemanden, der mit Schlamm bekleckert wurde. »Ein Mann fällt in den Schlamm.« Aber vor uns stand kein Zweijähriger, sondern ein bekümmerter, verängstigter Vierzehnjähriger.

Von nun an war jedem klar, daß Murray das wirklich nicht für lustig hielt. Sobald die »Rede« vorbei war, sagte er: »Gott sei Dank, jetzt ist es weg.« Er stand wahrhaftig unter dem Zwang, das zu tun. Wegen seinem Witzeerzählen war er von der besten Schule am Ort ausgeschlossen worden. Murray sah sein Leben schon zusammenbrechen. Am schlimmsten war, daß er niemanden kannte, der verstand, was er durchmachte. Der Lehrer, seine Freunde und die meisten Mitglieder seiner Familie hielten ihn schlicht für ungehorsam und verrückt, und die meiste Zeit war irgend jemand sauer auf ihn.

Da Murray früher schon Phasen mit Wasch- und Zählzwängen gehabt hatte, wußten wir zumindest, daß er an einer Zwangsstörung gelitten hatte. Es war nur nicht ganz klar, ob das Witzeerzählen ein Teil desselben Problems war. Ich war mir sicher, daß wir niemals irgend etwas auch nur annähernd Ähnliches zu sehen bekommen hatten. So ging es auch den drei Neurologen, bei denen er schon gewesen war, bevor er zu uns kam.

Ich gab Murray einen Monat lang Clomipramin. Die Witze verschwanden. Die Schule nahm ihn wieder auf: Was für ein Erfolg! In seiner Familie toben immer noch die Kämpfe, aber seine Mitarbeit bei der Schülerzeitung und sein Fußballtraining beschäftigen ihn zur Genüge und, soweit wir das beurteilen können, steht er nicht mehr im Mittelpunkt der Kämpfe in seiner Familie. Als er einige Monate später das Medikament absetzte, kamen die Witze langsam wieder zurück.

Die sinnvollste Erklärung für Murrays Fall schien dahin zu gehen, daß sein Problem mit einer anderen Störung, nämlich mit dem Tourette-Syndrom, in Zusammenhang stehen könnte, das, wie schon gesagt, seinerseits zur Zwangsstörung in Beziehung steht. Die Opfer dieser Krankheit haben Ticks und geben seltsame Geräusche von sich. Manchmal sind die Geräusche Wörter, besonders Schimpfwörter, beleidigende oder obszöne Wörter oder auch Sätze, die in der jeweiligen Situation des Patienten völlig inakzeptabel sind.

Die Art der Wörter oder Sätze variiert mit dem sozialen Hintergrund des Patienten und der besonderen Situation, in der er oder sie sich befindet. Einer meiner Patienten zum Beispiel mußte bei höflichen Konversationen immer obszöne Wörter von sich geben, aber einmal, in einem Flugzeug nach Miami, mußte er sich selbst regelrecht knebeln, um nicht laut »Entführung!« auszurufen. Das war kurz, nachdem eine ganze Reihe von Flugzeugen nach Havanna auf dieser Route entführt worden waren. Es gab Warntafeln im Flugzeug, daß sogar Witze über Entführungen bei Strafe verboten waren. Wie auch immer das »Programm« dieser Krankheit im Gehirn aussehen mag – für den Patienten lauten die Anweisungen dieser krankhaften Rituale: »Sage oder tu genau das, was am allerwenigsten akzeptabel ist.« In Murrays Schule, wo man vernünftige, begabte Jungen erwartete, war es »inakzeptabel«, sich blöde zu benehmen. Wenn man wie besessen ist von dem *Gedanken, etwas Inakzeptables zu tun,* ist das eher für eine Zwangsstörung typisch; das Inakzeptable *wirklich zu tun* paßt eher zum Tourette-Syndrom.

Murray geht es gut jetzt. Er hat keine Ticks mehr und steht nicht mehr unter dem Zwang, Witze zu erzählen. Er hat Clomipramin nur ein Jahr lang genommen, und es ist jetzt dreieinhalb Jahre her, daß ich ihn das erste Mal getroffen habe. Murray ist sich sicher, daß das Medikament ihn wieder »hingekriegt« hat. Er möchte Arzt werden und in der medizinischen Forschung arbeiten. Ich bin mir nicht mehr sicher, wieviel davon tatsächlich auf das Medikament zurückzuführen ist. Gewöhnlich müssen die Leute das Clomipramin über einen längeren Zeitraum hinweg einnehmen, wenn es etwas nützen soll. Und sowohl Zwangsstörungen wie auch das Tourette-Syndrom können ganz von alleine wieder verschwinden – auch in diesem Fall weiß niemand warum.

15 Und die Musik spielt immer weiter

Don stand am Fenster und sprach ganz konzentriert ins Telefon. Er war sechzehn Jahre alt, ein dünner, knochiger Junge, der in typischer Teenagermanier verdrossen auf meine Unterbrechung reagierte.

Als er ansetzte, mir von den Rockmelodien in seinem Kopf zu erzählen, nahm die Ähnlichkeit mit dem typischen High-School-Schüler aus der Vorstadt noch zu. »Sie bleiben mir im Ohr, Dr. Rapoport, und ich bring sie nicht mehr aus dem Kopf.«

»Ja, ja«, sagte ich, »wir haben alle mal eine Melodie im Ohr. Kürzlich erst habe ich eine neue Show gesehen, und ich habe die Melodie tagelang vor mich hingesummt«, sagte ich zustimmend.

»Nein«, sagte ein jetzt gar nicht mehr cooler, ernsthafter Don, der aussah, als würde er jeden Moment zu weinen anfangen. »Das ist etwas ganz anderes. Deswegen bin ich doch in der Klinik. Verstehen Sie, die Melodien lassen keinen Raum für andere Gedanken. Es ist schrecklich.«

Da muß ein Irrtum vorliegen, dachte ich bei mir. Was macht dieser Junge in unserer Untersuchung über Zwangsstörungen? »Mußt du dich nicht waschen oder alles kontrollieren oder abzählen?«

»Sicher, das habe ich *früher* gemacht, aber nur ein bißchen. Ich habe alles zweimal gemacht, und nur gerade Zahlen waren erlaubt. Ich habe mir sieben- oder achtmal am Tag die Hände gewaschen.« Don wirkte gelangweilt und ungeduldig, als er das wieder erzählte.

»Aber nichts von *alledem* hat mich wirklich in Schwierigkeiten gebracht. Es ist die Musik, die immer weiter spielt: Sie fängt andauernd wieder von vorne an.«

»Was ist es denn für eine Musik?« fragte ich. »Na ja, manchmal ist es eine Art furchterregende Hintergrundmusik, wie in den alten Abenteuerfilmen, wenn der Böse auf dich zugeht und du hörst so eine Art dröhnendes Grollen.«

Don hatte vier Jahre lang mit einem Psychologen über seine Ängstlichkeit und seine Schwierigkeiten im Umgang mit anderen Jungen gesprochen. Aber er hatte die Melodien in seinem Kopf *niemals* erwähnt. Warum nicht? Na ja, zuerst hatte er gedacht, es ginge ihm so wie jedem anderen auch. Später war er sich nicht mehr so sicher, ob andere Leute solche Musik hörten wie er. Er hielt es nie für wichtig. Es war schon so lange so, er war daran gewöhnt.

»Sie müssen sich anschauen, was es mit diesen Melodien auf sich hat«, versuchte er mich zu überzeugen. »Andere Leute meinen es nicht ernst, wenn sie sich darüber beklagen, daß sie einen Ohrwurm haben, im Grunde *gefällt* es ihnen nämlich. Meine sind nie ein Vergnügen. Sie gehen über Stunden, Tage, Wochen, Monate und Jahre hin. Man kann sie nicht aussperren, diese Lieder sind wie reine Geister, die kommen und gehen, wie immer es ihnen gefällt.«

»Letzten Sommer zum Beispiel (im Sommer 1985) hatte die Rockgruppe ›Tears for Fears‹ ein Lied mit dem Titel ›Everybody Wants to Rule the World‹ in der Hitparade. Es war kein sonderlich großartiges Lied. Aber es ist mir ein Jahr lang im Kopf geblieben. Das passiert mir nun in wirklich übler Weise, seitdem ich neun Jahre alt bin.

Es ist ehrlich sehr schwierig, sich auf diese Lieder einzustellen. Ich muß zweihundert Prozent der Energie aufbringen, die andere Leute brauchen, nur um mit meinem Alltagsleben zu Rande zu kommen. Die Lieder verursachen ein Chaos in meinem Kopf, sie ermüden mich, und ich vergeude den größten Teil meiner Zeit damit. Und die Lieder sind alle mit einer Assoziation verbunden.«

»Aber hat nicht jeder bei Liedern bestimmte Assoziationen?« unterbrach ich ihn.

»Nicht so wie ich. Es ist eine Sequenz, an die ich dann

denken muß. Ich hasse Umzüge, und die Lieder sind alle mit bestimmten Orten, wo ich gewesen bin, verbunden. Aber es sind keine Plätze, die mir irgend etwas besonderes bedeuten, einfach nur Plätze, die mit den Liedern verknüpft sind. Die Lieder sind wie Kennzeichen für bestimmte Plätze, und das Ganze könnte auch eine Namensliste sein. Statt dessen sind es eben Lieder.«

Don hatte wirklich Zwangsvorstellungen – nur waren es Melodien. Während es einige sehr seltene Formen von Epilepsie gibt, die kurze Absencen, in denen man Musik hört, einschließen können, gibt es *nichts* sonst, das Musik über Jahre hinweg andauern läßt. Man könnte sich vorstellen, daß seltene Gehirntumoren im Temporallappen ein solches Erlebnis eine Weile lang, vielleicht sogar über Monate hinweg, verursachen können, aber in Dons Computertomographie war kein derartiger Tumor zu finden. Und die Melodien verfolgten ihn schon seit Jahren. Ein Tumor wäre bis dahin erkennbar gewesen.

In Dons Fall waren wir auch deswegen sicher, daß es sich um Zwangsvorstellungen handelte, weil er auch unter anderen typischen Symptomen – Waschen, Kontrollieren und Zählen – gelitten hatte. Die Melodien kamen uns gewissermaßen genauso vor. Es war nichts Angenehmes an diesen Melodien: Sie waren sinnlos, einfach in seinem Kopf hängengeblieben, von einem erbarmungslosen Wiederholungszwang diktiert, der den Kern jeder Zwangsvorstellung ausmacht. Er mußte gegen die Musik ankämpfen, nur um seinen Alltag zu bewältigen.

In den Erfahrungen von Zwanghaften dominieren visuelle Vorstellungen. Es gibt allerdings seltenere Fälle von Vorstellungen, die nicht visueller Natur sind. In den Lehrbüchern finden sich Verweise auf Melodien, die einem nicht mehr aus dem Kopf gehen. In einer medizinischen Fachzeitschrift wird über einen zweiunddreißigjährigen Studenten berichtet, der seine Gedanken nicht von einem gängigen Volkslied losreißen konnte. In einer anderen medizinischen

Zeitschrift wird der Fall eines älteren Mannes besprochen, der immer wieder einen sinnlosen Satz – »Diese Jungen, als sie jung waren« – in seiner eigenen Stimme hörte. Kurz nachdem ich Don kennengelernt hatte, bat mich eine andere Person um Hilfe, um eine Melodie loszuwerden.

George K., ein Farmer aus Maine, rief an, nachdem er in der Fernsehsendung von unserem Projekt erfahren hatte. Seit einunddreißig Jahren waren ihm mindestens sechs Noten einer Geigenmelodie im Kopf herumgegangen. Niemand in der Stadt wußte davon; auch vor seiner Frau hatte er es in den ersten Jahren nach ihrer Heirat geheimgehalten.

Georges Frau war ein Jahr vorher gestorben. Es ging ihm nicht gut zu der Zeit, und er konnte nicht nach Washington kommen, aber als ich einige Monate später in Boston war, kam er in die Klinik, die ich gerade besichtigte, und ich hörte seine Geschichte.

Als junger Mann, als es zum ersten Mal losging, hatte er sich gefragt, warum ihm das passierte. Da er noch nie zur Selbstbeobachtung geneigt hatte, fiel ihm auch kaum etwas dazu ein. Er hörte ganz gerne Musik im Radio, aber er hätte keine Umstände gemacht, um irgendein Stück zu hören. Auf einer Party, die er als junger Mann einmal besucht hatte, war ein ziemlich guter Geigenspieler gewesen. Aber dieser Geiger spielte gute Melodien und eine Menge verschiedene noch dazu, nicht so wie diese Art dumpfes, kurzes Volkslied, die sich in seinem Kopf festgesetzt hatte und immer wieder von neuem ablief.

George und seine Frau hatten keine Geheimnisse voreinander, und schließlich mußte er ihr davon erzählen. »Eines Tages, als ich wieder so niedergeschlagen war deswegen, platzte ich einfach damit heraus«, erzählte er mir. »Ich hatte schreckliche Angst davor, daß sie mich auslachen würde, aber ich hätte nie erwartet, daß sie sich einfach hinsetzen würde, um zu weinen, so wie sie es getan hat. Dann kam sie zu mir und dankte mir. Sie sah glücklich aus.

Sie sagte mir, sie habe mich immer nur ernst und beküm-
mert gesehen und immer gedacht, ich wäre böse auf sie oder
fände alles, was sie sagte, langweilig, weil ich ihr nie so
zugehört hatte, wie ich eigentlich sollte. Ich hätte es ihr
schon viel früher erzählen sollen, aber ich dachte, sie würde
mich für verrückt halten. Danach war sie soviel glücklicher, und mir machte es auch viel weniger aus.«

George verließ nicht gerne seine Farm, war aber zweimal
zu einem berühmten medizinischen Zentrum im Mittleren
Westen gereist, um Hilfe zu suchen. Zweimal führte man
Tests durch, sein Gehör wurde untersucht, er wurde nach
anderen »Halluzinationen« befragt. Neurologen, Psychologen und Spezialisten für das Innenohr wurden konsultiert,
und Konferenzen wurden abgehalten. Zweimal hörte er
danach, daß man nicht wußte, was er eigentlich hatte.

Georges Frau starb an einem Schlaganfall; sie hatte unter Bluthochdruck gelitten. Er war jetzt sechzig, und auch
er hatte Bluthochdruck. Er fühlte sich durch die Medikamente, die er deswegen nehmen mußte, ziemlich angeschla-
gen, obwohl er immer noch auf seiner Farm arbeitete und
nicht beabsichtigte, jemals etwas anderes zu tun, solange er
es vermeiden konnte. Er war an den Punkt gekommen, wo
er die Melodie als ein dauerhaftes Ärgernis, als Plage und
als Nerverei hinnahm. Aber er war daran gewöhnt, wie er
es ausdrückte, »sein Leben durch den Lärm hindurch zu
leben«. Aber seit er die Fernsehsendung gesehen hatte,
hatte er, zum ersten Mal seit Jahren, Hoffnung geschöpft,
daß er seine Melodie loswerden könnte, »bloß um zu sehen,
wie es wäre, einen Tag ohne sie zu verbringen«.

Ich gab George nur eine kleine Dosis Clomipramin, wegen seiner sonstigen Probleme mit Medikamenten. Er
nahm auch etwas L-Tryptophan, eine Aminosäure, die ein
Vorläufer des Serotonins ist und die Wirkung einer geringen Dosis Clomipramin erhöht. Sein Hausarzt übernahm
die weitere Betreuung, aber George und ich blieben in Kontakt. Nach zwei Wochen war die Melodie leiser geworden.

Es war nach wie vor dieselbe Melodie, aber sie verblaßte, wie er sich ausdrückte, wie eine Radiosendung, deren Empfang immer schlechter wird, je weiter man sich auf der Autobahn von der Stadt entfernt. Nach mehr als drei Monaten war sie schließlich ganz verschwunden. George sagte, er würde die Medizin nie absetzen. Er blickte gedankenvoll. »Die Stille ist so erholsam«, sagte er zu mir, »ich wünschte nur, meine Frau wäre noch hier. Ich könnte ihr wirklich zuhören. Sie sagte, ich hätte nie zugehört.«

Diese speziellen musikalischen Formen einer Zwangsstörung sind recht selten; auch visuelle Vorstellungen sind relativ wenig verbreitet unter unseren Patienten. Da aber Zwangsstörungen so viel häufiger vorkommen, als wir jemals geglaubt hätten, ist es recht wahrscheinlich, daß noch einige tausend andere wie George und Don herumlaufen, die meinen, daß nur *sie* Melodien im Kopf haben und die nicht wissen, daß ihnen vielleicht mit Medikamenten und/ oder Therapie geholfen werden könnte. Solange man sich nicht die Zeit nimmt, über solche Dinge zu sprechen (etwas, das die meisten unserer Patienten die meiste Zeit ihres Lebens vermeiden), wird man nie erfahren, was für Hilfsmöglichkeiten es gibt. Daß sich Melodien ständig im Kopf wiederholen, ist nicht gerade ein Allerweltsthema; und so oder so sind Zwangskranke ein geheimnistuerischer Verein. Möglicherweise hätten nur Musiker echte Schwierigkeiten, dieses Leiden zu verheimlichen, da die wiederkehrenden Melodien ihr Spiel stören könnten.

Hat es Musiker gegeben, die von bestimmten Melodien besessen waren? Ein Kandidat dafür ist Erik Satie (1866 bis 1925). Obwohl er alleine in Paris lebte und zeitweise in großer Armut, war er in seiner Kleidung äußerst heikel, und seine persönliche Aufmachung war typisch für eine zwanghafte Persönlichkeit. Zeit seines Lebens durfte niemand sein Schlafzimmer betreten. Als er starb, fand man ein Dutzend neue Anzüge, Hemden, Kragen, Hüte, Spazierstöcke, die sich alle aufs Haar glichen und außerdem eine

Zigarrenschachtel mit mehreren tausend Papierschnipseln mit denselben Symbolen und Beschriftungen, die alle, aus welchem Grund auch immer, von Karl dem Großen handelten.

Saties Zwangsstörung hat möglicherweise auch seine Musik beeinflußt, wenngleich das weniger eindeutig ist. Saties »Dreifaltigkeitsobsession«, wie Musikwissenschaftler sie bezeichnen, drückte sich in seinen Werken aus, die häufig in Dreiergruppen konzipiert wurden. Im Rahmen seiner Musik, so schrieb Satie, beabsichtigte er, ein Thema unter verschiedenen Blickwinkeln darzustellen. Fast immer stellte er drei zur Auswahl, am bekanntesten sind seine »Trois Gymnopédies«.

Die Vorstellungen bei einer Zwangsstörung sind konkret und reich an Details. Es sind keine Halluzinationen; sie werden als klar umrissene, nach außen projizierte Vorstellungen wahrgenommen, die in genau derselben Form, bis ins letzte Detail identisch, wiederkehren. Zwanghafte Vorstellungen kommen von »innen«, im Gegensatz zu Halluzinationen, die »da draußen« gesehen werden. Das einzige, was den Vorstellungen von Zwangskranken und Halluzinationen gemeinsam ist, ist die Tatsache, daß kein Patient damit leben will!

Trotz vieler psychologischer Studien über den Symbolgehalt von Bildern wird das Wesen des mentalen Bildes weiter kontrovers diskutiert. Man hat angenommen, daß solche Vorstellungen keinen wirklich bildhaften Charakter besitzen. Man stellt sich eher ein Vorstellungsschema darunter vor als eine wahrheitsgetreue Abbildung der Realität. Aber die Vorstellungen von Zwangskranken bestanden tatsächlich aus einer *Melodie,* aus *einer kompletten, Note für Note getreu wiedergegebenen* Melodie, ohne irgendeine Abweichung. Ganz offensichtlich zeichnen sich zumindest in diesen Fällen mentale Vorstellungen durch Detailgenauigkeit, Lebendigkeit und Konkretion aus.

Wieder muß ich mit einem Rätsel enden. Diese seltsamen

Manifestationen einer Zwangsstörung passen so richtig in keines unserer Modelle. Wir sind uns sicher, daß sie zu den Zwangsstörungen *gehören*, denn Patienten wie Don mit Melodien im Kopf hatten typischerweise andere Perioden mit Waschzwängen, Kontrollzwängen und so weiter. Und außerdem sprechen diese Fälle in spezifischer Weise auf Clomipramin an. Aber was hält diese Melodien und Sätze so stark in ihrem Kopf fest? Welche Kraft hält die Melodie in Gang? Ist das Hören einer Melodie ein Ritual, eine Art Zwangshandlung? Oder ist es eher wie ein Zwangsgedanke, eine intensive Beschäftigung mit einer besonderen Notensequenz? Wenn ich eine Melodie nicht mehr aus dem Kopf bekomme – und das *ist* mir schon einige Stunden pro Tag an einigen wenigen Tagen meines Lebens passiert – ist das dann eine Art Minischluckauf *meines* Gehirns?

Ich bin die Ärztin – und trotzdem bin ich mir selbst ein Rätsel...

16 Mein Kopf geht mir im Kopf herum

Der Nachbar eines Freundes rief an. Arthur, sein sechzehnjähriger Sohn, hatte Probleme. Ob ich ihn mir anschauen könnte? Arthur ging nicht mehr zur Schule, sprach nicht mehr mit seiner Familie, und nun kam er auch nicht mehr aus dem Bett. Sein Vater erzählte mir etwas von Ärzten, zu denen er länger als ein Jahr gegangen war, und von Medikamenten, die er versucht hatte. Aber der Junge schien nur immer noch trübsinniger zu werden; er ähnelte in nichts mehr dem unbeschwerten Jungen, als den sie ihn gekannt hatten.

Arthur war von Akne geplagt, hatte rote Augen und war in kläglicher Verfassung, und er war nicht erfreut, mich zu sehen. »Das letzte, was ich brauche, ist noch ein Klapsdoktor! Das versteht eh keiner. Es ist verrückt.« Er wußte, so sagte er mir, daß ich ihn für verrückt erklären würde, sobald er auch nur den Mund aufmachte, und daß so oder so nichts sagen immer das beste wäre. »Es geht mir immer wieder im Kopf herum. Ich habe nicht einmal mehr Lust, Fußball zu spielen, und dabei war ich der Star unserer Schulmannschaft.« Seine Schulleistungen waren nie großartig gewesen, aber »jetzt bringe ich überhaupt nichts mehr fertig, weil mir die Wörter in die Quere kommen«.

Arthurs Äußerungen ergaben keinen rechten Sinn. Nicht weil es schwierig gewesen wäre, ihm zu folgen, sondern weil das, was er beschrieb, zu keiner Störung, die ich üblicherweise behandelte, passen wollte. Ich dachte damals noch nicht an Zwangshandlungen und Zwangsvorstellungen; die Forschung am *National Institute of Mental Health* steckte noch in den Anfängen. Aber je länger ich zuhörte, um so klarer wurde das Syndrom.

Zunächst verbrachten wir Stunden mit Wortfechtereien, in denen er versuchte herauszufinden, ob ich ihn für verrückt hielt. »Unterhalten Sie sich auch mit Leuten, die *wirklich* verrückt sind?« fragte er. »Manchmal«, antwortete ich. »Kann es sein, daß man nicht verrückt ist, aber daß man Gedanken hat, die einen verrückt *machen*?« fragte er. »Das klingt so, als wäre es genau das, was mit dir los ist«, erwiderte ich. Daß ich das sagte, überzeugte ihn davon, daß ich ihn verstehen und ihm helfen könnte. Und so kam es, daß ich schließlich hörte, was Arthur so sehr zu schaffen machte, was ihn zwei Jahre lang in diesen jämmerlichen Zustand versetzt hatte.

»Woher weiß ich«, fragte er, »woher weiß ich, ob mit meinem Kopf etwas nicht stimmt?« Ich wollte etwas Vernünftiges darauf erwidern, aber er bremste mich. »Ich weiß, ich weiß«, sagte er, »*jeder* sagt mir das. Aber woher *weiß* ich es? Und wie kann ich mir den Gedanken aus dem Kopf schlagen, daß ich nicht mehr ganz richtig im Kopf bin? Der Gedanke daran geht mir immer wieder durch den Kopf.«

Beim vierten »immer wieder« dämmerte es mir langsam. Ich hatte so lange gebraucht, weil diese Unterhaltung in meinem anderen Büro stattfand, und nicht am *National Institute of Mental Health*, wo unsere Arbeit und meine Gedanken sich vordringlich mit diesem Problem befaßten. Aber schließlich erkannte ich, daß Arthur eine Zwangsvorstellung hatte, und diese Zwangsvorstellung war *sein Kopf.*

»Du bist nicht verrückt«, erklärte ich ihm. »Ich glaube eher, daß du Zwangsvorstellungen hast; das gibt es viel häufiger, als wir je geglaubt hätten. Aber fang mal von vorne an.« Und Arthur, immer noch ziemlich widerstrebend, begann.

Vor zwei Jahren hatte Arthur auf einer High-School-Party etwas LSD genommen. Er fühlte sich einige Stunden lang »komisch«, aber am nächsten Tag ging es ihm gut, bis ihm der Gedanke kam: *Hat das LSD irgend etwas in meinem Kopf verändert?* Der Gedanke verschwand nie wieder;

im Gegenteil, es wurde immer noch komplizierter. *Irgendwie kann ich nicht mehr ganz richtig im Kopf sein; wenn ich soviel Zeit damit verbringe, mir darüber Sorgen zu machen, bin ich nicht mehr ganz richtig im Kopf? Kommt das von dem LSD? Wird sich das je wieder legen?* Sowie Arthurs schulische Leistungen immer mehr abfielen, behandelte jeder ihn so, als ob er in der Tat nicht ganz richtig im Kopf wäre. Dieses Thema beherrschte seine Gedanken, hielt ihn vom Lernen ab und nahm ihm jede Freude.

Die Familie war überrascht, als ich bei unserer nächsten Familiensitzung verkündete, daß Arthur unter Zwangsvorstellungen litt. Er war schon bei verschiedenen Ärzten gewesen, und man hatte ihnen gesagt, er leide unter Depressionen, Schizophrenie, Drogenabhängigkeit, aber das war eine neue Diagnose. Noch dazu wollte ich ihm Clomipramin verabreichen, ein Medikament, das noch nicht einmal auf dem Markt war! Für sie klang das alles nach Science-fiction. Aber sie hatten es schon mit den Standardmedikamenten für die anderen Diagnosen versucht, die bei ihm nicht gewirkt hatten. Zumindest war das mal etwas Neues. Arthurs Vater kaufte das Medikament in Paris. Sechs Wochen später nahm Arthur wieder am Familienleben teil, ging wieder in die Schule und zu seiner Fußballmannschaft.

Die Heilung vollzog sich schrittweise. Zuerst hellte sich Arthurs Stimmung auf, aber er verbrachte immer noch die meiste Zeit damit, über seinen Kopf nachzudenken. Dann sagte er mir, daß er zwar noch genausoviel über »den Kopfgedanken« nachdachte, daß dieser aber nicht mehr die frühere Bedeutung, die frühere Macht über ihn habe. Er konnte diese Gedanken sogar ein bißchen abschütteln. Schließlich schoß ihm der Gedanke nur noch durch den Kopf, um ebenso blitzartig wieder zu verschwinden, bevor er auch nur darauf reagieren konnte.

Während dieser Zeit erfuhr ich mehr über Arthurs sonstiges Leben. Ich erfuhr, daß sein Vater dem Kulturkreis der Alten Welt entstammte, im Gegensatz zu seiner in Amerika

geborenen Mutter, und daß er immer von Arthurs unbe-
kümmerter, lebenslustiger Art enttäuscht war. Es war
nichts dagegen zu sagen, daß seine Schwestern gerne Sport
trieben und immer an ihrer Mutter hingen, aber Arthur
entsprach irgendwie nicht seinen Erwartungen. Ich erfuhr
auch, daß Arthur mit der Einnahme von LSD eine harte
Bestrafung riskiert hatte und daß er sich einen Teil dieser
Bestrafung selbst auferlegte.

Was an Arthur ganz ungewöhnlich war, war, daß seine
Zwangsvorstellung so pur war: nur dieser eine Gedanke! Er
hatte keine anderen Gedanken und keine Zwangsrituale.
Damit hatte er nicht nur ein Problem, das an und für sich
schon häufig von den Ärzten nicht erkannt wird, er hatte es
auch noch in einer ganz außergewöhnlichen Form. Ruminationen (Grübeleien, Anm. d. Übers.), wie man Arthurs
zwanghafte Gedanken nennt, kennt man schon so lange wie
Zwangshandlungen; sie sind nicht selten. Der Umstand,
daß er nur diese reinen Ruminationen zeigte, die nur um
einen einzigen Gedanken kreisten, hatte alle auf die Spur
einer falschen Diagnose gelockt.

Später hatte Arthur Gelegenheit, mit anderen Jugendlichen aus unserer Untersuchungsgruppe zu sprechen, und
fand einige darunter, die dieselbe Art von Ideen hatten –
Ideen, die ihnen andauernd im Kopf herumgingen und dort
ein eigenes Leben führten. Im Lauf der nächsten Jahre
wurde Arthur zusehends glücklicher, und es gab auch andere Veränderungen. Er hatte nie einen Sinn dafür gehabt,
sich mit Ideen herumzuschlagen, er konnte nicht nachvollziehen, warum manche Leute soviel Zeit damit verbrachten, darüber zu diskutieren, was alles »möglich sein
könnte«. Er sagte mir, daß jetzt seine Schulfreunde *ihm*
manchmal von ihren Sorgen erzählen.

Arthur sonnte sich (wie ich) eine Weile in Selbstzufrie-
denheit, aber die Selbstzufriedenheit hielt nicht lange an.
Alle sechs Monate etwa schlägt die Krankheit wieder zu!
Sein Leben am College ist ausgefüllt mit Fußball, Skifah-

ren, Prüfungen und Verabredungen mit Mädchen, und dann kommt von irgendwoher der von ihm so genannte »Kopfgedanke« zurück, und ich erhalte spät nachts einen Anruf: »Dr. Rapoport, ich kann nicht schlafen. Ich *weiß*, daß irgend etwas mit meinem Kopf los ist.« Er hat keine Theorien mehr darüber anzubieten, warum ihm das so passiert. Arthur hat sich von Drogen ferngehalten; er hat weder Visionen noch bizarre Gedankengänge. Er hat sogar einige gute Schulnoten bekommen.

Während dieser Anfälle »weiß« Arthur, daß eine Falle im Begriff ist, zuzuschnappen. Gebannt vor Schrecken kann er seine Gedanken nicht von seinem Kopf losreißen; die alte Erinnerung an sein einziges Experiment mit LSD läßt ihn nicht los. Die Sorge um seinen Kopf verdrängt Freunde, Familie, Arbeit, einfach alles. Auch die Gespräche mit seiner Familie und mit mir können ihn kaum beruhigen. Medikamente, das heißt Clomipramin, sind die einzige Behandlung, die wirkt, aber sie wirkt erst nach einigen Wochen. Bevor diese Wirkung einsetzt, scheint Xanax, ein angstlösendes Medikament, ihm zu helfen. Das Warten darauf, daß er wieder frei davon ist, gehört, wie Arthur sagt, zu den schlimmsten Zeiten in seinem Leben.

»Woher wissen Sie, was ich wirklich habe?« fragt er mich immer wieder. »Was ist, wenn Sie sich täuschen, wenn ich gar keine Zwangsstörung habe? Was ist, wenn ich wirklich schizophren bin?« Arthur ist nicht schizophren. Er zeigt mittlerweile erste Anzeichen für ein »typischeres« Muster von Zwangsgedanken, insofern als allgemeine Zweifel wie zum Beispiel »Tue ich auch das Richtige?« sich einschleichen. Das einzige Mal, daß er geweint hat, seitdem er ein kleiner Junge war, war während seiner Anfälle. Mit Hilfe des Medikaments verschwinden die Zweifel allerdings immer innerhalb weniger Wochen.

Arthur schrieb vom College: »Ich glaube, das Beste, was ein von Zwangsgedanken Besessener selbst tun kann, ist zu versuchen, und sei es nur für kurze Zeit, nicht daran zu denken. Das ist natürlich genau das, was die Leute einem raten. Die Vorstellungen ändern sich von Tag zu Tag, von Stunde zu Stunde, von Minute zu Minute. Ein Teil meiner Zwangsvorstellung besteht derzeit darin, andauernd nach dem gemeinsamen Nenner meiner Sorgen zu suchen. So bin ich, auch wenn ich mich besser fühle, zum Nachdenken gezwungen, was wieder dazu führt, daß alles wieder von vorne anfängt.

Das Schuldgefühl ist etwas Neues. Ich bin ganz gut am College, aber wenn ich ein paar Stunden ausfallen lasse, um einen alten Freund zu treffen, fange ich an zu denken: ›Ich sollte eigentlich arbeiten – ich werde alle enttäuschen, wenn ich nicht wieder an meine Arbeit zurückgehe.‹ Also kehre ich wieder um und verzichte auf das Treffen mit meinem Freund.

Es ist jetzt besser, als es früher war. Ich mache mir nicht ernstlich Sorgen, daß ich verrückt werde, aber jetzt habe ich dieses Katastrophengefühl. Meine Gedanken schlagen Knoten. Die Beunruhigung über die Beunruhigung wird meinen Kopf noch platzen lassen, und dann werde ich einen *echten* Grund zur Beunruhigung haben.

Mein Instinkt sagt mir, daß es mir sehr schlecht bekommen wird, wenn ich weiter solchen Überlegungen nachhänge. Wenn es mir schlechtgeht, ziehe ich mich von allen zurück, und dann habe ich um so mehr Zeit, mich in meinem Gedankenlabyrinth zu verlieren. Dann tauche ich wieder daraus auf und sage mir selbst: ›Na ja, wenn du versuchst, an nichts zu denken, dann beweist das nur, wie anormal du sein mußt, also stimmt wirklich irgend etwas nicht mit deinem Kopf.‹ Und genau das war es, worüber ich sowieso nachdachte. So dreht sich alles immer wieder im Kreis. Das ist noch am ehesten eine Beschreibung für dieses Gefühl, das für jemand anderen vollkommen unverständlich sein muß.«

Im Herbst 1987, einige Monate, nachdem er das geschrieben hatte, bekam Arthur tiefe Depressionen, während er das Clomipramin einnahm. Zwangsgedanken waren nun nicht mehr sein Hauptproblem. Er ließ sich für ein Semester von der Schule befreien und begann eine Psychotherapie. Depressionen sind die häufigsten Komplikationen bei einer Zwangsstörung. Für viele zwangskranke Patienten ist das Problem einer Depression allerdings zweitrangig im Vergleich zu den Einschränkungen, die aus den Ritualen resultieren. In Arthurs Fall ist das rätselhaft, weil seine Rituale sich unter Clomipramin gebessert haben. Es kann eine Form von Zwangsstörungen geben, die mit Depressionen verbunden ist, aber diese Verbindung ist hier nicht so klar. Wenn Arthur das Clomipramin absetzt, kommen die Zwangsgedanken zurück. Seine Depression bleibt bestehen. Wenn die Psychotherapie auch etwas zu bewirken scheint, so ist es noch zu früh, um zu sagen, ob seine Depression damit vollständig geheilt werden kann. In der Zwischenzeit versucht Arthur damit, so gut er kann, fertig zu werden. Er wird es vermutlich nie leicht haben im Leben.

17 Immer und immer wieder

Stanleys Adoptiveltern, die Armstrongs, waren beide in der Forschung tätige Wissenschaftler. Es war einfacher gewesen, ein Adoptivkind aufzuziehen, als sie sich vorgestellt hatten: Keines der Probleme, vor denen man sie gewarnt hatte, war aufgetreten. Aber jetzt waren sie bestürzt und ratlos. Stanley mußte alles zweimal wiederholen – das heißt an guten Tagen zweimal; manchmal war es auch viel öfter als das. Er konnte nicht aufhören. Die beiden Dr. Armstrongs stimmten darin überein, daß es ganz plötzlich begonnen hatte, aber es war schwierig, mehr darüber herauszubekommen.

Stanley war die typische »Sportskanone«: muskulös, mit Bürstenschnitt und nicht sehr gesprächig. Für die Nachbarkinder war Stanley »einer von den Jungs«, die ihre Freizeit damit verbrachten, in der Toreinfahrt Basketball zu spielen. Aber das war nicht der Junge, den ich kennenlernte. Er schüttelte nur seinen Kopf und sagte: »Ich muß alles endlos wiederholen.« Die Gedanken und die immer gleichen Zwänge hörten einfach nicht auf; sie verdarben ihm die Freude an jedem Sport. Ein Teil des Problems bestand darin, daß Stanley so völlig davon überwältigt war, daß er nicht darüber sprechen konnte. Er hatte für den Sport gelebt; das war seine ureigenste Domäne. Das Schlimmste an dem Zwang, alles zwei-, vier-, sechs- oder achtmal oder noch öfter wiederholen zu müssen, war, daß er sein Spiel kaputtmachte. Er konnte kaum noch mithalten und noch viel weniger die Zeit und die Konzentration aufbringen, die für einen Sieg erforderlich waren.

Stanley und seine Eltern brauchten nicht viel sagen, um uns davon zu überzeugen, daß er an einer Zwangsstörung litt. Er hatte schon viele Monate damit vergeudet, mit einem Psychologen über das Problem zu sprechen. Also gaben wir ihm Clomipramin.

Aber wir konnten Stanley nicht helfen. Das Medikament wirkte augenscheinlich nicht bei ihm, und die Nebenwirkungen – in Stanleys Fall Muskelzittern – setzten der Dosis, die er vertragen konnte, enge Grenzen. Die Zwänge nahmen weiter zu, aber Stanley war eine Kämpfernatur. Die ganze Energie, mit der er vorher Sport getrieben hatte, so sagte er mir, steckte er jetzt in den Kampf gegen die Wiederholungen. Er wollte Wissenschaftler werden wie seine Eltern. Er war nicht bereit, irgend etwas aufzugeben. Ich sagte ihm, daß er bei dem Mumm, den er hatte, jeden Kampf gewinnen müßte.

Stanley blieb mit mir in Verbindung. Sieben Jahre später, als er einen Vorbereitungskurs für sein Medizinstudium besuchte, rief er an und fragte, ob wir einen Ferienjob für ihn hätten. Er wollte uns bei unserer Untersuchung über Zwangsstörungen helfen. Wir stimmten zu, und er war uns eine große Hilfe, wenn es darum ging, mit anderen ehemaligen Patienten für eine Nachuntersuchung Kontakt aufzunehmen. Er rief dann an, stellte sich selbst vor und sagte, daß auch er an der Untersuchung teilgenommen hatte, daß es ihm jetzt nicht viel besser ginge, aber daß er immer noch daran arbeiten würde, und was denn aus ihnen inzwischen geworden wäre? Die Reaktion war umwerfend. Mehr als neunzig Prozent der Patienten, mit denen Stanley telefoniert hatte, stellten sich für die Nachuntersuchung zur Verfügung. In diesem Sommer bat ich ihn aufzuschreiben, wie seine Zwänge anfingen. Das hier ist die Geschichte.

Ganz plötzlich, eines Tages in der sechsten Klasse, sah ich mich mit der Notwendigkeit konfrontiert, meine Schuhe perfekt auf den Boden zu stellen. »Perfekt« ist das Schlüsselwort für den Beginn meiner Krankheit. Ich mußte meine Schuhe perfekt hinstellen. Ich mußte in perfekter Schönschrift schreiben, ich mußte perfekt sprechen, ohne jeden Versprecher, ohne jede Veränderung des Tonfalls oder des Sprechtempos. Meine Schritte mußten sich in perfekter Übereinstimmung mit den Armen befinden, die sich maschinengleich an meinem Körper entlangbewegten. Durchstreichtests waren eine Bedrohung für mich: Der Kreis mußte so perfekt ausgefüllt werden, daß ich nie mit den Tests fertig wurde.

In der sechsten Klasse hatte ich noch keine Ahnung, daß etwas mit mir nicht stimmte. Ich dachte, meine Langsamkeit wäre einfach ein Teil von mir, ein Aspekt meiner Persönlichkeit. In der Oberstufe fing ich an, Zeitungen auszutragen, und dann wurde mir klar, wie sehr ich mich von den anderen unterschied. Ich mußte mich ständig umdrehen, um nachzusehen, ob irgendwelche Zeitungen aus meiner Mappe herausgefallen waren (was nie passierte); ich mußte zu jedem Haus wieder zurückgehen, um nachzusehen, ob ich ein Exemplar vergessen hatte (ich vergaß nie eines). Ich brauchte zwei Stunden, um vierzig Zeitungen auszutragen, andere Jungen brauchten dafür eine Stunde. Etwas zwang mich, nachzukontrollieren, mich zu vergewissern.

Diese Zwangsvorstellungen waren für mich so etwas wie »Moskitos des Gehirns«. Ich brachte sie nicht zum Verschwinden. Sie hörten nicht auf: Sie waren immer präsent, hartnäckig, wie ein Juckreiz, eine unabänderliche Macht.

Auch die Sauberkeit beschäftigte mich ständig in Gedanken. Wenn mir etwas nahe kam oder mich berührte, das ich für »unrein« hielt, fühlte ich mich unwohl. Zum Beispiel war in der achten Klasse, im Sozialkundeunterricht, eine »unsaubere« Klimaanlage in der Nähe meines Sitzplatzes. Fragen Sie mich nicht, warum etwas unrein ist oder wie es dazu wird; ich weiß nicht, warum, *es fühlte sich einfach so an.*

In der High School zählte ich Zahlen. Ein Tag konnte ganz normal anfangen, und dann hatte ich plötzlich nur noch eines im Sinn: »Sechs, sechs, sechs, sechs« oder »acht,

acht, acht, acht«. Ich hatte keine Kontrolle über diese Zahlen, sie hatten ihren eigenen Kopf – *meinen* Kopf!

Unsere Marschmusikgruppe nahm während meiner »Zahlenzeit« an einem Wettbewerb teil, und die Zahlen brachten mich durcheinander, und ich kam aus dem Takt. Wir verloren den Wettbewerb, und ich hatte immer das Gefühl, daß das mein Fehler war, und vielleicht war es auch so. Ich war auch im Symphonieorchester, und während eines Wettbewerbs konnte ich meine Klarinette nicht spielen, weil ich so viele Zahlen im Kopf hatte, daß ich mich nicht auf die Musik konzentrieren und sie gar nicht »hören« konnte. Ich tat nur so, als ob ich spielen würde. Vielleicht hat damals niemand etwas davon gewußt, ich frage mich heute noch, ob jemand etwas gemerkt hat.

Ich versuchte mich im Golfteam unserer Schule, aber mein Sauberkeitswahn verdarb mir die Lust daran. Sobald man die Bälle traf, spritzte der Dreck auf und machte alles, einschließlich meiner selbst, »unrein«. Ich wußte, daß man den Boden aufgraben und ein Rasenstück herausbuddeln mußte, um den Ball mit einem sauberen Eisenschlag zu treffen. Aber ich konnte mich nicht dazu überwinden. Ich schlug einige Male daneben und gab das Team wieder auf. Später in der High School kamen auch sexuelle Gedanken dazu. Ich hatte Schuldgefühle, weil ich masturbierte, aber wirklich schlimm war der zwanghafte Gedanke, daß die Nachbarn zu meinem Fenster hereingeschaut und mich gesehen hatten. Ich sagte mir selbst, daß sie mich gar nicht sehen konnten, so wie mein Schlafzimmerfenster lag. Aber diese Krankheit hat manchmal lächerliche Auswüchse. *Ich war mir sicher, daß sie aufs Dach geklettert waren, um in mein Fenster hineinsehen zu können.* Mein Gehirn mußte sich einen Weg überlegen, wie das wirklich funktionieren könnte, weil die Idee nicht mehr verschwinden wollte.

Ich dachte daran zu sterben und was das für eine Befreiung sein müßte. Ich konnte mir nie ganz *sicher* sein, daß die

Nachbarn mich *nicht* beim Masturbieren sahen. Alles mußte glasklar sein, aber das Leben ist nie so. Jetzt, wo ich am College bin, weiß ich das.

Meine Zwangsvorstellungen haben sich weiterentwikkelt und verändern sich ständig. Nach dem Perfektionsdrang, den Zahlen und der Sexualität gab es eine Phase allgemeiner Niedergeschlagenheit. Meine Zwangsvorstellungen (ich denke an sie wie an von mir unabhängig Handelnde) brachten noch andere Bereiche meines Lebens unter ihre Gewalt. Ich war beunruhigt über das, was ich Leuten gegenüber sagte, über die Form, die verschiedene Merkmale meines Gesichts, wie meine Lippen und meine Zunge, gerade hatten und darüber, wie ich auf andere Leute wirkte.

Aber das Schlimmste von allem, das, was mein Leben am College jetzt am meisten beeinträchtigt, ist der Umstand, daß die Zwangsvorstellungen so viel Zeit und Raum in meinen Gedanken beanspruchen, daß kein Platz mehr übrigbleibt für Freunde oder für Mädchen. Ich nehme von mir aus keinerlei Beziehungen auf. Ich muß mich dazu zwingen, mit Leuten ein Gespräch anzufangen – ich halte es nicht aus, mich so passiv zu fühlen. Ich weiß, es würde sich auszahlen. Ich wäre sicher glücklicher.

Ich habe Zeiten erlebt, in denen ich vollkommen in Ordnung war, also kann ich mir genau vorstellen, was mir alles entgeht, wenn ich krank bin. Immerhin versuche ich zu lernen, wie ich mit dem Schmerz leben kann, mit einem Schmerz, wie nur Zwangskranke ihn kennen. Andere können nicht verstehen, wie schrecklich das ist, aber diese Geschichte wird vielleicht einigen helfen. Ich hoffe es.

Stanley ist in seinem Kampf gegen die Krankheit erfolgreich, zumindest was äußere Leistungen anbelangt. Aber jeder Tag ist ein heimlicher Krieg. In einem gewissen Sinn hat er recht; niemand wird das jemals wirklich nachvollziehen, nicht einmal seine Ärzte. Wie einige andere unter

unseren Patienten bewirbt er sich um die Aufnahme an
einer medizinischen Fakultät; er will die Zwangskrankheit
studieren. Stanley ist ein Kämpfer. Ich rechne mit ihm in
unserem Team.

18 Das geheime Leben eines Penners

Seitdem ich Tim kennengelernt habe, halte ich es nicht mehr für selbstverständlich, daß alle Penner arbeitslose Alkoholiker oder Schizophrene sind. Jetzt schaue ich mir die Leute, die auf Parkbänken schlafen, an und frage mich, ob manche von ihnen wirklich einen Ort haben, wo sie hingehen könnten, es aber nicht fertigbringen, weil sie dort zu Gefangenen ihrer Rituale werden.

Tim verkörperte in jeder Hinsicht den fünfunddreißigjährigen Anwalt vom Land, der er war. Wenn er über die Faszination des Gesetzes und über seinen Ehrgeiz, Pflichtverteidiger zu werden, sprach, dann wirkte er durch seine für Georgia typische, schleppende Sprechweise auf mich, eine New Yorkerin, eigenartigerweise so, als wäre er ein besonders schlauer Kopf. Er hatte eine packende Art, seinen Fall darzustellen, indem er seine eigene Geschichte zusammenfaßte. Wenn ich mir diesen Mann mit den kurz geschnittenen roten Haaren, in einem gutsitzenden Sommeranzug, so ansah, wäre ich niemals auf die Idee gekommen, daß ich gerade mit einem Mann sprach, der zwei Jahre lang auf Parkbänken geschlafen hatte.

Tim rief an, nachdem er die Fernsehsendung über Zwangsstörungen gesehen hatte. Er war an unseren Forschungen und an einem Versuch mit dem neuen Medikament interessiert. Zunächst klang seine Geschichte nur wie eine von vielen in der Kollektion dessen, was ich in unserer Klinik erwartete: Er konnte nicht aufhören, sich zu waschen. Tim war immer schon ordentlich gewesen, sogar als kleiner Junge. Seine Mutter starb, als er dreizehn Jahre alt war, er glaubt jedoch rückblickend, daß auch sie zwangskrank war, weil sie immer, bevor die Familie einen Ausflug unternahm, die ganze Nacht über aufblieb und tagelang schuftete. Sie mußte sichergehen, daß alle Kleidungsstücke – diejenigen, die auf dem Ausflug getragen wurden ebenso wie die, die im Schrank blieben – gewaschen und gebügelt waren und daß alle Böden und Wände geschrubbt, der Patio gewaschen und das Haus fleckenlos sauber war. Tim erinnert sich daran, was seine Mutter über ihre routinemäßigen Ausflugsvorbereitungen sagte: »Wir könnten einen Unfall haben, dann kämen Leute in unser Haus, und dann sollte es ordentlich aussehen.« Ein jüngerer Bruder hatte die Gewohnheit, stundenlang seine Hände zu waschen, aber Tim wußte nicht, ob er das immer noch tat.

In der High School und am College hatte Tim sein exzessives Waschen beibehalten. Bis dahin hatten wir bereits mehr als hundert junge Männer im Rahmen unserer Untersuchung kennengelernt und endlose Geschichten über ihren Kampf mit endlosen Duschen gehört. Tims Erzählstil paßte zu seinem schleppenden Tonfall, er war zurückhaltend und langsam, aber er machte eine Geschichte draus, deren Eigenartigkeit immer deutlicher hervortrat.

Trotz seiner Kämpfe mit den Waschritualen war Tim ganz gut an der staatlichen Universität, die er besuchte, und eine Weile lang konnte er das Waschen auf ein erträgliches Maß reduzieren. Sein Vater, ein vielbeschäftigter Tierarzt am Ort, verstand zwar nie die seltsamen Angewohnheiten seines Sohnes, war aber stolz auf seine guten Noten. Er war besonders stolz, als Tim an der Rechtsfakultät aufgenommen wurde, wo er dank seines guten Arbeitsstils und seines systematischen Denkens zu den Besten seiner Klasse zählte.

Tims Vater sagte zu seinem Sohn: »Ich habe meine eigenen Probleme alle gelöst, indem ich mich zusammengerissen habe, nur dadurch.« Und so war es auch. Dank seiner Energie hatte er die Armut überwunden, war mit seiner Alkoholabhängigkeit, mit dem Tod seiner Mutter und später dem seiner Frau, die jung gestorben war, fertig geworden. Diese Zähigkeit, diese Entschlossenheit waren alles, was er Tim anzubieten hatte. Wenn Tim versuchte, seinem Vater seine Gewohnheiten zu erklären, dann reagierte sein Vater mit Anteilnahme, Sorge und Ratlosigkeit, aber im Endeffekt reduzierte sich sein Ratschlag darauf, zu sagen: Warum hörst du nicht einfach damit auf?

Tim versuchte zuerst zu erklären, warum er eben nicht einfach damit aufhören konnte. »Ich kenne mich selber dann nicht mehr«, sagte er. »Ich kann an nichts anderes mehr denken, und ich werde aus mir selbst nicht mehr schlau. Es ist nichts, womit ich einfach aufhören kann. Ehrlich.«

»Natürlich ist das schwierig, Tim, aber laß dir erzählen, wie es war, mit dem Trinken aufzuhören. Es war das Härteste, was ich je durchgemacht habe. Aber ich habe aufgehört...« Dann folgte die übliche Geschichte.

Schließlich nahmen diese Gespräche zwischen Vater und Sohn ein Ende. Tim wurde, wie die meisten meiner Patienten, geschickter im Verbergen seiner Rituale. Aber die Rituale verschlimmerten sich. Tim schaffte es, sich stundenlang zu waschen und trotzdem seine Schularbeiten zu erledigen, indem er den größten Teil der Nacht aufblieb und nach der Schule einen Mittagsschlaf abhielt. Sein Vater prahlte herum, was für eine Hilfe ihm sein Sohn zu Hause wäre, eine große Hilfe für einen vielbeschäftigten Witwer wie ihn. Tim ging an die Rechtsfakultät nach Atlanta, fand eine kleine Wohnung für sich alleine, und eine Zeitlang dachte er, sein Problem wäre vom Tisch.

Aber am Ende des ersten Jahres an der juristischen Fakultät nahmen die Rituale eine verhängnisvolle Wende. Während der folgenden Monate nahm das Waschen, zu dem sich nun noch das Saubermachen der Wohnung hinzugesellte, überhand. Und eines Tages wurde das schlimmste und bizarrste Kapitel seines Lebens aufgeschlagen.

»Sobald ich anfing, die Wohnung sauberzumachen«, erzählte mir Tim, »konnte ich nicht mehr damit aufhören. *Der*

einzige Weg, die Wohnung sauberzuhalten, bestand darin,
sie so wenig wie möglich zu betreten. Wenn ich sie erst
einmal schmutzig gemacht hatte, mußte ich dableiben und
saubermachen und kam nie an die Fakultät. Und ich steuerte bereits auf eine Wiederholungsprüfung zu! Wenn ich
einmal mit dem Saubermachen begonnen hatte, kam ich
vor Mittag nicht mehr aus der Wohnung. Ich mußte staub-
saugen, bis ich das Gefühl hatte, daß alles stimmte. Meine
bloße Anwesenheit in dem Zimmer vermittelte mir schon
das Gefühl, es wäre schmutzig. Sobald ich durch die Tür
ging, mußte ich mit dem Saubermachen anfangen. Ich verpaßte die ersten Vorlesungen, und mit meinen Noten ging
es bergab.

In diesem Sommer arbeitete ich in einer Anwaltskanzlei,
wo man mich schon vom Vorsommer her kannte. Aber dieses Mal war es schrecklich. Ich kam zu spät wegen des
Putzens, und ich mochte es gar nicht, wenn ich wegen meines Zuspätkommens getadelt wurde. Das Ergebnis war –
man bot mir keine Stelle an.

In meinem zweiten Studienjahr war ich der Verzweiflung
nahe. Ich erkannte, daß ich unter der Woche nicht in meine
Wohnung gehen konnte, oder ich würde nie die Uni schaffen.«

»Wo bist du dann geblieben?« fragte ich ihn.

»Na ja, zuerst habe ich es mit Motels versucht. Aus welchem Grund auch immer waren Motels unproblematisch.
Aber sie waren teuer. Außerdem hatte ich dort ein schreckliches Erlebnis. Ich glaube, mir ist nie wieder etwas so
Demütigendes passiert. Eines Nachts blieb ich wieder unter der Dusche hängen und verbrachte zwölf Stunden dort.
Der Hotelmanager drehte das heiße Wasser ab. Ich war
gerade dabei, die Seife abzuwaschen, als er auch noch das
kalte Wasser abstellte! Dann schlug er an die Tür und setzte
mich auf die Straße. Ich bot ihm an, den doppelten Preis zu
bezahlen, aber er wollte mich einfach heraushaben. Er warf
mich mitten in der Nacht hinaus, und ich wußte nicht, wo

ich hingehen sollte. Ich verbrachte die Nacht auf der Straße und merkte, daß das eine *Riesenerleichterung* war!«

»So fing ich schließlich an«, fuhr Tim fort, »auf der Straße zu schlafen. Die Parkbänke waren nach den bisherigen Erfahrungen eine wahre Befreiung. Ich studierte in der Bibliothek. Es war der beste Schlaf, den ich seit einem Jahr genossen hatte.«

»War es nicht schlimmer – ich meine, schmutziger – draußen zu schlafen?« fragte ich.

»Nein. Das ist der Witz an der Geschichte. Es war alles an Orten, um die ich mich nicht zu kümmern brauchte. Also waren die Uni, Parkbänke, jeder vorstellbare Ort außerhalb meiner Wohnung kein Problem. Natürlich fühlte ich mich schmutzig und ziemlich komisch. Anfangs war es das Seltsamste, was ich je getan hatte!«

»Das muß ein einsames Leben sein«, sagte ich. Ich fragte Tim, ob er nicht mit der Polizei zu tun bekam. »Haben sie dir keinen Ärger gemacht?«

»Kaum. Die Leute vom Campus kannten mich. Die Stadtpolizei kam so gut wie nie vorbei. Aber einmal passierte es doch.

Später stellte sich heraus, daß sie nach jemand anderem suchten, der mir ähnlich sah, einem Mann mit roten Haaren in meinem Alter etwa, der angeblich Drogen oder sonst was verkauft hatte. Es war eine kalte Nacht, und ich schlief in meinem Schlafsack auf einer Bank mit einer Decke drunter. Es war kalt, aber schließlich schlief ich doch ein. Das nächste, was mir bewußt wurde, war, daß jemand mitten in der Nacht eine Lampe auf mich richtete. Ich wachte auf und sah ein auf mich gerichtetes Gewehr. Hinter dem Gewehr sah ich einen Polizisten. Er nahm mich zum Verhör mit aufs Revier.

Auf dem Revier sahen sie an meinem Personalausweis, daß ich Student war und nur wenige Blocks vom Campus entfernt wohnte. Zunächst waren sie sicher, daß der Ausweis gestohlen war. Sie telefonierten herum, überprüften den Ausweis und fanden keine Verdachtsmomente. Natürlich fragten sie mich: »Warum haben Sie auf einer Bank geschlafen?« Ich dachte mir irgend etwas wie eine Entschuldigung aus, erzählte ihnen, daß ich nicht schlafen konnte, deswegen noch einen Spaziergang unternommen hatte und auf einer Bank eingeschlafen war. Sie mißtrauten mir immer noch mit meinem Schlafsack, ließen aber dann die ganze Angelegenheit auf sich beruhen. Ich habe immer noch schlechte Träume, daß mich ein Polizist aufweckt und mir mit einer Taschenlampe ins Gesicht leuchtet.«

Aber trotz des damit verbundenen Aufwands waren Tims Zwänge so übermächtig, daß ihm kein anderer Weg übrigblieb. Der Schmutz, die Einsamkeit – niemals hätte er sich ein solches Leben träumen lassen. Aber er war auf eine Methode gestoßen, die funktionierte, und er sah keinen Weg, wie er darauf wieder verzichten könnte.

Tims Geschichte ist einzigartig. Den meisten Kranken mit einem schweren Waschzwang graut vor dem Einsetzen ihrer Rituale, und sie fühlen sich wie gelähmt bei der Aussicht, aufzustehen und ihren Tag voll öder Routine zu beginnen. Aber normalerweise entdeckt kaum einer von ihnen ein solches »Schlupfloch«. Zwar gehört das Vermeidungsverhalten zu den chronischen Problemen von Patienten mit einer Zwangsstörung. Tim ist jedoch meines Wissens der einzige, bei dem das Bedürfnis, die Situation zu vermeiden, so mächtig war, daß er lieber auf der Straße lebte, als sich seiner Wohnung auszusetzen, wo »alles wieder von vorne losging«.

Tim machte sein Examen in Jura und arbeitet jetzt als Rechtsanwalt. Mehr als zehn Jahre lang hat er so gelebt. Er heiratete ein Mädchen aus seiner Klasse. Sie macht die Wohnung sauber – in diesem Fall handelt es sich nicht um ein bloßes Rollenverhalten –, denn wenn Tim damit anfängt, kann es sein, daß er zu nichts anderem mehr kommt. Die Heirat und ein verständnisvoller Chef haben Tim über einige dornenreiche Jahre hinweggeholfen. Manchmal allerdings hat ihr System nicht mehr funktioniert. Tim wurde einige Male hospitalisiert. Einmal trennte er sich für sechs Monate von seiner Frau, als der Waschzwang noch schlimmer wurde. In solchen Phasen wurde er sehr depressiv.

Diese Geschichte hat ein Happy-End. Tims Zustand hat sich langsam gebessert, wenngleich wir nie sicher sein konnten, warum. Zunächst sah es so aus, als wäre es das Clomipramin. Aber er mußte das Medikament wieder absetzen, da er die Nebenwirkungen (Müdigkeit und Übelkeit), die bei ihm außergewöhnlich heftig auftraten, nicht ertragen konnte. Ich dachte, Tim würde einen Rückfall erleiden, aber bis jetzt ist das nicht der Fall. Während Tim das Medikament einnahm, ging er auch zu einem Verhaltenstherapeuten (auf unser Drängen hin), der ihn dazu brachte, bewußt und in kleinen Schritten das Duschen zu reduzieren. Der Therapeut sorgte auch dafür, daß Tims Frau weniger für ihn tat.

Das ist nun einige Jahre her, aber als ich Tim das letzte Mal sah, erzählte er mir, daß er sich manchmal unentgeltlich als Rechtsbeistand zur Verfügung stelle und niemals einen Fall ablehne, bei dem es um die Verteidigung eines Penners gehe. Immer wenn er an einem auf einer Bank schlafenden Mann vorbeigeht, dreht er sich nach ihm um und fragt sich, was wohl mit ihm los ist.

Manche Zwangskranke können sich vor dem Auslöser, der »die Störung anschaltet«, verstecken. Die meisten können den Schalter nicht so vollständig vermeiden. Doch fast alle mit einem Sauberkeits- oder Waschzwang berichten mir, daß der Aufenthalt im Freien oder an öffentlichen Plätzen fast immer einfacher ist, weil die Plätze »*schon schmutzig*« sind. Spiegelt diese Antwort etwa ein atavistisches Bestreben, das eigene Nest sauberzuhalten, wider?

19 Ohne mich

Ich lernte Laura kennen, als sie zweiundzwanzig war. Seit mehr als zehn Jahren sah ich nun schon Patienten mit einer Zwangsstörung, aber die Geschichte ihrer Kindheit war das Traurigste, was ich je gehört hatte. Laura hatte es als Kind vorgezogen, wie eine geistig Zurückgebliebene behandelt zu werden; das war ihr immer noch lieber, als irgend jemandem von ihrem Zählzwang zu erzählen. Es verging eine lange Zeit, bevor ihr die Schulbehörde auf die Schliche kam.

Laura kam in unsere Klinik, weil sie Hilfe suchte, um mit ihrem Kontrollzwang fertig zu werden, dem Symptom, das sie zum damaligen Zeitpunkt am meisten beeinträchtigte. (Wie bei den meisten unserer Patienten hatten sich auch ihre Rituale im Lauf der Jahre weiterentwickelt. Tatsächlich hatte sie nun mehrere.) Ihr flaches, breites Gesicht hatte einen sorgenvollen Ausdruck. Sie war sehr verschlossen; man mußte sich viel Zeit nehmen, wenn man etwas aus ihr herausbekommen wollte.

»Wieviel Zeit kostet Sie Ihr Kontrollzwang?« wollte ich von ihr wissen. »Oh, nicht so viel.«

»Nun, und wieviel ist nicht so viel? Kontrollieren Sie etwas eher oft nach oder ein paar Stunden lang hintereinander?«

»Das kommt ganz darauf an.«

Mit ihr zu arbeiten war nervenaufreibend. Egal, was ich sie fragte, ihre Antworten waren höflich, aber nichtssagend. Ich war zwar an ein gewisses Maß an Verleugnung, wie es die meisten Zwangskranken an den Tag legen, gewöhnt, aber Laura äußerte sich zu allem nur in unbestimmter Weise. Sie machte zwischen Wörtern und Sätzen Pausen, in denen sie mit leerem Blick vor sich hinstarrte. Ich war überrascht zu hören, daß sie verheiratet war und daß ihr Ehemann sich einen Tag freigenommen hatte, um mit ihr herzukommen. Nachdem wir uns eine Weile lang über ihre Ehe unterhalten hatten, gab Laura zu, daß es ihr Mann gewesen war, der sie dazu veranlaßt hatte, in die Klinik zu gehen. Bevor sie sich irgendwie auf Sex einlassen konnte, mußten ihre Kontroll- und Waschrituale zuerst zu ihrer Zufriedenheit erledigt werden. Ein gemeinsames Sexualleben war so gut wie nicht mehr vorhanden. Laura sprach darüber mit einem vagen Lächeln, das in mir den Wunsch weckte, mehr darüber zu erfahren. Dabei wirkte sie jedoch nicht so sehr schüchtern, sondern eher so, als wäre sie in Gedanken woanders. Lauras Tag war gleichmäßig zwischen Kontrollieren, Zählen und Horten aufgeteilt. (Wie Sam, mein erster Patient, hob sie Papierschnipsel auf und nahm sie mit nach Hause.) Wie so viele Zwangskranke mußte auch Laura sich außerordentlich anstrengen, um in die Schule zu gehen, Essen zu machen und Kontakte zu pflegen, weil sie so viel weniger Zeit als wir dafür übrig hatte. Aber wenn ihr Ehemann ihre Obsessionen und Zwänge auch ertragen konnte, so mochte er sie noch lange nicht, und die sexuellen Probleme hatten sich während des ersten Jahres ihrer Ehe noch verschlimmert.

Die Eheschwierigkeiten waren weiter nicht überraschend: Sie sind bei Zwangskranken, die öfter als andere sich gar nicht erst heiraten oder, wenn sie es doch tun, sich häufiger wieder scheiden lassen, sehr verbreitet. Es war ihre Heimlichtuerei, die so extrem wirkte – oder vielleicht war »Verschlossenheit« ein besserer Ausdruck dafür. Sie hielt mich auf Distanz, indem sie in die Luft starrte oder jede Frage x-mal hin- und herwendete. Man brauchte Stunden, um irgend etwas aus ihr herauszubekommen. Diese Langsamkeit paßte nicht zu meinen sonstigen klinischen Erfahrungen. Ich wußte einfach nicht, was eigentlich los war.

Lauras Kindheit war, um es vorsichtig auszudrücken,

alles andere als durchschnittlich. Während unseres dritten Interviews, als ich mich an die Pausen gewöhnt hatte, bat ich Laura, mir von ihrer Schulzeit zu erzählen.

»Ich habe mich selbst in eine Schule für geistig Behinderte gesteckt«, sagte sie. »Das hab ich gemacht, als ich acht Jahre alt war.«

»Was meinen Sie damit, daß Sie sich selbst in eine Schule für geistig Behinderte gesteckt haben?«

»Wie ich's gesagt habe. Ich habe mich selbst da reingesteckt.«

»Kinder machen so was nicht«, beharrte ich.

»Ich hab's aber trotzdem gemacht.« Zum ersten Mal schrie Laura. Endlich hatte man das Gefühl, daß man im selben Raum war und an derselben Unterhaltung teilnahm. Ihre Pausen wurden kürzer.

Als Laura sieben Jahre alt war, zeigten sich die ersten Symptome ihrer Zwangsstörung. Ihr erstes Symptom war ein Waschzwang. Im Verlauf einiger Monate wurde dieser abgelöst durch den Zwang, mit einem Stift die Leerräume in allen Buchstaben mit einer geschlossenen Form, die man ausfüllen konnte – wie in o oder p oder a –, auszufüllen. (Das erinnerte mich an eine Mitbewohnerin meines Zimmers im College, die dasselbe gemacht hatte. War das eine milde Form der Störung oder nur eine Macke?) Das zeitraubendste unter all ihren Ritualen bestand darin, daß sie beim Lesen oder Schreiben zwischen jedem Wort bis fünfzig zählen mußte. Dieses stille Zählen war nie verschwunden. Verständlicherweise wurde sie dadurch extrem langsam, besonders, als sie in die zweite Klasse kam.

Laura hatte wie alle meine anderen Patienten keine Ahnung, warum sie diese Rituale ausführen mußte. Mit sieben Jahren hatte sie einen Science-fiction-Film über Marsbewohner, die die Menschen auf der Erde kontrollierten, im Fernsehen gesehen. Es waren freundliche Marsianer, und sie übernahmen die Macht auf friedliche Weise. So erklärte sie sich auch, was mit ihr passierte. Es hatte ganz sicher keine Ähnlichkeit mit irgendeiner Erfahrung, die sie schon gemacht hatte, und in der Vorstellungswelt einer Achtjährigen schien die Idee nicht so unmöglich. Die Gedanken wirkten ganz bestimmt nicht wie ihre eigenen auf sie, auch wenn sie aus ihrem Kopf heraus kamen. (Ich habe dieselbe Geschichte von einem Dutzend von Zwangskranken gehört, bei denen die Störung bereits in der frühen Kindheit begann. Auch sie verfolgten eine Science-fiction-Hypothese, derzufolge sie aus dem Weltraum heraus kontrolliert wurden, weil das das einzige auch nur entfernt verstehbare Modell war, das sie finden konnten.)

»Ich hatte dann die Idee«, erzählte mir Laura, »daß die Marsbewohner auf diese Weise Kontakt mit der Erde aufnahmen. Ich kam mir richtig wichtig vor, und an manchen Tagen schien es mir fast der Mühe wert zu sein. Denn so gab es wenigstens einen Grund für das Ganze, und ich war dann eine Art Auserwählte für eine besondere Mission.«

Vorrang vor allem anderen in Lauras Kopf hatte, daß *niemand* erfahren sollte, was sie durchmachte. »Ich wollte nicht, daß jeder mich für verrückt hielt«, sagte sie. Es gab andere Kinder in ihrer Schule auf dem Land, die Lernschwierigkeiten hatten, und als Laura mit ihren Prüfungen nicht rechtzeitig fertig wurde und den Erwerb einiger grundlegender Fertigkeiten nicht nachweisen konnte, wurde sie mit diesen in eine Sonderklasse versetzt.

Da Lauras Mutter und ihre Schwester eine Legasthenie hatten, war die Schule darauf eingestellt, daß auch bei Laura dasselbe Problem auftreten würde. Lesen *war* für sie unmöglich, da sie bis fünfzig zählte, bevor sie weiterlas, wenn in der Klasse laut vorgelesen wurde. Bevor sie überhaupt richtig angefangen hatte, war sie schon nicht mehr an der Reihe. Wenn sie in der Stunde aufgefordert wurde, etwas zu buchstabieren oder Buchstaben aufzusagen, mußte sie zwischen jedem Wort, das sie sagte, zählen, und so kamen die Sätze nur langsam und zögernd aus ihr heraus. Das Ergebnis dieses Verhaltens war, daß man sie in eine

Sonderschule für geistig Behinderte schickte. Immer noch erzählte Laura niemandem von ihrem Zählzwang.

Vielleicht hätte man in manchen Familien die Wahrheit entdeckt, aber Lauras Mutter hatte zwei Arbeitsplätze gleichzeitig, und ihr Vater war tot. Ihre Großmutter war zu Hause, aber Laura glaubt heute, daß sie an Altersschwachsinn litt, auch wenn niemand das damals erkannte. Ihre Oma schien nie zu verstehen, was mit Laura los war.

Mit Sicherheit wäre man an anderen Schulzentren mißtrauisch geworden. Ein deutlicher Leistungsabfall bei den Schularbeiten ist normalerweise ein Anzeichen für eine psychiatrische Störung oder, seltener, für eine neurologische Auffälligkeit. Aber Laura war in einer Kleinstadtschule in einem Bundesstaat, der nur wenig Geld für seine Schulen aufwendet. Wie dem auch sei, Laura schlüpfte ihnen durch die Maschen.

Die Nächte aber waren ganz anders. Nachts, wenn sie mit ihren Ritualen fertig war, las Laura. Ihre Schwester hatte Schulbücher, und die las Laura. Sie verheimlichte das Lesen nicht. Der Rest der Familie hatte andere Sorgen und achtete einfach nicht darauf.

Was war für sie das Schlimmste an der Versetzung auf die Sonderschule, wo sie eigentlich nicht hingehörte. »Das Schlimmste war, daß die anderen Kinder auf dem Schulweg über uns herzogen«, sagte sie. »Die Kinder in der normalen Schule sahen den Bus immer vorbeifahren, und sie wußten, wo er hinfuhr. Sie riefen dann: ›Da fahren die Blöden‹, und wir fühlten uns alle schrecklich. Ich duckte den Kopf, damit meine früheren Freunde mich nicht sehen konnten. Nachts träumte ich davon, daß ich wieder an die alte Schule zurückkäme. Aber ich zählte immer noch, sogar in meinen Träumen, also wußte ich, daß daraus nichts werden würde.«

Manchmal jagten die anderen Schüler ihr Angst ein. Sie langweilte sich mit der Schularbeit, aber zumindest ließen die Lehrer sie mit ihren Ritualen in Ruhe; niemand konnte diese zum Stillstand bringen. Sie war versucht, einem Lehrer alles zu erzählen, dachte dann aber an die Folgen und behielt ihr Schweigen bei. Sie machte immer noch alles mit einer fürchterlichen Langsamkeit. Auch wenn sie etwas erzählen würde, könnte niemand ihr helfen, dessen war sie sicher. In fast jedem Alter begreifen die Patienten schnell, daß auch von den einfühlsamsten Menschen nur wenig Hilfe zu erwarten ist.

Errieten die Lehrer jemals, wieviel sie wirklich verstand?

»Manche Lehrer hatten mich im Visier, aber ich war recht gut darin, die anderen Kinder in der Klasse nachzumachen, und dann ließen die Lehrer mich in Frieden.«

Eine junge Lehrerin, die die Kinder Fräulein Lucy nannten, kam ihr fast auf die Spur. Sie interessierte sich wirklich für sie. Laura zog sie fast ins Vertrauen. Fräulein Lucy sagte immer, daß Laura »nicht wie die anderen aussah«.

Die Dinge kamen auf eine so seltsame Art wieder ins Lot, wie es nur an einer zweitklassigen Schule möglich ist. Laura hatte fünf Jahre an der Sonderschule verbracht, in denen sie nachts las und tagsüber zählte. Aber die Sonderschule hörte mit der achten Klasse auf, und es mußte irgend etwas bezüglich einer High School unternommen werden.

Die weiterführende Schule für Sonderschüler war fünfzig Meilen entfernt, und das wäre eine Katastrophe gewesen. Es wurde bereits erwogen, Laura in ein Pflegeheim für behinderte Kinder zu schicken. Aber wie durch ein Wunder ließen die Zwänge damals für eine gewisse Zeit nach.

Fräulein Lucy schlug vor, Laura in die »langsame« Klasse der örtlichen High School für normalbegabte Kinder aufzunehmen. »Ich war so an das Zählen gewöhnt, daß ich fast nicht wußte, was ich sonst tun sollte. Ich war sogar in gewisser Hinsicht eine Zeitlang darüber traurig, daß die Marsbewohner mich nicht mehr brauchten. Aber mittlerweile wußte ich wirklich, daß es nicht die Marsbewohner waren.«

Laura erinnert sich noch an ihren ersten Tag an der High School. »Ich war die einzige, die jemals von der Sonderschule auf die normale Schule übergewechselt ist. Ich hatte schreckliche Angst.« Die anderen Schüler in der Klasse hatten Gerüchte über sie gehört, und alle schienen sich hinter vorgehaltener Hand über sie zu unterhalten. Aber Laura war nicht die Sorte Mädchen, die irgend jemandes Aufmerksamkeit für längere Zeit gefesselt hätte. »Ich löste mich gewissermaßen in der Holztäfelung auf«, erinnerte sie sich. Zu jedermanns Überraschung kam sie gut mit. Während der nächsten Jahre wurde sie in den Hauptzug überwiesen, obwohl die Lehrer sie dazu drängten, ihre praktischen, nicht bildungsmäßigen Fertigkeiten zu schulen.

»Was hat Ihre Familie davon gehalten?« wollte ich wissen. »Waren sie nicht stolz darauf, daß Sie jetzt zur High School gegangen sind?« Laura konnte sich nicht daran erinnern, daß irgend jemand ein Wort darüber verloren hätte.

Ihre Großmutter war gestorben. Ihre Mutter hatte immer noch zwei Stellen gleichzeitig. Zu dem Zeitpunkt, als ich Laura kennenlernte, stand sie kurz vor dem Abschluß am örtlichen College (wo sie ihren Ehemann kennenlernte) und arbeitete als Teilzeitkraft in der Buchführung einer Papiermühle am Ort. Die Arbeit macht ihr Spaß, und wenn der Zählzwang nicht sehr schlimm wird, dann kommt sie damit auch über die Runden.

Was hatte es für sie bedeutet, in der »falschen« Schule zu sein? Laura blickte wehmütig. »Ich weiß nicht, was für eine Rolle meine Zwänge dabei gespielt haben. Ich bin mehr als irgend jemand sonst, den ich kenne, daran gewöhnt, alleine zu denken.«

Laura war ein Teilerfolg. Das Clomipramin wirkte bei ihren Zwängen, es half nicht bei ihren sexuellen Problemen. Eine Verhaltenstherapie bringt langsam Resultate, mit einer gewissen Verbesserung in beiden Bereichen.

In Lauras Geschichte geht es um eine besonders ungewöhnliche Art, wie eine Zwangsstörung verborgen werden kann. Wenn die neuesten Statistiken richtig sind und es tatsächlich an die fünf Millionen Menschen mit einer

Zwangsstörung in den Vereinigten Staaten geben sollte, dann werden wir von noch sonderbareren und schmerzlicheren Methoden des Versteckens erfahren. Um die Sache noch weiter zu komplizieren, kann es auch eine tatsächliche Verbindung von Lernbehinderungen und einer Zwangsstörung geben, insbesondere bei Jungen. Laura hatte überhaupt keine Lernschwierigkeiten, aber in der Klinik begegnen uns mehr Kinder mit beiden Problemen, als bei einer zufälligen Verteilung zu erwarten wäre, vielleicht ein weiterer Hinweis darauf, daß einige lebenswichtige Verbindungen im Gehirn von vornherein »falsch verdrahtet« sind.

Andere, die an kindlichen Zwangsstörungen leiden, haben Schwierigkeiten mit ihren Schularbeiten, weil entweder ihre Langsamkeit oder ihr Perfektionismus sie daran hindern, ihre Prüfungen in der Schule oder ihre Hausaufgaben fertigzubekommen. Es wäre einfach, Lehrer dazu auszubilden, die verräterischen Anzeichen einer Zwangsstörung zu erkennen, wie zum Beispiel immer wieder radierte Hausaufgabenblätter – häufig so durchradiert, daß Löcher im Papier sind –, oder die Kinder zu entdecken, die ihre Arbeiten nicht abgeben wollen, weil sie sie »nur noch einmal« nachkontrollieren müssen. Wenn wir noch rauhe, aufgesprungene Hände (bei schweren Waschzwangsymptomen kann es aussehen, als hätte das Kind ein Ekzem) hinzufügen, dann wären die Lehrer dazu in der Lage, einige Fälle zu entlarven, die allen anderen entgangen sind. Mit ihrer Hilfe könnten manchem Jahre des Leids erspart werden.

20 Eine Liebesgeschichte

Roberts zwanghaftes Verhalten hatte jeden Winkel seines Lebens durchdrungen. Ich war fasziniert von diesem hochgewachsenen, ernsten, unverheirateten Physiker, der mit seinen fünfundvierzig Jahren auf scheu-verführerische Art äußerst anziehend wirkte. Die andere Ärztin, die ihn mit mir zusammen befragte, sagte, als er hinausgegangen war: »Was wird der für ein Fang sein, wenn es ihm wieder bessergeht!«

Aber an dem Tag, als Robert uns traf, war Liebe wirklich das letzte, woran er dachte. Sein Leben war von Zwängen beherrscht worden; und sogar seine früheste Erinnerung im Leben betraf einen Vorfall mit Zwängen.

»Ungefähr mit zwei Jahren, ich saß noch im Sportwagen, schob mich meine Mutter auf einer Straße in New York entlang, und ganz plötzlich fühlte ich den Zwang, die Luft anzuhalten, bis wir am Ende des Blocks angekommen waren. Natürlich war ich gar nicht dazu fähig, aber ich erinnere mich, daß es mich furchtbar beunruhigt hatte, daß ich das tun mußte, obwohl es mir unangenehm war und ich es nicht tun wollte. Ich hatte keine Ahnung, daß das nur der Anfang des höllischen Alptraums war, der mein ganzes Leben vergiften sollte.«

Robert fiel es leicht, darüber zu sprechen. Er hatte sich bereits vier Jahre lang einer Psychoanalyse unterzogen und hatte mit seinem freundlichen und einfühlsamen Therapeuten über tausend Stunden lang an seinen Symptomen gearbeitet.

Er breitete vor uns das trostlose Bild seines einsamen Lebens aus. Ob Mann oder Frau, seine Freunde wurden durch die sinnlosen, zwanghaften Aufgaben, die er sich selbst stellte, aus seinem Leben gedrängt. Wenn im Radio gerade drei Lieder gesendet worden waren, dann sagte er zu sich selbst: »Was waren das für drei Lieder, die da gerade gelaufen sind?« Er konnte nichts anderes tun, bevor er das nicht herausgefunden hatte, selbst wenn ihm nichts anderes übrigblieb, als den Sender anzurufen. Dieses Wissen war zu nichts nutze, aber wie Robert es ausdrückte: »Es kam mir vor, als ginge es um Leben oder Tod. Diese verrückten Gedanken hatten so ungeheure Macht über mich gewonnen – es war gerade so, als könnte nichts daneben noch irgend etwas bedeuten.« Er brauchte diese Zurückgezogenheit, um seine absurden Rituale auszuführen. All seine verbleibende Energie ging für die Schularbeiten drauf.

Selbst nachdem ich so viele ähnliche Geschichten über eigenartige Regeln, die ein Leben beherrschen konnten, gehört hatte, kam es mir unwirklich vor, einem so intelligenten, attraktiven und vor allem rationalen Erwachsenen zuzuhören, wie er die sinnlosen Rituale, die seine Tage und Nächte bestimmten, beschrieb.

Ich könnte ein Bild von Robert an seiner katholischen Grundschule zeichnen, wo seine Zwänge die Form religiöser Exzesse annahmen, die ihn dazu zwangen, religiöse Passagen und das Leben der Heiligen auswendig zu lernen. Er verbrachte seine Nächte damit, dieselben Seiten wieder und wieder zu lesen, bis er jedes Wort genau aufsagen konnte.

Aber das Ritual, dessen er sich am meisten schämen sollte, trat erst an der High School auf. Er mußte ständig nachsehen, ob der Reißverschluß seiner Hose zu war. Durch das Nachprüfen zog er die Aufmerksamkeit auf seine Tätigkeit und wurde zur Zielscheibe des Spotts der anderen Jungen. Die Mädchen gingen ihm aus dem Weg. Diese Angewohnheit blieb fast zehn Jahre lang bestehen, bevor sie verschwand. Er erinnert sich an diese Jahre als an die wohl einsamste Zeit in seinem Leben.

Einen Lichtblick aber gab es. Die Lehrer lobten seine

Begabung. Das war das einzige, was gut für ihn lief, und Robert erinnert sich noch an die Erleichterung, die ihm die Flucht in Mathematik oder in Physik verschaffte. »Aber je eifriger ich meine Studien verfolgte, um so mehr isolierte ich mich vom wirklichen Leben.« Er brauchte Zeit, um alle Rituale auszuführen, und es war einfacher für ihn, Leuten aus dem Weg zu gehen, als zu ertragen, daß sie den geistigen Krüppel entdeckten, für den er sich selber hielt.

In der ersten Zeit an der Universität geschah etwas Außergewöhnliches. Robert verliebte sich in eine andere Studentin. »Das war das wundervollste und gleichzeitig schrecklichste Ereignis in meinem Leben«, erzählte er uns. »Ich war niemals vorher verliebt gewesen; wir hingen wirklich sehr aneinander. Aber noch niemand hatte je etwas von meinem Problem erfahren. Ich wagte es nicht, sie einzuweihen.« Die Beziehung blieb jahrelang bestehen. Robert tat so, als ignorierte er sie, wenn er in Wirklichkeit seine Rituale ausführte. »Was waren das damals für Rituale?« fragte ich. »Sie waren banal, offen gesagt, dumm. Nehmen wir an, ich hätte am Abend davor eine Fernseh-Talkshow gesehen. Ich *mußte* mich erinnern, wer die Gäste waren. Bevor ich das nicht richtig erledigt hatte, in der Zeitung nachgesehen hatte, im Studio angerufen hatte oder im besten Fall mich einfach so erinnert hatte, konnte ich nichts anderes tun.«

»Und sie hat es nie erfahren?« fragte ich.

»Sie dachte, ich würde mich langweilen oder wäre sauer oder beides. Trotzdem konnte ich es ihr nicht erzählen.«

Da war sie wieder: dieselbe Geschichte, die ich schon von Ehemännern, Frauen und Kindern gehört hatte – das Bedürfnis, die Rituale auch vor den engsten, den wichtigsten Bezugspersonen im Leben geheimzuhalten. »Ich hielt mich für verrückt. Ich verstand mich selber nicht«, erklärte Robert.

Schließlich trennten sie sich. Zehn Jahre waren vergangen, seit Robert sie kennengelernt hatte. Er hatte beruflich Erfolg, aber seine Einmann-Beratungsfirma, die es ihm ermöglichte, jederzeit, wenn nötig, seine Rituale auszuführen, war gleichzeitig eine sehr einsame Angelegenheit. Seine widerwillig gezogene Schlußfolgerung damals war, daß »ich nie die Charakterstärke und die Disziplin aufbringen werde, um dagegen anzukämpfen. Ich begann jeden Tag mit dem Entschluß, dagegen zu kämpfen, und jeden Tag scheiterte ich wieder. Es war eine Qual. Ich fragte mich immer wieder: ›Was ist bloß mit mir los?‹«

Robert hatte uns angerufen, nachdem er die Fernsehsendung über Zwangsstörungen gesehen hatte. Er wußte, daß er unter diesem Problem litt, und wie die meisten unter den Tausenden, die anriefen, hatte er recht damit. Wenn man einmal einen anderen Menschen mit demselben Problem sieht, ist kein Irrtum mehr möglich. Unglücklicherweise erfahren die wenigsten Menschen je von jemand anderem mit Ritualen und Zwangsvorstellungen, weil Zwangsstörungen immer vom Schleier eines Geheimnisses umgeben sind.

Robert beschloß, über seine Zwänge, die Anzahl von Ritualen und Gedanken pro Stunde ein Tagebuch zu führen. Auf die Idee mit dem Tagebuch kam er von alleine, weil er sich auch beruflich mit Frequenzanalysen befaßte.

Bald nachdem er mit der Einnahme von Clomipramin begonnen hatte, nahm die Anzahl der Zwangshandlungen dramatisch ab, und die noch verbliebenen verloren an Schärfe. Robert schrieb: »Ich erkläre mir das so, daß sich einige Gedanken, gewöhnlich ganz banale, in einem primitiven Zentrum des Gehirns, wie zum Beispiel in einem Überlebenszentrum, falls so etwas existiert, festsetzen. Ein Teil der inneren Kommunikation funktioniert nicht mehr, und diese idiotischen Gedanken gehen eine Verbindung mit dem Überlebensdrang ein. Im Gehirn existiert aber keine Zielperspektive dafür, und so gehen diese Gedanken ihre eigenen Wege innerhalb dieses Zentrums, und ihre Erfüllung wird zu einer Angelegenheit von höchster Bedeutung, so daß kein Raum mehr für irgend etwas anderes bleibt.«

Roberts Kampf gegen die Krankheit endet wie im Film. Nachdem er sechs Monate lang das Medikament eingenommen hatte, fing er an zu glauben, daß seine Besserung stabil sein könnte. Er machte seine alte Freundin durch einen gemeinsamen Freund wieder ausfindig. Sie hatte nie geheiratet. Als er anrief, erzählte sie ihm, daß sie nie aufgehört hatte, von ihm zu träumen. Sie sind jetzt wieder zusammen. Als ich das letzte Mal etwas von Robert gehört habe, sagte er mir: »Es geht uns jetzt besser als je zuvor. Wir leben in einer Atmosphäre ewiger Flitterwochen und sprechen über Heirat, Kinder und Familiengründung, etwas, worüber wir vorher nie sprechen konnten. Die Welt ist jetzt strahlend hell und aufregend mit der Aussicht auf eine Zukunft, die vorbehaltlos schön ist. Wie wir sagen, es ist einfach unglaublich.«

Robert hatte Glück. Bei Patienten mit einer Zwangsstörung ist die Wahrscheinlichkeit, daß sie nie heiraten, doppelt so hoch wie in der Normalbevölkerung. Wenn sie doch heiraten, ist die Wahrscheinlichkeit einer Scheidung erhöht. Die Rituale und Grübeleien fressen ihre Zeit und ihre Energie auf, während ihre Heimlichtuerei sie davon abhält, den noch verbleibenden Rest mit anderen zu teilen. Werden die neuen Behandlungsmethoden etwas daran ändern? Wir müssen abwarten und sehen, was kommt.

21 AIDS: Die neue Obsession

AIDS – Erworbenes Immunschwächesyndrom – ist zur nationalen Gesundheitsobsession der achtziger Jahre geworden, und das aus gutem Grunde. Über das hinaus, was ich darüber in den Zeitungen lese und in den Abendnachrichten sehe, höre ich auch noch aus einer sehr eigenartigen Quelle etwas über AIDS: Es steht neuerdings im Zentrum von Wasch- und Kontrollzwängen. Früher bestand der »Schmutz«, der weggewaschen wurde, aus Bakterien, Kot oder Insekten. Manchmal war es auch Schweiß, Samen oder eine andere Körperflüssigkeit; heute ist es AIDS.

Alan zum Beispiel beschäftigt sich nur noch mit AIDS. Er ist nicht schwul, nimmt keine Drogen, hat nie in einem Krankenhaus gearbeitet, und kennt, soweit er weiß, niemanden aus einer Risikogruppe. Aber für einen zwangskranken Patienten wie Alan, der die letzten fünfzehn Jahre damit zugebracht hat, sich vor Ansteckung zu fürchten, ist AIDS zur meistgefürchtetsten Ansteckung geworden, die die Stelle aller anderen einnimmt.

Alan, der, seitdem er in die Schule ging, unter einem Waschzwang litt, kam zusammen mit seiner Mutter in mein Büro, als er darum kämpfte, die High School zu schaffen. Alans Mutter, ein kleines, stämmiges Energiebündel, hält die ganze Familie am Laufen. Alan hatte Schwierigkeiten mit dem Lesen und war älter als die anderen Jungen. Er hatte einige Klassen schon wiederholt, seine Mutter aber hievte ihn durch die Schule und war hinter den Behörden her, um Alan die Fördermaßnahmen zu sichern, die er benötigte. Sie mußte am Ball bleiben, damit Alan irgendwie durchkam. Bis zu seiner neuen Obsession wegen AIDS waren seine schlimmsten Probleme in dem Moment entstanden, wo aus dem Waschzwang ein Kontrollzwang wurde. Er überprüfte Türen, Fenster und, was am schlimmsten war, die Zeitungen im Lieferwagen der Familie, mit dem die *Washington Post* ausgefahren wurde. Die ganze Familie lebte vom Zeitungsaustragen.

Alan kontrollierte, ob jeder Zeitung die Werbeprospekte beigelegt worden waren. Er arbeitete sich nur durch die Stapel, die bereits zusammengelegt worden waren; er schaffte es nie, neue anzufangen. Seine Brüder weigerten sich, weiter mit ihm Zeitungen auszufahren. Er erledigte seinen Anteil nicht. Alans Mutter fuhr mit dem Transporter mit ihm los, bis auch sie mit der Arbeit nicht mehr fertig wurde. Alan ließ es nicht zu, daß eine Zeitung ausgeliefert wurde, ohne sie »nur noch einmal« zu kontrollieren. Nachdem sie acht Stunden auf einer Dreistundenstrecke verbracht hatte, blieb seiner Mutter nichts anderes übrig, als aufzugeben, und Alan war aus dem Familiengeschäft des Zeitungsaustragens hinausgeflogen.

Nachdem das Zeitungsaustragen ein Ende gefunden hatte, traf ich Alan und seine Mutter zu einem Erstgespräch, weil er einen Job nach dem anderen verlor. Wenn man die Zeit zusammenzählte, die er brauchte, um zu duschen, die Tür abzuschließen, aus dem Auto zu steigen, das Auto abzusperren und die Arbeit anzufangen – viele Stunden an schlechten Tagen – konnte Alan niemals einen Acht- oder Neunstundentag schaffen. So verlor Alan seine Stellen. Aber dann nahmen seine Zwänge eine noch unheilvollere Wendung.

Jetzt heißt Alans Problem AIDS. Er hat kein AIDS, aber er wurde aus seinem letzten Job hinausgeworfen, weil er deswegen in eine Schlägerei verwickelt war.

Alan hatte einen Job auf dem Bau gefunden, mit dem es schließlich zu klappen schien. Beim Graben und Schleppen war er weniger angespannt als beim Zeitungsausliefern, und Alan mochte die anderen Kumpel auf der Baustelle. Einige waren Freunde aus der High School. Zum ersten Mal seit Monaten machte Alan Witze und alberte am Arbeitsplatz herum. Eines Tages in der Mittagspause stellte Bill, ein Mann, der zufällig neben Alan saß, seine schwarze Thermoskanne neben Alans schwarzer Thermoskanne auf der Mauer ab. Alan nahm einen Schluck. Es war Kaffee, und nicht Milch, und ihm wurde klar, daß er aus der falschen Kanne getrunken hatte.

Alan schoß der Gedanke durch den Kopf: »Was ist, wenn Bill AIDS hat?« Er versuchte, den Gedanken beiseite zu schieben; Alan war nicht dumm. Das würde Ärger geben. Aber der Gedanke daran beherrschte ihn vollständig. »Bill«, platzte er heraus, »du mußt einen AIDS-Test machen.« Bill fand das nicht lustig. Alan geriet in helle Aufregung. »Bitte, Bill, ich kann sonst kein Auge mehr zutun. Ich hab aus deiner Thermoskanne getrunken.«

»Laß mich in Frieden! Willst du damit sagen, daß ich AIDS habe?« Bill schäumte. Es kam zu einem allgemeinen Geschubse.

Danach hörten die Jungs nicht mehr auf, Alan aufzuziehen. »Hast du schon AIDS gekriegt?« riefen sie ihm nach, wenn er zur Arbeit ging. Er versuchte, damit fertig zu werden, gab es aber schließlich auf, und jetzt bleibt er zu Hause. Er leidet kaum noch unter Wasch- oder Kontrollzwängen. Er kann sich nur ganz einfach AIDS nicht aus dem Kopf schlagen. (Ich hätte mir denken können, daß es so kommen würde. Im letzten Jahr war er einen Monat lang von dem Gedanken besessen gewesen, er könnte Tollwut bekommen, nachdem er auf der Straße einem Hund mit Schaum vor dem Maul begegnet war. Das ging vorüber, aber der AIDS-Horror blieb hängen.)

Fast ein Drittel unserer zwangskranken Patienten hat das Thema AIDS in seine Rituale und Vorstellungen miteinbezogen. Als erstes kam das Waschen. Später wurde die Angst vor AIDS als Ursache für das Waschen ausgegeben. Der Mensch ist ein vernunftbegabtes Wesen: Wenn er sich selbst bei einer Handlung ertappt, die zweckbezogen er-

222

scheint – zum Beispiel wiederholtes Waschen –, dann muß sein logisches Denken einen Grund dafür finden. Das ist die beste Erklärung, die ich für die Besessenheit mit AIDS finden kann. Manche wissen *nie*, warum sie sich waschen, aber sie leiden unter einem schrecklichen Gefühl des Unbehagens, wenn sie es nicht tun. Und zwangskranke Patienten, die eine Gefahr spüren, welche sie nicht sehen, fühlen oder verstehen können, fixieren sich auf AIDS; es ist eine Krankheit, die wie bestellt für die Opfer einer Zwangsstörung zu sein scheint. Und es spielt keine Rolle, wie aufgeklärt jemand ist. Die AIDS-Obsession breitet sich überall aus.

Claude ist ein erfolgreicher Chirurg, glücklich verheiratet und hat zwei Kinder. Vor zehn Jahren hatte Claude, einem Impuls folgend, auf eine Anzeige geantwortet und eine kurze Affäre mit einem Homosexuellen gehabt. Nach drei Treffen setzte Claude der Affäre ein Ende. Das war lange vor der AIDS-Panik; Claude hatte einfach keine Lust, die Beziehung weiterzuführen. Etwa um die Zeit von Rock Hudsons Tod fing er an, in der Praxis von Freunden aufzutauchen und ständig Befürchtungen über AIDS zu äußern. Da er selbst Arzt ist, hat Claude seine Kollegen dazu überredet, jeden bekannten Test für die Krankheit durchführen zu lassen. Er ließ Biopsien an harmlosen Hautkratzern vornehmen, jeden Antikörper messen, den Western-Blot-Test (den feinsten und genauesten Test zur Entdeckung von AIDS-Antikörpern im Blut) durchführen, und ließ eine Eigenblutkonserve anlegen.

Das Ergebnis ist immer das gleiche. Claude kommt ängstlich in die Praxis seiner Freunde, wenn die Befunde vorliegen. »Gute Nachrichten«, sagen seine Kollegen, »du brauchst dir keine Sorgen mehr zu machen. Alles ist bestens.« Sie teilen ihm die unvermeidlich negativen Ergebnisse mit. Eine Minute lang sieht Claude erleichtert aus, dann kehrt der sorgenvolle Ausdruck zurück. »Es könnte noch länger dauern, bis ich AIDS-positiv werde«, sagt er dann. Oder: »Letzte Woche habe ich von einem neuen Fall von Laborfehler gelesen. Die Tests könnten falsch sein. Es könnte der Test von jemand anderem sein!«

Ich fragte seine Frau, ob er sich schon früher einmal so ähnlich verhalten hatte. »Wissen Sie«, sagte sie, »ich habe das ganz vergessen. Claudes Mutter erzählte mir von einem Vorfall, der sich auf der High School ereignete. Er mußte sich einmal von einem Mitspieler die Unterwäsche ausleihen, weil seine eigene nach einem Spiel verlegt worden war. Danach fing er damit an, sich darüber Sorgen zu machen, ob er Syphilis hätte.«

»Hatte der andere Junge Syphilis?« fragte ich. »Nein, natürlich nicht. Dem fehlte nichts. Aber Claude war monatelang deswegen beunruhigt.«

Für meine Patienten steht das Waschen, das Gefühl einer Gefahr, die abgewaschen werden muß, an erster Stelle. Die Erklärung dafür, sofern es überhaupt eine gibt, wechselt und wird im Laufe der Zeit immer wieder wechseln. AIDS ist eine Strafe, die den Gedanken an sexuelle Überschreitungen und illegale und unmoralische Handlungen nahelegt. Es verursacht ein häßliches Schamgefühl und führt zu Diskriminierung. Es ist so angsteinflößend, so irrational, daß es geradezu ein Produkt der schlimmsten Phantasien eines Zwangskranken sein könnte. Eine meiner jungen Patientinnen kann ihre Ausbildung als medizinisch-technische Assistentin nicht wie ursprünglich geplant zu Ende führen. Als sie noch ein kleines Kind war, wusch sie sich, ohne den Zweck zu verstehen. Dann kam die AIDS-Epidemie. Jetzt ist AIDS der Grund für ihren Waschzwang. Sie erzählte mir: »Ich glaube, ich wußte schon von AIDS, bevor es auftrat. Auf eine verrückte Weise ist es das, worauf ich gewartet habe. Es ist das, worauf jeder mit einer Zwangsstörung gewartet hat. Wir wußten es nur nicht.«

22 Die Frau, die sich alle Haare ausriß

Jackie P. saß im Wartezimmer und trug einen breitrandigen Strohhut, der ihr Gesicht verbarg, und eine Sonnenbrille mit riesigen Spiegelgläsern, die ihr ein seltsam flottes Aussehen verliehen. Ihre sonstige Erscheinung allerdings ließ diese Illusion schnell wieder verfliegen, denn in Wirklichkeit war sie eine etwas pummelige Frau in einem pastellfarbigen Hosenanzug.

Im Untersuchungszimmer nahm sie ihre Brille ab, schlug den Hut zurück und stellte damit weitere Anzeichen einer Raffinesse zur Schau, die irgendwie nicht stimmig war. Ihre Augenbrauen waren hingepinselte Bögen, die einer Marlene Dietrich wert gewesen wären, ihre Wimpern waren kohlrabenschwarz und ungeheuer lang. Die Gesamtwirkung war exotisch, übertrieben und seltsam befremdlich.

Jackie war ernst und steuerte geradewegs auf ihr Ziel zu. »Ich bin so froh darüber, hier zu sein«, sagte sie zu mir. »Als wir die Fernsehsendung sahen, trauten mein Mann und ich unseren Augen nicht. Wir dachten immer, ich wäre die einzige, die ein solches Problem hat.«

»Worin besteht Ihr Problem?« fragte ich. »Na ja, ach Gott, wie ich es *hasse*, das zu tun, aber es ist einfacher, Ihnen zu zeigen, worum es geht«, sagte sie und nahm ihren Hut ab.

Jackie begann, sich zu demaskieren. Zuerst holte sie ein Papiertaschentuch heraus und wischte den Augenbrauenstift weg, dann zog sie die falschen Wimpern ab, und schließlich nahm sie die Perücke ab. Das Resultat war umwerfend! Es war absolut kein Haar mehr auf ihrem Kopf und im Gesicht. An der Stelle, wo sich ihre Augenbrauen befinden sollten, war die Haut weiß und voll Farbflecken. Die durch nichts unterbrochene rosafarbene Wölbung von

Schädel und Gesicht starrte mich an wie eine unbekleidete Mannequinpuppe. Aber ihre Augen, Jackies Augen, waren rot und verweint.

»Das fällt mir wirklich äußerst schwer«, sagte sie, »aber Sie würden es nicht verstehen, wenn ich Ihnen das hier nicht zeigen würde. Nur mein Mann und meine Eltern haben mich je so gesehen. Nicht einmal die Kinder wissen es.« Sie rieb die Hände über das Gesicht. »Vielleicht ist es so, wie meine Großmutter sagte, ich war eine Steißgeburt, und das bedeutet, daß einem ein hartes Leben bevorsteht. Bis ich dreizehn geworden bin, war ich wie alle anderen. Die Leute bewunderten meine grünen Augen und meine langen Wimpern. Meine Großmutter sagte, ich hätte angefangen, mir die Augenwimpern auszureißen, um die Aufmerksamkeit meiner Mutter zu erregen; das Haus war immer so voll mit den Freunden meiner Mutter. Vielleicht hat mir das nicht gepaßt; ich weiß es nicht. Als nächstes erinnere ich mich daran, daß ich anfing, meine Haare auszureißen und die Wurzeln zu essen. Ich weiß genau, daß ich damit aufhören wollte. Kann man wimpern- und haar*süchtig* sein?«

»Ich habe alles mögliche versucht, um davon loszukommen«, fuhr Jackie fort. »Ich trug Handschuhe, ich habe meine Fingerspitzen abgeschnitten, ich schnitt meine Fingernägel so kurz, daß sie bluteten. Schließlich brachte meine Mutter mich zu einem Psychiater, der mich fragte, ob ich onanierte! Was für eine Frage! Er war mir jedenfalls bestimmt keine Hilfe.

Das schlimmste daran ist, daß ich nichts machen konnte, das Spaß machte, wie Schwimmen, Achterbahnfahren oder bei Wind ins Freie gehen. Ich hatte immer Angst, meine Perücke könnte weggeweht werden und jemand könnte sehen, daß ich eine Glatze hatte, oder meine Wimpern könnten abfallen. Es war eine verrückte, schreckliche Jugend.«

»Sie haben geheiratet«, sagte ich.

»Als ich meinen Mann zum zweiten Mal traf, mochte ich ihn schon so sehr, daß ich ihm erzählte, was ich tat. Er nahm es auf, als handelte es sich um eine alltägliche Begebenheit. Er machte sich nichts daraus. Gott hat es gut mit mir gemeint, als er mir Jerry über den Weg schickte.

Als ich zu unserem fünfzehnten Klassentreffen ging, betranken sich einige von den Jungen und kamen zu mir herüber und fragten mich, ob ich immer noch so verrücktes Zeug machte, wie mir die Augenwimpern auszureißen. Ich dachte, oh, Gott, das ist also die Erinnerung an die Schulzeit, die die Leute von dir haben! Das ist das letzte Klassentreffen, zu dem ich je gehen werde!«

Jackie hatte drei Kinder, hübsche Kleider, einen guten Ehemann und ein nettes Zuhause, aber sie riß sich weiterhin die Haare aus, auch wenn man, wie sie sich ausdrückte, »glauben könnte, daß ich in meinem Leben soviel habe, das mich vom Haareausreißen abhalten sollte, aber so ist es nicht.« Ihre Bitten um Heilung waren nicht erhört worden, und sie wußte noch immer nicht, warum sie tat, was sie tat. Als sie die Sendung über Zwangsstörungen sah, war sie sicher, daß ihr Problem eine Form von Zwangsstörung war. Das Fernsehstudio war dessen nicht so sicher, aber sie akzeptierte keine abschlägige Antwort. Sie rief im Fernsehstudio an, und dort versprach man ihr, Kontakt mit uns aufzunehmen.

Wir behandelten Jackie mit Clomipramin. Die Ergebnisse überraschten uns beide. Wir waren uns nicht hundertprozentig sicher, daß Jackie mit ihrer Überzeugung, sie gehöre auch in unsere Klinik, recht hatte. Aber sie ließ sich auch von uns nicht abweisen. Sie war sehr überzeugend. »Ich weiß, daß es verrückt ist, sich die Haare auszureißen. Und ich kann trotzdem nichts dagegen machen. Ich habe schon als Kind damit angefangen. Ich habe es geheimgehalten. Sie müssen mich einfach an der Untersuchung teilnehmen lassen.«

Wir beschlossen, vielleicht sollte man besser sagen, wir »ließen uns überzeugen«, Jackie teilnehmen zu lassen, weil sie zumindest ein echtes Zwangssymptom hatte: Wenn sie sich die Haare ausriß, dann mußte sie es seitengleich machen. Wenn sie eines auf der linken Seite auszupfte, dann mußte sie auch eines auf der rechten Seite auszupfen, um das Ganze auszugleichen, wenn sie drei von links ausriß, dann mußte sie auch drei auf der rechten Seite ausreißen und so weiter. Also versuchten wir, Jackie zu behandeln.

Schon nach wenigen Wochen mit Clomipramin machte Jackie eine seltsame Erfahrung. Sie verspürte immer noch das Verlangen, sich die Haare auszureißen. Aber zum ersten Mal, seitdem sie dreizehn war, konnte sie diesem Gefühl widerstehen. Zwei Monate später kam sie ohne Brille herein – sie hatte Wimpern und Augenbrauen. Wir waren alle in heller Aufregung. Ihre Haare brauchten länger, um zu wachsen, aber zumindest hat sie wieder welche. Wenn sie das nächste Mal zu einer Kontrolluntersuchung kommt, dann, so hat sie uns versprochen, wird sie ohne Perücke kommen. Jackie ist ein neuer Mensch geworden; sie sprudelt nur so über.

»Ich bin Achterbahn gefahren«, erzählte sie mir. »Ich bin naß geworden, und ich bin sogar in einem Kabriolett gefahren. Ich wünschte, meine Mutter hätte lange genug gelebt, um das noch zu sehen; ich hoffe, sie erfährt es.«

Jackie P. ist eine von zehn Personen mit einer Trichotillomanie – dem Zwang, sich die Haare auszureißen –, die von sich aus in unsere Klinik gekommen sind. Es sind ausschließlich Frauen, und bei allen hat es wie bei Jackie angefangen, als sie noch Teenager waren. Abgesehen von der Scham und gelegentlichen Depressionen, abgesehen von seltenen Komplikationen wie zum Beispiel Infektionen oder Abschürfungen an den Augen, haben alle sich irgendwie damit arrangiert. Doch sobald diese Frauen sich in der Sendung selbst wiedererkannt hatten, nahmen sie große Mühen auf sich, um Hilfe zu suchen. Wir hatten nicht geplant, Leute mit Trichotillomanie in die Untersuchung mitaufzunehmen, aber diese Patienten lehrten uns, daß wir das tun sollten.

Der Begriff Trichotillomanie für den Zwang, sich die Haare auszureißen, war 1889 von Hallopeau, einem französischen Arzt, geprägt worden. Er war der Ansicht, daß diese Patienten ansonsten gesund waren. Die meisten früheren Berichte über diese rätselhafte Störung stammen von Dermatologen, aber in den letzten zwanzig Jahren haben sich auch die Psychiater dieses Problems deutlicher angenommen. Früher hielt man es für sehr selten (wie die Zwangsstörung), aber jetzt wurden in Berichten aus Verhaltenstherapiezentren Serien von zwanzig oder dreißig Fällen beschrieben. Trichotillomanie kommt auch in Verbindung mit anderen Störungsbildern vor, aber unsere kleine Untersuchungsgruppe hat uns zu der Überzeugung gelangen lassen, daß es eine Form von Zwangsstörung ist. Unter genetischen Gesichtspunkten ist vor allem die Tatsache interessant, daß manche Betroffene Familienmitglieder mit einer typischen Zwangsstörung haben. Wie bei der Zwangsstörung sind die Betroffenen ansonsten normal oder depressiv, wünschen, sie könnten aufhören damit, aber machen trotz ihrer Schamgefühle damit weiter. Wie Zwangskranke geben auch diese Patienten sich größte Mühe, um ihre Schwierigkeiten geheimzuhalten.

Eine Frau stöhnte darüber, wie sehr ihr die Arme vom stundenlangen Sitzen und Haareausreißen weh täten. Und doch konnte sie nicht damit aufhören. Jackie weiß, daß es unnütz und schmerzvoll ist, sich die Haare auszureißen, aber sie steht unter einem unwiderstehlichen Zwang. Was die Trichotillomanie so rätselhaft macht, ist, daß diese Frauen normalerweise keine anderen zwanghaften Handlungen oder Gedanken zeigen. Sie leiden weder unter einem Waschzwang noch unter einem Kontrollzwang, und sie haben auch früher nicht darunter gelitten. Sie kommen nicht auf solche Gedanken und Phantasien wie Zwangskranke. Als ich Jackie fragte, was passieren würde, wenn sie ihre Haare nicht mehr herausreißen müßte, lächelte sie nur und sagte: »Es wäre wundervoll.«

Ein Hauptunterschied zu den gewöhnlichen Zwangskranken besteht darin, daß fast nur Frauen von Trichotillomanie betroffen sind. Depressionen gehören, wie bei der Zwangsstörung, mit zu den häufigsten Komplikationen. Im Gespräch mit diesen Frauen, die sich alle so erstaunlich ähnelten, entstand bei mir das unheimliche Gefühl, daß sich bei ihnen ein primitives Verhaltensmuster aus dem Zusammenhang gelöst hat. Ein angeborenes, atavistisches Bedürfnis, sich zu putzen und zu pflegen, das sich nicht unterdrücken läßt. Die dramatische Reaktion dieser Haareausreißer auf Clomipramin (und das Fehlen einer Reaktion bei anderen Medikamenten) ist ein weiteres Glied in der Kette, die dieses seltsame Problem mit Zwangsvorstellungen und -handlungen verbindet.

In der klassischen psychoanalytischen Literatur sind die Haare mit vielen symbolischen Bedeutungen verknüpft. Sie sind ein Symbol für Schönheit, Männlichkeit und körperliche Kraft. Sie sind auch ein Symbol für Bisexualität, und sexuelle Konflikte sollen auf die Haare verschoben werden. Haareschneiden oder Auszupfen stellt in diesem Kontext eine symbolische Kastration dar.

Edith Buxbaum stellte in einem psychoanalytischen Aufsatz über das Märchen Rapunzel die Hypothese auf, daß das Schneiden von Rapunzels Haaren die Trennung von der Mutter und ihren Verlust symbolisiert. In vielen Hindukulturen wird das Abrasieren der Kopfhaare mit Trauer in Verbindung gebracht. In einer bestimmten Gemeinde in Indien werden die Haare ausgezupft, bevor jemand sein Leben der Buße weiht, und im christlichen Klosterleben gibt es eine lange zurückreichende Tradition, sich die Haare zu scheren. Keine dieser Theorien aber kann uns erklären, *warum* manche Menschen eine Trichotillomanie entwickeln. Wie kommt es, daß dasselbe Muster, und zwar fast immer bei Frauen, scheinbar aus dem Nichts heraus auftaucht? Müssen wir uns wieder dem Gehirn zuwenden, um das Rätsel zu lösen? Gibt es biologische Erklärungsmo-

230

delle dafür? Es gibt einige tierische Beispiele: Katzen zum Beispiel fressen ihr abgestoßenes Fell. Unglücklicherweise haben weder die Psychoanalyse noch die Verhaltenstherapie und bis vor kurzem auch Medikamente etwas dagegen ausgerichtet. Glücklicherweise scheint der größte Teil dieser Frauen auch so damit fertig zu werden, sie sind zu intensiven Beziehungen fähig und können sich ein Leben um diese seltsame und schmerzliche Gewohnheit herum aufbauen.

Und doch bleiben noch zu viele Rätsel bestehen. Warum handelt es sich fast ausschließlich um Frauen? (Wir sind nur auf zwei Jungen mit diesem Problem gestoßen. Sie hatten auch noch andere Zwangssymptome, aber sie verbrachten Stunden damit, genauso wie die Mädchen ihre Haare auszuzupfen.) Warum sind von Trichotillomanie Betroffene so ausschließlich darauf fixiert, während unsere anderen Patienten von Symptom zu Symptom springen?

Wie die meisten unserer Entdeckungen erwächst auch hier aus jeder Antwort schon die nächste Frage.

Aber unsere Ergebnisse sind aufregend. Wir haben Clomipramin und Desipramin, unser Kontrollantidepressivum, bei allen zehn Haareausreißern verglichen. Die Ergebnisse sind sehr überzeugend. Bei neun von ihnen zeigte das Desipramin keine Wirkung, aber bei Clomipramin verbesserte sich ihr Zustand deutlich. Heute wird die Trichotillomanie offiziell als eine andere Form der Zwangsstörung betrachtet.

Sind auch andere »dumme« Gewohnheiten von ansonsten normalen Menschen nur seltsame Formen einer Zwangsstörung? Wie steht es mit Nägelbeißen? Sollte man das mit Clomipramin behandeln? Wir müssen vielleicht Gewohnheiten, die wir zu verstehen glaubten, mit anderen Augen anschauen. Was hat es zu bedeuten, daß sie in so umschriebener Weise durch ein bestimmtes Medikament beeinflußt werden können? Könnte auch das Nägelbeißen ein Muster vorzeitlichen Putzverhaltens darstellen, das einige von uns aus unbekannten Gründen immer noch zeigen? Sind diese Gewohnheiten alle nur seltsame Launen in der Funktionsweise unseres Gehirns?

23 Unschuldige Sünder

Zum ersten Mal hörte ich etwas über Skrupulosität von Sallys Tante Leora, die auch nicht wußte, was das eigentlich war. Leora war eine Schulfreundin von mir, von der ich seit Jahren nichts mehr gehört hatte. Sie rief mich aus heiterem Himmel an und fragte mich wegen ihrer Lieblingsnichte um Rat. Meine Freundin, die leicht zu beeinflussen war, hatte gerade *Der Exorzist* gesehen. »Meine Nichte benimmt sich so, als wäre sie besessen«, erzählte sie mir.

»Du glaubst doch nicht etwa an dieses Zeug, oder?« fragte ich sie.

»Na ja, eigentlich nicht, aber es ist schon seltsam. Urplötzlich spricht dieses lebenslustige kleine Mädchen über die Sünde und will bestraft werden. Sie benutzt Wörter wie Blasphemie und sagt, daß eine böse Macht von ihr Besitz ergriffen hat. Das ist nicht natürlich. Woher *könnte* das denn kommen?«

Was auch immer mit Sally los war, ihre Tante war wirklich in Sorge um sie. Und die Geschichte, die sie erzählte, war seltsam.

Sally, eine intelligente, blonde Sechskläßlerin, freute sich auf die Konfirmation. Daß sie ein neues Kleid bekam und ihre Tante so stolz auf sie war, wog all die Anstrengungen auf. Aber wenige Wochen vor dem großen Ereignis hatte sie plötzlich Heulkrämpfe, konnte nicht mehr schlafen und verlor zehn Pfund. Es begann ganz plötzlich, als Sally eine Klassenstrafaufgabe erfüllte. Sie glaubte, daß sie sie nicht richtig machte, daß sie »sündigte«. Es kam ihr so vor, als mache sie immer etwas falsch. Das Gefühl verließ sie nicht mehr.

Jeden Tag nahmen ihre Symptome an Intensität zu. »Wenn ich den Tisch berühre, dann beleidige ich in Wirklichkeit Gott«, flüsterte sie. Sie faltete ihre Arme und versank tief in Gedanken. Sally war starr vor Schrecken, daß sie Gott beleidigt haben könnte, indem sie ihre Hände berührte. Bedeutete das, daß sie im Begriff war, Gott zu schlagen? grübelte sie und zog sich noch mehr in sich selbst zurück.

Die sonst stets selbstbewußte Sally begann nun, ihrer Mutter um das Haus nachzulaufen, sie zu küssen und an ihr zu kleben. Sie hatte das Gefühl, daß »die Gefahr zu sündigen geringer war«, wenn ihre Mutter daheim war.

In der Schule fragte Sallys Lehrschwester, als sie von einer kurzen Besorgung zurückkam, die Klasse, wie oft die Mädchen geschwätzt hatten. Sally »beichtete«, sie habe zwölfmal geschwätzt! Das bezog sich auf »Atemgeräusche«, die ihre Klassenkameradinnen nicht einmal gehört hatten. Sie meldete sich freiwillig, um Strafen auf sich zu nehmen, die sie als ungerecht empfand, aber sie fühlte sich wohler, wenn sie das tat. Die Schwester, eine strenge, aber gerechte Lehrerin, war ratlos. Sally fühlte sich, als ob ständig eine böse innere Macht über ihr schwebte.

Sally fragte sich selbst, ob sie vielleicht sündigen *wollte*. Sie sagte, sie beleidige Gott, indem sie schlampig schrieb. Wenn sie nicht ordentlich schrieb, wenn die Wörter unter die Zeile rutschten, dann war das eine Todsünde. Bald wurde es noch schlimmer. Sie fing an zu grübeln: »Habe ich einen falschen Eid geleistet? Habe ich gelogen?« Ihr gingen Gedanken durch den Kopf wie »ihre Seele dem Teufel zu verkaufen«. An diesem Punkt hatte meine Freundin Leora mich angerufen, und ich erklärte mich zu einem Treffen mit Sally bereit.

Das Interview mit Sally folgte den Regieanweisungen eines bizarren Moralstücks. Sie war am Ende ihrer Kräfte, am Rande der Verzweiflung, schaukelte auf dem Stuhl auf und ab und rannte hin und her. »Wie habe ich gesündigt?

Sagen Sie mir, welche Strafe ich verdiene? Wird es dann besser werden? Ich bin sicher, daß ich sündige!« Diese Fragen wurden immer wieder aufs neue gestellt. Sie wartete gar nicht auf eine Antwort. Sie hatte Magenschmerzen; sie weinte. Meine Antworten halfen ihr auch nicht mehr als die ihrer Tante.

»Ich sehe nicht, was du falsch gemacht hast«, sagte ich. Das Ergebnis war eine Katastrophe.

»Sagen Sie so was nicht«, kreischte sie. »Es ist so schon schlimm genug, ohne daß Sie die Dinge noch schlimmer machen. Ich brauche meine Bestrafung. Das ist das einzige, was mir helfen kann.«

»Was oder wo *ist* schlecht an dir?«

»Ich weiß nur, daß es in mir ist, das ist alles. Ich habe solche schrecklichen Gedanken.«

Zwei Priester hatten schon mit Sally gesprochen. Der erste hatte gesagt, sie hätte ein psychisches Problem und sie sollte nicht mehr als fünf Minuten täglich beten. Das war ein vernünftig klingender Rat, aber er wirkte nicht.

Ihre nächste Beichte legte Sally bei einem Priester ab, der für seine Strenge bekannt war. Er gab ihr noch mehr Gebete auf, und ihr ging es besser. Aber nur einen Tag lang, und dann fing alles wieder von vorne an. Der zweite Priester erkannte, daß das über seinen Horizont ging, und trat den Rückzug an.

Ich kam auch nicht klar damit. In einem gewissen Sinn war Sally »besessen«. Hinter ihren Fragen stand eine Macht, die ihre eigenen Wege ging; Sally stellte keine echten Fragen, und sie hörte gar nicht auf die Antworten. Ihre Worte klangen nicht wie die eines kleinen Mädchens. Die Wirkung war unheimlich. Ich hatte mich im *Exorzisten* gründlich gelangweilt, und hier spielte ich ihn selber durch!

Ich verlor Sallys Spur zu diesem Zeitpunkt, erfuhr aber später, daß sie irgendwie die Konfirmation hinter sich gebracht hatte. Danach verschwanden die Symptome. Zwei Jahre später traf ich ihre Tante wieder. Sally war jetzt ein vielbeschäftigter, unbeschwerter Teenager und kümmerte sich nur in Maßen um bestehende Vorschriften. Sally brachte mich zum ersten Mal mit der Skrupulosität in Berührung; damals tappten wir beide im dunkeln, womit wir es eigentlich zu tun hatten.

Das war vor zwanzig Jahren. Ausbrüche von Skrupulosität waren in alteingesessenen katholischen Privatschulen nicht so selten. In einer Untersuchung im kirchlichen Auftrag aus dem Jahr 1927 wurde behauptet, daß vier Prozent der Befragten Antworten gaben, die man als skrupulös bezeichnen mußte. Die Betroffenen gaben sich übermäßigem Beten, grundlosen Zweifeln und extremer Pedanterie hin (manche wuschen sich auch exzessiv die Hände). Ich konnte keine neuere Untersuchung über Skrupulosität finden, vielleicht, weil auch die katholische Kirche seit langem erkannt hat, daß es sich dabei um eine Form der Zwangsstörung handelt. In einem religiösen Bezugsrahmen aber spricht man von Skrupulosität.

Sally erholte sich mit der Zeit und dank der Unterstützung durch ihre Familie. Die nächste Patientin mit Skrupulosität aber, die ich kennenlernte, war schlimmer.

Während meiner Ausbildung als Assistenzärztin in Boston wurde mir Audrey als Patientin zugeteilt. Audrey, eine dünne, nervöse Frau von achtundzwanzig Jahren, deren Haare zu einem Knoten nach hinten gekämmt waren, war mit Beten und Beichten beschäftigt. Daß sie täglich mehrmals ihre zwei kleinen Mädchen alleine ließ, um Dutzende von Malen in der Woche zur Beichte zu gehen, vergrößerte noch ihre Schuldgefühle. Eine fremde Macht, so erklärte sie, erfüllte ihren Kopf mit flüchtigen, aber schrecklichen Gedanken.

»Was für Gedanken?« fragte ich.

»Ach, schreckliche Gedanken. Schrecklich. Ich habe schon Angst, sie auch nur auszusprechen.«

Die »schrecklichen Gedanken« waren so schrecklich nicht, und Audrey wußte das. Sie waren vielleicht etwas respektlos. So wie sich in der Kirche zu langweilen. Oder wie der Gedanke, daß der Priester aber süß aussieht. Was wirklich schrecklich *war*, war die Macht hinter ihnen und das Bedürfnis nach ritueller Buße.

Audrey und ich kamen gut voran, wir trafen uns wöchentlich und sprachen über ihre Ehe, ihre Eltern, ihre Kinder und über ihre strenge Erziehung an einer Konfessionsschule. Sie machte kein Hehl aus ihrer Verunsicherung und ihrer Wut auf die strengen Schwestern, die sie als kleines Mädchen gefühlt hatte. Aber erst, als sie sich wirklich wohl bei mir fühlte, erfuhr ich etwas über ihre schlimmste Angst. Audrey glaubte, daß der Satan ihr sündige Gedanken einflößte. Sie hatte schon früher solche Ideen gehabt, aber früher hatten sie nie eine so schreckliche Macht über sie gewonnen. Im Laufe des Jahres beobachtete ich, daß Audrey sich immer stärker damit beschäftigte. Ich brauchte Hilfe, um Audrey zu helfen. Sie benötigte mehr als mein Interesse und meine beruhigenden Versicherungen. Mein Supervisor für diesen Fall wurde zunehmend unsicher und beunruhigt. Audrey und ich wandten uns mit der Bitte um Hilfe an die kirchliche Führung. Meine Nachsichtigkeit brachte sie nur auf.

»Es ist nicht Ihr Fehler, Dr. Rapoport«, sagte sie besänftigend, »aber Sie könnten mich vom rechten Weg abbringen. Der Teufel könnte noch immer in mir sein.« Audrey hatte schon verschiedene Priester aufgesucht und schließlich einen gefunden, dem ihr Problem vertraut war. Vater John erwies sich als wunderbarer Cotherapeut. Als Priester mit ausgedehnten Erfahrungen in der Laienberatung wußte er über Skrupulosität Bescheid, und er hatte eine ideale Mischung aus Geduld und Autorität an sich.

Seine Ausbildung in der Behandlung der Skrupulosität, wie die römisch-katholische Kirche sie praktizierte, war vernünftiger als die moderne Behandlung von Zwangsstörungen durch die Psychiatrie. Denn die psychiatrische Behandlung von Zwangsstörungen zu jener Zeit konzentrierte sich auf die Erforschung der unbewußten symbolischen Determinanten des zwanghaften Verhaltens beziehungsweise der Zwangsvorstellungen. Auch ich hatte das unter der Anleitung meines psychiatrischen Supervisors getan, ohne irgendeine Wirkung zu erzielen. Im Gegensatz dazu legte die Kirche größten Wert auf vollen und absoluten Gehorsam gegenüber einem »erleuchteten geistigen Führer«, meist ein Priester, um den Skrupulosen beim Abbau ihrer übermäßigen Religiosität so schnell wie möglich zu helfen. Eine solche Person mußte sehr viel mehr sein als nur ein Beichtvater. Und so verbrachte auch Vater John Stunden mit Audrey, in denen er mit ihr durchsprach, wieviel Zeit sie diesen Gedanken und Ängsten und Gebeten im einzelnen widmete. Schließlich gewann er die Überzeugung, daß mit ihren Gebeten weder der Kirche noch ihr selbst gedient war.

Vater Johns Behandlung war einer Verhaltenstherapie nicht unähnlich. (Allerdings war die Verhaltenstherapie damals als Behandlung für Zwangsstörungen kaum anerkannt und wurde nur von sehr wenigen Psychologen praktiziert; sie war weder Audrey noch mir bekannt, und wir hatten keinen Zugang dazu.) Zunächst stellte Vater John eine vertrauensvolle Beziehung her. Dann befragte er sie bis in alle Einzelheiten nach ihren Schwierigkeiten. Am Ende schränkte er ihre übermäßige Frömmigkeit schrittweise ein und reduzierte sie so. Audrey wurde zuerst der gefürchteten Erfahrung »ausgesetzt«, ihre Gedanken laut zu äußern, und anschließend hinderte er sie daran, ihre übermäßigen Reaktionen darauf auszuführen, indem er sie weder beten noch zur Beichte gehen ließ. Am wichtigsten war, daß sie ihm auch zusicherte, ihre übertriebenen Rituale und Gebete einzuschränken.

Audrey und Sally waren Zwangskranke. Die Verwandlung dieser zwei so unterschiedlichen Persönlichkeiten in »Besessene« hatte mich in Erstaunen versetzt. Skrupulosität kommt in psychiatrischen Lehrbüchern nicht vor, aber unter dieser Bezeichnung hat die katholische Kirche Zwangsstörungen schon behandelt, lange bevor irgendwelche Ärzte es taten.

Ich sehe die Skrupulosität jetzt unter einem neuen geschichtlichen Blickwinkel. Ich finde, es ist ein bezwingendes Bild: Audrey oder Sally als willfährige Opfer in einem Hexenprozeß. Damals waren die Richtlinien zur Unterscheidung von »guten« und »bösen« Gewissensbissen kaum klar. Hinter den religiösen und persönlichen Verfolgungen standen in erster Linie soziale Bedingungen, die zu den Hexenprozessen geführt haben. Aber meine Patienten tragen vielleicht ihr Teil zum Verständnis bei.

Sally hätte jede vorstellbare Sünde gebeichtet, um Erlösung von ihren »eingepflanzten« Gedanken zu finden. Audrey bekannte sich schon zum Satanismus – das schien ihr noch am ehesten diese erstaunliche, intensive, fremde und doch aus ihrem Innern kommende Macht zu erklären. Sie brauchte keinen Souffleur. Wenn im puritanischen Neuengland, wie wir heute wissen, zwei von hundert Menschen tatsächlich eine Zwangsstörung *hatten*, kann man dann den Richtern ihre Sicherheit, auf dem richtigen Weg zu sein, vorwerfen? Hatten die Flammen der Inquisition auch dank solcher Opfer höher geschlagen?

Obsessionen und Zwangshandlungen kann man bei Gläubigen jeder Richtung finden, aber die Katholiken haben am meisten darüber geschrieben. Die Krankheit tritt bei Katholiken nicht häufiger auf; obwohl vielleicht eine Form der Religionsausübung, die rituelle Buße und Reinigung betont, besonders gut als Medium für Zwänge dienen kann. (Auf die katholische Sichtweise der Zwangsstörung wird im Anhang noch ausführlicher eingegangen.)

24 Tausend Pflichten gegen Gott

Mein Kollege Dr. Charles Mansuetto kam in die Klinik des *National Institute of Mental Health*, um einen Vortrag über Verhaltenstherapie bei Zwangskranken zu halten. Charles wollte uns nicht mit theoretischen Ausführungen langweilen: das ist nicht seine Art. Statt dessen berichtete er uns über seine Behandlung Daniels, eines höchst ungewöhnlichen Patienten. Daniels Geschichte war in zweierlei Hinsicht einzigartig: Erstens, weil seine Zwangsvorstellungen und -handlungen so zahlreich und so vielfältig waren, daß seine Zwangsstörung eine außerordentliche Herausforderung für die Verhaltenstherapie darstellte. Zweitens wegen der Rolle, die Daniels Rabbi dabei spielte. Es ist dies das einzige mir bekannte Beispiel, bei dem eine religiöse jüdische Zeremonie in die Behandlung einer Zwangsstörung einbezogen wurde.

Eine Verhaltenstherapie kann lange und zäh sein. Eine Verhaltenstherapie bedeutet, daß man viele Stunden mit einem Patienten verbringt und zählt, wie oft und wann, wo und wie genau jedes einzelne Ritual auftritt. Als nächstes gilt es, dem Patienten beizustehen, wenn man ihn mit der Auslösesituation konfrontiert, ohne daß er ein Ritual ausführen kann. Manchmal ist ein Freund mit dabei, der ihm Mut machen soll. Das ist nur ein kleiner Abriß der Verhaltenstherapie: Sie setzt auf die Vernunft, ist häufig effektiv, aber ebenso häufig greift sie zu kurz und ist zu schematisch – anders, als das Leben spielt. Ich kenne zu viele komplizierte Fälle, bei denen eine Verhaltenstherapie fehlgeschlagen ist; der *leibhaftige* Patient fiel durch die Lücken im wohlgeordneten Theoriegebäude der behavioristischen Prinzipien. Aber wenn Charles über seine Arbeit mit Daniel spricht, dann wird dieser Prozeß zu einem lebendigen, aufregenden und überzeugenden Vorgehen bei der Behandlung von Zwangsstörungen.

Charles und Daniel hatten seit 1986 miteinander gearbeitet. Seit seinem ersten Jahr an der High School war Daniel Tausende von »Pflichten gegen Gott« eingegangen, die jede Möglichkeit einer Entscheidung, einer Handlung oder eines Gedankens einschränkten. Niemand hätte diesen seltsamen Zustand aus früheren Ereignissen oder aus Daniels bisheriger Lebensweise vorhersagen können. Das ist in Kürze die Vorgeschichte, die Charles uns erzählte:

In der Grundschule hielt jeder von seinen Freunden und aus seiner Familie Daniel für ein intelligentes, nachdenkliches, freundliches Kind, aus dem ein »guter Junge« und ein Zweier-Schüler geworden war. Während der Grundschule und der Hauptschule war er allgemein beliebt. In der siebten Klasse hatte Daniel eine kurze Weile lang Angst vor Bakterien, und er hatte damals die Angewohnheit, »Bakterien wegzublasen«, wenn jemand in seiner Nähe nieste oder hustete. Dieses in gewisser Hinsicht bizarre Verhalten verschwand im Lauf des Jahres und wäre bestimmt für immer in Vergessenheit geraten, wenn nicht diejenigen, die mehr mit Daniel zu tun hatten, sich daran erinnert hätten, daß das in seinem ersten Jahr in der High School das erste in einer Reihe beunruhigender Verhaltensmuster war, die seine Eltern schließlich dazu bewegten, professionelle Hilfe zu suchen.

In der zehnten Klasse wurde das Ganze wirklich schwierig. Daniel wechselte die Schule, und sein Großvater starb einen Monat vor Schulanfang an Krebs. Daniels Angst vor Bakterien tauchte wieder auf, und um »sich vor möglichen Krankheiten zu schützen«, wusch er sich bis zu dreißigmal täglich die Hände. Er unterzog das gesamte Tafelsilber, das Geschirr und die Gläser einer peniblen Untersuchung auf Spuren von Schmutz oder Essensreste hin und wusch sogar jedes Geldstück ab, das er erhielt, egal woher es stammte.

241

Außerdem beobachteten Daniels Eltern, wie »Stapel von Kleidern, Büchern und Zeitungen sich auf dem Boden und den Möbeln in seinem Zimmer ansammelten, die er nicht von der Stelle bewegen wollte«.

Im weiteren Verlauf des Schuljahres beschloß Daniel »koscher zu werden«, obwohl sich seine Familie nur locker an jüdische Riten und Sitten hielt. Er schränkte die Auswahl an Gerichten, die er essen wollte, drastisch ein und ging dabei weit über die Erfordernisse des koscheren Essens hinaus.

Äußerst verstört durch dieses Verhalten, ließen ihn seine Eltern in der Kinderklinik untersuchen, wo man eine Zwangsstörung bei ihm diagnostizierte und ihn zu einem Psychiater zur Behandlung überwies. Nach sechs Monaten »verbaler Psychotherapie« kamen Daniel, seine Eltern und der Psychiater übereinstimmend zu dem Schluß, daß kein Fortschritt erzielt worden war, und ein zweiter Psychiater begann mit der Behandlung. Daniel schien sich diesem gegenüber mehr »zu öffnen« und gestand, daß ein großer Teil seiner Probleme aus der chronischen Angst herrührte, daß er »etwas Falsches tat«. Seine Rituale, so sagte er, waren Versuche, die Strafen Gottes für die Verfehlungen, die er begangen hatte, abzuwenden. Der Psychiater schlug vor, mit Daniel gemeinsam an diesen Themen zu arbeiten. Der Psychiater probierte mit guten Ergebnissen einige verhaltenstherapeutische Techniken aus. Aber es war zu schön, um wahr zu sein. Innerhalb eines Monats, in dem Daniel mit schmutzigen Händen, ungewaschenem Geld und ähnlichem konfrontiert worden war, schien er von diesem Problem »geheilt« zu sein. Sein Händewaschen war auf das übliche Maß zurückgegangen, seine Nahrung hatte wieder eine größere Bandbreite (obwohl er noch eine Weile danach koscher blieb), und er nahm ungewaschenes Geld in die Hände und benutzte es.

Eine Zeitlang wirkte Daniel »fast normal« auf seine Eltern, die wieder Hoffnung schöpften. Aber schon kurze Zeit später steigerten sich die Probleme in alarmierender Weise und nahmen eine eher noch seltsamere Wendung. Seine Eltern waren verwirrt und rätselten über einige Verhaltensweisen von Daniel, die er im Sommer vor der elften Klasse an den Tag legte. Beim Gehen baute er »dumme Schritte« in seine Bewegung ein. Er weigerte sich, die meisten seiner Lieblingsshows im Fernsehen anzuschauen, ging nicht mehr ins Kino mit Freunden und auch sonst fast nirgends mehr hin. Er betrat und verließ Zimmer wiederholt »in einer sehr komischen Art«. Er kehrte an Plätze, die er eben erst verlassen hatte, zurück, um nachzusehen, ob er »alles richtig gemacht hatte«. Daniel machte auch noch andere bizarre Sachen: Zum Beispiel wusch er das Familienauto und trug dabei nur ein Badehandtuch. Aus der Sichtweise seiner Eltern war es am schlimmsten, daß Daniel, der immer ein offenes und mitteilsames Kind gewesen war, sich »abzukapseln« schien. Er weigerte sich, eine Erklärung für sein Verhalten abzugeben und schien sich gefühlsmäßig von seinen Eltern zu entfernen.

Daniels Psychiater interpretierte das so, daß Daniel fürchtete, »Gott mißfallen zu haben, weil er falsche Dinge tat«, und daß in Daniels Vorstellung die Wahrscheinlichkeit, von Gott bestraft zu werden, dadurch verringert wurde, daß er diese Rituale vollbrachte. Er schilderte Daniel seinen Eltern gegenüber als »klassisches Beispiel eines obsessiven Zwangskranken«. Der Therapeut gewährleistete durch seine Beziehung zu dem Jungen emotionale Unterstützung und drängte Daniel, seinen Impulsen zu widerstehen und sich wieder normaler zu verhalten.

Aber Daniel konnte nicht widerstehen, und wenngleich er seine zwei letzten Jahre an der High School noch überstand, stand die Katastrophe schon unmittelbar bevor. Seine schulischen Leistungen litten zunehmend darunter. Seine Schreibweise, die früher flüssig und logisch war, ähnelte zunehmend der eines Kleinkindes. In der zwölften Klasse waren seine Sätze eckig und simpel, seine Arbeiten fast unverständlich, voll mit immer wieder ausgestrichenen und neu geschriebenen Wörtern und Sätzen. Aber irgendwie schaffte er seine Kurse in der zwölften Klasse noch und machte den Abschluß an der High School. Zu diesem Zeitpunkt war jedoch bereits jeder Bereich seines Lebens von der Störung betroffen. Seine Bemühungen, sich mit Mädchen zu treffen, waren aufgrund seines seltsamen Verhaltens und seiner Abneigung, sich auf viele »normale« Aktivitäten von Jugendlichen einzulassen, zum Scheitern verdammt. Er hatte Freunde, aber sie mußten sich mit seinen »Seltsamkeiten« abfinden; zu ihrer Ehre sei gesagt, daß einige wenige trotzdem zu ihm hielten.

Aufgrund seiner vormals guten schulischen Leistungen wurde Daniel an einem örtlichen College aufgenommen, auf das er mit Beginn des Herbsts wechseln sollte. Dieser Sommer ließ sich ruhiger für ihn an. Seine Eltern hatten sich an die vielen Manifestationen seiner Störung gewöhnt und hofften, daß er entweder »darüber hinauswachsen würde«, auf die Psychotherapie reagieren oder von dem Imipramin (Tofranil) profitieren würde, was er gegen Ende des Sommers einzunehmen begann.

Bis zum November waren ihre Hoffnungen zunichte geworden. Daniel wirkte seltsamer als je zuvor, machte ungewöhnliche stereotype Bewegungen mit Händen, Armen und Beinen. Er betrat und verließ die Zimmer, »als wäre er aufgezogen«, und weigerte sich unverändert, Erklärungen abzugeben. Er war auf dem besten Wege, in allen seinen Kursen durchzufallen und hatte bis dahin in allen Schulaufgaben und Prüfungen nur Sechser bekommen. Das Imipramin hatte nicht gewirkt, und er hatte die Nebenwirkungen, die Schläfrigkeit und die Mundtrockenheit, als äußerst unangenehm empfunden. Es war an der Zeit, etwas Neues zu versuchen, und weil Daniel jeder Versuch mit einem anderen Medikament (Clomipramin wurde ebenfalls erwogen) widerstrebte, war er damit einverstanden, es mit einer Verhaltenstherapie »als Intensivbehandlung« zu versuchen, was ein viel größeres Engagement für dieses Vorgehen bedeutete.

Das war der Stand der Dinge, als er seine Sitzungen mit Dr. Charles Mansuetto aufnahm, der Daniel von Anfang an »aufnahmebereit und sympathisch« fand. Der Rest der Geschichte stammt aus Charles' eigenen Notizen.

Daniel ist ein höflicher junger Mann mit angenehmem Äußeren und gepflegtem Englisch, von durchschnittlicher bis überdurchschnittlicher Intelligenz. Als wir uns unterhielten, sah ich seine »seltsamen« Hand- und Kopfbewegungen. Ich sagte Daniel, daß er mir in dieser Sitzung so viel oder so wenig über sein Problem erzählen konnte, wie er Lust hatte, daß er mir schlußendlich aber alles erzählen müßte, wenn ich ihm wirklich helfen sollte. Das leuchtete ihm ein, und er fragte mich, ob ich wüßte, woher Zwangsstörungen kämen. Ich erklärte ihm, daß ich zwar zum jetzigen Zeitpunkt sicher nicht genug über seine Situation wußte, daß ich aber optimistisch wäre, daß ich sein Problem, wenn ich erst einmal die zu Arbeit erforderlichen Informationen hätte, gut genug verstehen würde, um es ihm auf eine Weise zu erklären, daß auch er es auf der Grundlage bekannter psychologischer Prinzipien verstehen könne. Er würde dann nicht nur verstehen, woher diese Störungen kämen, so erklärte ich ihm, sondern auch, was wir tun mußten, um sie zu überwinden.

Er schien interessiert und wollte mehr darüber wissen. Ich sagte ihm, daß er mir genauere Informationen über die Besonderheiten seines Problems geben müßte, damit ich mehr als Allgemeinplätze erzählen konnte. Daniel fing seinen Bericht mit der Feststellung an, daß es viele Dinge gebe, über die er jetzt noch nicht mit mir sprechen könne, daß er aber nach einem Weg suchen werde, um sie mir später mitteilen zu können. Ich akzeptierte das.

Als Daniel seine Geschichte erzählte, schilderte er, wie ihn Hunderte von Malen täglich das Gefühl erfüllte, daß er

»etwas Falsches getan hatte« und daß er deswegen Gott mißfiel. Um möglichen Strafen aus Gottes Hand für diese »Verfehlungen« zuvorzukommen, bestrafte er sich selbst irgendwie und verringerte dadurch seine Besorgnis, es könnte ihn später eine weitaus schlimmere Bestrafung treffen. Er vermied außerdem jede Handlung und jeden Gedanken, die zusammen mit diesen Gefühlen aufgetreten waren. Das führte dazu, daß er ein kompliziertes Regelwerk ausarbeitete, das in Daniels Kopf sein Handeln und Denken in praktisch jeder Situation seines Lebens mit Verboten belegte. Sein Bericht war wirklich fesselnd, als er die Vielzahl von Dingen beschrieb, die er tun mußte oder nicht tun konnte oder auf eine bestimmte Weise oder in einer bestimmten Reihenfolge erledigen mußte. Er sprach von Gedanken, die er nicht denken durfte, von Erinnerungen und Wissensbruchstücken, die ihm nicht mehr zugänglich waren, von Dingen, die er nicht sagen konnte oder auf eine bestimmte Weise sagen mußte, indem er bestimmte Wörter gebrauchte oder eben nicht gebrauchte. Er beschrieb ein System, das so kompliziert, so verschlungen und so allumfassend war, daß ich mich nur noch wunderte, wie er es überhaupt zustande brachte, im Rahmen der starren Richtlinien seines erbarmungslosen Systems zu funktionieren.

Daniel fragte: »Habe ich Ihnen genug Informationen geliefert, damit Sie anfangen können?«, und wir brachen beide in ein befreiendes Lachen aus. (Humor ist bei Zwangskranken durchaus von Nutzen, wenn man sich nicht über sie lustig macht, sondern zeigt, daß man den teilweise »absurden« Charakter ihrer Störung zu schätzen weiß.) Als er meine Praxis verließ, mit einigen Selbstbeobachtungsprotokollen in der Hand, konnte ich mich nur über den Mut dieses Jungen wundern, der ihn dazu befähigte, trotz des »niederdrückenden Gewichts« seines Zwangsstörung nicht aufzugeben. Er würde seinen ganzen Mut noch zusammennehmen müssen, um seine Fähigkeit, in dieser Welt zu funktionieren, wiederzugewinnen.

In der zweiten Sitzung händigte mir Daniel als erstes seine Protokolle aus. In den Protokollen wurde von ihm verlangt, drei Aspekte seines Problems während einer 24-Stunden-Periode selbst zu beobachten: (a) wie oft wiederholte er etwas; (b) wie oft hinderte er sich selbst daran, etwas zu tun, was er eigentlich tun wollte; (c) wie oft ging er aus einem Raum hinaus und wieder hinein. Er sollte aufschreiben, ob und wie oft irgendeines dieser Ereignisse vorkam, welche Handlung oder welcher Gedanke das Ritual ausgelöst hatte, das Unbehagen, das er verspürte, auf einer Skala von null bis hundert einschätzen und die Minuten, die er für das Ritual aufwendete, notieren.

Die Seite war buchstäblich bedeckt mit winzigen Notizen, viele davon durchgestrichen und neu geschrieben auf der Vorder- und Rückseite des Protokollbogens, auf den Seitenrändern, zwischen den Zeilen, wo auch immer noch eine verschlüsselte Eintragung hineinpassen konnte. Er schrieb Minute für Minute, Stunde für Stunde alles auf, was er getan hatte, während er ging, saß, schrieb, aß, fernsah, Zähne putzte, sich wusch, seine Hausaufgaben erledigte, Auto fuhr, schlafen ging, schlief (er ritualisierte sogar in seinen Träumen!). Das Protokollblatt war nicht zu entziffern, aber wenigstens hatten wir etwas in der Art einer Baseline, mit der wir arbeiten konnten. Da die Selbstbeobachtung bei der Verhaltenstherapie von zentraler Bedeutung ist, war ich schon froh darüber, daß ein Anfang gemacht war, wie auch immer er aussah.

Es war allein schon eine entmutigende Aufgabe, die Myriaden von Verboten zu sortieren. Daniel zählte Hunderte davon auf. Wir klassifizierten sie nach Themenbereichen: Dinge, die er nicht essen oder trinken konnte, Dinge, die er nicht kaufen konnte, Dinge, die er nicht aufschreiben oder sagen konnte. Keine noch so banale Einzelheit des Alltagslebens schien bedeutungslos genug zu sein, um ohne Regeln in Daniels privater Welt bestehen zu können. Selbst wenn kein ausgesprochenes Verbot existierte, hatte er für manche Dinge besondere Prozeduren entwickelt, die eingehalten werden mußten. Meistens betraf dies die »Reihenfolge«, in der Handlungen ausgeführt werden mußten, oder scheinbar sinnlose Wiederholungen von bedeutungslosen Bewegungen. In eine Schulstunde zu kommen, war eine Spitzenleistung: sich anziehen und aus dem Haus gehen, zur Uni fahren, das Auto parken, zu dem Gebäude gehen, durch die Tür kommen und sich hinsetzen, all das umfaßte eine Vielzahl verschiedener Beispiele von Vermeidungsverhalten, Wiederholungen und einzuhaltenden Reihenfolgen. Selbst während der Stunde war noch nicht alles in Ordnung, denn Daniels Störung hielt ihn davon ab, bei bestimmten Informationen zuzuhören, Notizen zu machen, manchmal sogar schon sein Notizbuch auch nur aufzuschlagen. Bei jedem beliebigen Ereignis zu jedem beliebigen Zeitpunkt bestand die Möglichkeit und die Wahrscheinlichkeit, daß es zum Auslöser für Daniels Vermeidungsverhalten und seine Ritualisierungen wurde. Zu keinem Zeitpunkt war er frei von seiner andauernden Beschäftigung mit der Frage, ob er alle Regeln einhielt und »die richtigen Dinge tat«.

»Was würde denn passieren, wenn du die Dinge einfach so machen würdest wie alle anderen auch?« fragte ich.

Daniel sagte, daß er »zwar kaum noch wagte, in diese Richtung zu denken«, daß er aber fest davon überzeugt wäre, daß er von Gott bestraft werden würde, wenn er dem Diktat seiner Überzeugungen und Gefühle nicht Folge leisten würde. Er schätzte die Wahrscheinlichkeit einer Bestrafung tatsächlich »als hundertprozentig oder fast hundertprozentig« ein, und keine Ermahnung durch seine Eltern, Freunde oder Therapeuten war bis jetzt dazu in der Lage gewesen, ihn von seiner einmaligen Herangehensweise an die Dinge abzubringen. (Es ist immer von größter Bedeutung, zu wissen, in welchem Ausmaß der Obsessive seine Angst für realistisch hält. Je stärker dieser Glaube ist, um so wahrscheinlicher wird eine Verhaltenstherapie scheitern.) Daniel gab zu, daß er tatsächlich an einer

Zwangsstörung litt, weil »jeder das sagt«. Aber in seiner eigenen Vorstellung war es eine Notwendigkeit, daß er bestimmte Dinge vermied und auf eine Art ritualisierte, die inzwischen normal für ihn geworden war.

Aber ich war die Verpflichtung eingegangen, Daniel eine Sichtweise seines Problems zu ermöglichen, die keine übernatürlichen Mächte, keine geheimnisvollen und unvorhersehbaren inneren Signale für Verfehlungen beinhaltete. Statt dessen würde es ein neues Erklärungsschema geben, eines, das auf den Prinzipien von Konditionierung und Lernen gründete, eines, von dem ich hoffte, daß es ihn zur Zusammenarbeit in der anstrengenden Phase der Therapie motivieren würde. Die Therapie konnte nur dann Erfolg haben, wenn Daniel seinen Ängsten ins Gesicht sah und auf den kurzfristigen Trost, den ihm seine Rituale verschafften, verzichtete zugunsten der Hoffnung auf ein Leben frei von den Einschränkungen, die er sich selbst auferlegt hatte.

Wir begaben uns auf eine gemeinsame Spurensuche zu den ersten Anfängen des Problems. Währenddessen wurden Daniels Aussichten auf seinen weiteren Verbleib an der Universität schlechterdings hoffnungslos. Auf einen Brief an den Dekan der Akademie hin wurde Daniel eine Beurlaubung gewährt, verbunden mit der Zusage, ihn im Sommersemester oder wann immer sonst man mit einiger Sicherheit davon ausgehen konnte, daß sich seine Chancen grundlegend gebessert hatten, wieder aufzunehmen. Bis zum Sommersemester waren es noch zwei Monate.

Ich war sehr angetan von der Beziehung, die sich zwischen uns entwickelt hatte. Daniel war ganz begierig, die Erklärungen, die ich ihm über die Entstehung seiner augenblicklichen Gedanken und Handlungen gab, aufzunehmen. Er wußte, daß wir uns unerbittlich der direkten Konfrontation mit seinen Ängsten und Ritualen näherten. Er hörte mir aufmerksam zu, als ich ihm die Mechanismen von Konditionierung, Verstärkung und so weiter beschrieb. Ich versuchte, seine eigene, persönliche Geschichte in die

Theorie hineinzuweben und ihm zu zeigen, wie er sich innerhalb weniger Jahre von einem voll funktionierenden, glücklichen Jungen zu einem unfähigen, sorgenzerfressenen, gestörten Jugendlichen entwickelt hatte, und das alles unter den aufmerksamen Augen von liebevollen Eltern und geschulten Therapeuten. Wir wendeten ungewöhnlich viel Zeit für diese Phase auf, weil sie für Daniels Zustimmung zur Konfrontationsphase der Behandlung von tragender Bedeutung war.

Innerhalb von vier Sitzungen beendeten wir unsere Rekonstruktion, und Daniel war zufrieden. Er bat mich, das in einer Art Krankengeschichte schriftlich festzuhalten, so daß er es bei sich tragen und sich damit beschäftigen konnte. Das Ganze leuchtete ihm ein; es war logisch und wissenschaftlich und erklärte die Wendungen, die seine Probleme im Verlauf seiner Störung genommen hatten.

Daniels Krankengeschichte faßte seine Geschichte, so wie ich sie kennengelernt hatte, zusammen. Seiner Erinnerung nach hatte er eine glückliche Kindheit gehabt, ausgefüllt mit Freunden und Verwandten, frei von Problemen. Er gab einige »kleinere« Sorgen zu, die schnell verflogen (wie zum Beispiel die Angst, die Toilette könnte überlaufen, wenn er die Spülung betätigte), tat sie aber als kindlichen »Unfug« ab.

Während der Hauptschule brachen in seiner häuslichen Umgebung eine Reihe von Krisen aus. Eine seiner älteren Schwestern fing an, Drogen zu nehmen und hatte einigen Ärger mit den Schulbehörden bekommen. Daniel erinnerte sich an eine Menge lautstarker Auseinandersetzungen und Diskussionen in der Familie, häufig zwischen seinen Eltern, wie man am besten mit seiner Schwester umgehen sollte, und er fürchtete, seine Familie könnte auseinanderbrechen. Seine Nerven waren »zum Zerreißen gespannt«, und er betete zu Gott, daß die Lage sich wieder normalisieren möge. Zur gleichen Zeit starb sein Großvater einen langsamen und qualvollen Tod.

Daniel rief sich das erste Mal, als er »dieses Gefühl« hatte, ins Gedächtnis zurück. Es war im Dezember, in der zehnten Klasse, als er während des Gottesdienstes zur Beerdigung seines Großvaters in der Synagoge saß. Er erinnerte sich, daß es heiß war und daß er sich nicht wohl fühlte. Als ihm der Gedanke durch den Kopf schoß, daß er wirklich keine Lust hatte, hier zu sein, durchzuckte ihn plötzlich ein heftiges »stechendes« Schuldgefühl. Er dachte, es sei falsch, so etwas zu denken; es ging »gegen den Glauben«, in einem solchen Moment daran zu denken, daß man lieber woanders wäre, und daß Gott ihn dafür bestrafen würde, daß er während des heiligen Gottesdienstes solche Gedanken hatte. Er saß da und überlegte, wie er das wiedergutmachen konnte, aber er konnte die Gedanken nicht ungeschehen machen. Seine Angst und sein Unbehagen nahmen noch zu, bis er den Gottesdienst verließ.

Kurz darauf verstärkte ein anderes Vorkommnis die Verbindung zwischen der Angst vor einer Bestrafung durch Gott und dem Gefühl einer persönlichen Verfehlung in Daniels Vorstellung. Während er spät nachts in seinem Zimmer masturbierte, lief im Hintergrund der Fernseher. Zu Daniels Schrecken wurde ihm bewußt, daß im Fernsehen eine religiöse Sendung angeschaltet war. Für ihn sah es so aus, als hätte er »im Angesicht von Religion und Gott« masturbiert. Er verdiente es, bestraft zu werden. Seitdem konnte er sich nicht mehr von Gedanken an Gott freimachen, wenn er masturbierte. Er hatte sogar Phantasien, in denen er vor heiligen Gegenständen masturbierte. Seine Angst vor Bestrafung nahm weiter zu, und jeder Gedanke an Gott oder die Religion löste heftige und anhaltende Gefühle von Furcht und Schuld aus. Daniel war deswegen mehr als je zuvor in Sorge und fing an, nach Mitteln und Wegen Ausschau zu halten, wie er seine Gottgefälligkeit unter Beweis stellen konnte, um seiner fast unvermeidlichen Bestrafung zu entgehen.

Alles, was in irgendeiner Verbindung zur Religion stand,

setzte Daniels neues Denkmuster in Gang: hinter einer Kirche vorbeizufahren, jemanden fluchen zu hören, Dinge zu sehen, die wie ein Kreuz aussahen, ja sogar schon den Querstrich beim Schreiben eines »t« zu machen.

Er stellte mehr und mehr Regeln für sich auf und war immer mehr darum besorgt, das »Richtige« zu tun. Aber er hatte keine Kontrolle über das, woran er dachte. Er fing an, sich selbst zu bestrafen, um mit Gott ins reine zu kommen, so daß Gott ihn später nicht mehr zu bestrafen brauchte. Während dieser Phase verbot er sich selbst immer mehr Aktivitäten, die ihm Spaß machten: er trank kein Cola oder Pepsi mehr, sah seine Lieblingssendung nicht mehr an, ging nicht mehr ins Kino oder zum Bowling. Er aß bestimmte Süßigkeiten nicht, verzichtete auf bestimmte Geschmacksrichtungen bei den Kaugummis und erlaubte sich nicht einmal mehr angenehme Erinnerungen.

Schließlich ließ er es, um sich zu bestrafen, so weit kommen, daß er vor Freunden und Fremden »wie ein Idiot« dastand. Er machte »blöde« Schritte beim Gehen. Er zog sich komisch an, er gab lächerliches Zeug von sich, alles ohne irgendeine Erklärung. Daniel machte sich das Leben möglichst schwer, er wählte beispielsweise immer den längsten Weg, um wohin zu kommen, anstelle des kurzen.

Eine kurze Weile lang funktionierte das ein wenig. Aber es schuf auch neue Probleme. Seine Handlungen *waren* beschämend, und er konnte sie nicht erklären. Die Erleichterung war immer nur eine befristete, und langsam wurde es ihm unmöglich, alle seine Regeln zu befolgen.

Eines Nachts, als er »Hill Street Blues« ansah, kam es zu einem Vorfall von weitreichender Bedeutung. Eine Person in dem Stück starb an AIDS, und es stellte sich heraus, daß es ein Schwuler gewesen war. Was für eine gräßliche Bestrafung! Daniel schoß ein Gedanke durch den Kopf: Wenn er mit AIDS geschlagen sein sollte, dann wäre die Krankheit schon schlimm genug, aber die Demütigung, von der ganzen Familie, von seinen Freunden und Bekannten für einen Schwulen gehalten zu werden, das wäre die schlimmste Bestrafung, die Gott ihm auferlegen konnte, die er sich überhaupt vorstellen konnte. Und so kam während der letzten paar Monate der zehnten Klasse noch ein Waschzwang hinzu.

Das Waschen war in vielerlei Hinsicht einfacher für ihn, als so vielen Regeln Folge zu leisten. Im Endeffekt lenkte ihn seine Beschäftigung mit der Sauberkeit von Gedanken ab, die weit störender gewesen wären.

Sein vorheriger Therapeut hatte ihm seine Ansteckungsängste und seine Waschrituale ausgetrieben, indem er ihn mit Schmutz konfrontierte und ihm nicht erlaubte, sich zu waschen – eine Standardtechnik der Verhaltenstherapie. Aber daraufhin wurden seine Probleme, wie Daniel es ausdrückte, erst »wirklich schlimm«. Die Angst vor AIDS hatte er unter Kontrolle gehabt. Nun drangen die Gedanken überall ein.

Daniel erzählte mir, daß »die Rituale sich in den Kopf hineinverlagerten«, als die Verhaltenstherapie den Waschzwang gelöscht hatte. Die Hunderte, inzwischen Tausende von Pflichten gegen Gott waren wieder da. Er mußte mit der Wahrscheinlichkeit fertig werden, daß er eigentlich jeden Augenblick ein Versprechen brach, das er Gott früher in diesem Jahr gegeben hatte. Es waren zu viele, um sich noch irgendwie daran halten zu können. Daniel bezeichnet diese Phase als die der »reinen Rituale«.

Als die Sitzungen mit mir begannen, vollzog er Rituale, die jeden Lebensbereich erfaßten und jede logische Bedeutung verloren hatten. Er konnte mit seiner ausgetüftelten Buchführung von Schuld und Bestrafung nicht mehr mithalten. Irgendwie, auf unbekannte Weise hatte die bloße Wiederholung von Gesten und Bewegungen, die vorher so logisch mit bestimmten Überschreitungen gegen Gott verbunden gewesen waren, nun an und für sich den Charakter eines Schutzmechanismus erlangt.

Indem er andauernd irgendwelche Rituale ausführte,

fühlte sich Daniel eher sicher, daß er alles nur Mögliche getan hatte, um sich vor dem Verletzen einer Regel zu schützen. Jede Wiederholung, die gewöhnlich eine Bewegung, manchmal auch einen Gedanken betraf, führte zu einer kurzfristigen Erlösung aus seinem emotionalen Dilemma. Wenn er beim Schreiben war und das Gefühl ihn überkam, dann mußte er Wörter, Sätze oder ganze Zeilen durchstreichen und neu schreiben, oft mit ganz anderen Formulierungen. Wenn das Gefühl während einer Unterhaltung auftrat, mußte Daniel auf das zurückkommen, was er zuletzt gesagt hatte, und es noch mal sagen, bevor er weitersprechen konnte. Wenn er nichts Bestimmtes tat in dem Moment, wo das Gefühl auftrat, dann wiederholte er irgendeine Bewegung, die er seiner Erinnerung nach soeben ausgeführt hatte.

Er versuchte, diese Manöver zu verbergen, wenn andere Personen in seiner Nähe waren. Aber wenn die Bewegungen »zu unauffällig« waren, dann hatte er das Gefühl, es nicht richtig gemacht zu haben. Daniels System war ein einziges Chaos, und er wußte das nur zu gut.

Mit meiner neuen »lerntheoretisch begründeten« Erklärung verfügte er über ein nachvollziehbares Schema, anhand dessen er darüber nachdenken konnte. Es gab ihm Hoffnung, einen Bezugsrahmen ohne Gott, Sünde oder Religion. Wollte Daniel sich diese Sichtweise »aneignen«? Nun, ja und nein.

Daniel trug seine Krankengeschichte und seine Bücher immer bei sich wie einen Talisman. Er sah häufig darin nach und ging sie vor dem Zubettgehen noch mal durch. Wir fügten alle Vorkommnisse, alte wie neue, in das Schema ein und veränderten manchmal auch die Krankengeschichte. Er fing an, seine alltäglichen Probleme in einer Sprache zu beschreiben, daß jedem Behavioristen warm ums Herz werden mußte. Ja, er glaubte, daß diese neue Begrifflichkeit sehr vielversprechend war. Zum ersten Mal hatte er den Eindruck, daß jemand anders sein Problem verstand und daß auch er diese Erklärung nachvollziehen konnte. Er begann, mir mehr zu vertrauen. Seine Eltern berichteten, er wirke entspannter und spreche voll Hoffnung über die therapeutische Arbeit.

Aber er konnte seine Überzeugungen über die grundlegende Gültigkeit seiner eigenen Sichtweise bezüglich der »wahren Natur« seiner Schwierigkeiten noch nicht ganz über Bord werfen, wenngleich sein Vertrauen in diese Sichtweise schwand. (Er glaubte, die Wahrscheinlichkeit von Gott für die Verletzung von Regeln bestraft zu werden, liege jetzt etwa bei fünfzig zu fünfzig.)

An diesem Punkt kam uns ein Besuch bei seinem Rabbi zu Hilfe. Daniel und ich entdeckten bei diesem Treffen, daß in früheren Zeiten den Weisen der Hebräer Zwangsstörungen bereits bekannt waren. Tatsächlich war während des Mittelalters eine religiöse Zeremonie entwickelt worden, die auf unheimliche Weise zu den aktuellen Umständen paßte. Der Rabbi setzte für die religiöse Zeremonie einen Morgen in acht Tagen an.

Die Zeremonie wurde im Arbeitszimmer des Rabbis abgehalten. Der Rabbi und zwei ältere Männer der Gemeinde saßen an einem Ende des Raumes. Daniel stand vor diesen »Richtern«, ich sah zu, wie Daniel von der Kopie eines alten Textes ablas:

Vor drei Rabbis als Richtern erbitte ich Befreiung von jedem Eid oder Schwur oder Verbot oder Einschränkung... auch von dem Verbot, mich einem Genuß hinzugeben, das ich mir selbst auferlegt habe... ob es meinem Mund entschlüpfte oder ob ich in meinem Herzen gelobt habe... dies gilt für Gelübde, die mir noch bewußt sind, wie auch für solche, die ich schon vergessen habe... es ist unmöglich, sie einzeln aufzuzählen, denn es sind ihrer so viele...

Daniels Gelübde wurden natürlich gelöst, und in der Zeremonie wurden auch Vorkehrungen getroffen, die ihn von allen zukünftigen Gelübden entbanden und diese »für null und nichtig, ohne Wirkung und Gültigkeit« erklärten.

Daniel verließ das Arbeitszimmer des Rabbi leichteren Schrittes. Er lächelte sogar ein wenig, als wir aufbrachen. Wir fühlten beide, daß wir einen Wendepunkt erreicht hatten. Aber es lag noch ein langes Stück Weg vor uns. Es war an der Zeit, mit der eigentlichen Behandlung, die wir vereinbart hatten, zu beginnen.

Natürlich war die Behandlung schon längst im Gange. Bis dahin hatten schon zwölf Sitzungen stattgefunden. Aber »die Behandlung« bedeutete, daß Daniel systematisch jede bestehende Regel und jedes Tabu brechen mußte, das er aufzählen konnte. Er wußte, daß das der springende Punkt war, wenn er sich selbst befreien wollte. Aber wo sollten wir anfangen und wie vorgehen? Wir hatten es mit einem mächtigen, tief verwurzelten System zu tun.

All unsere Vorbereitungen für diesen Moment, einschließlich der religiösen Zeremonie und einer späteren »Wiederauffrischungssitzung« mit dem Rabbi, sollten Vertrauen und Motivation aufbauen. Nun mußte Daniel den verbotenen Handlungen und Gedanken ins Auge sehen. Er würde seinen ganzen Mut benötigen, um genau die Dinge zu tun, die ihm seine tiefverwurzelten Gefühle verboten.

Daniel schätzte nun die Wahrscheinlichkeit, von Gott bestraft zu werden, wenn er seine Regeln verletzte, auf weniger als dreißig Prozent ein. Er war jetzt willens, seinen Regeln die Stirn zu bieten, und ich spürte mit Genugtuung, daß er eine Chance in dem Kampf hatte.

Da Daniel die meisten Regelverletzungen alleine, in Form von »Hausaufgaben«, ausführen mußte, trug er in seiner Brieftasche eine Karte bei sich, die vier Richtlinien aus der religiösen Zeremonie aufzählte. In einem »schwachen« Moment sollte Daniel sie zu Rate ziehen. Sie lauteten:

1. Es ist richtig, sich gottgewollter Lebensgaben zu erfreuen, und falsch, sich selbst aller Alltagsfreuden zu berauben.

2. Kein Gedanke ist von Natur aus böse oder sündig. Wir haben keine vollständige Macht über unsere Gedanken, und Gedanken helfen uns, Spannungen abzubauen.
3. Selbstauferlegte Gelübde, Versprechungen, Regeln und so weiter sind ungültig und unzulässig, wenn sie nicht auf anerkannten religiösen Prinzipien und Gebräuchen gründen, und auch dann sind sie nur gültig, wenn sie vernünftig sind, das heißt, wenn von uns erwartet werden kann, daß wir sie befolgen.
4. Wir sind angehalten, die Ausübung »selbst ausgedachter, falscher religiöser Praktiken« zu unterlassen, und Rituale sollten unter diesem Gesichtspunkt betrachtet werden, wenn sie zu religiösen Zwecken vollzogen werden.

Ich warnte Daniel, daß es eine langwierige und mühsame Arbeit sein würde, bevor die Rituale sich durch die systematische Konfrontation mit den Tabus »verflüchtigen« würden, ein Begriff, den er besser verstand als ich.

Wir schmiedeten einen sorgfältigen Angriffsplan. Zunächst arbeiteten wir am Vermeidungsverhalten. Wenn Daniel Tabusituationen nicht mehr vermeiden konnte, dann blieb ihm nichts anderes übrig, als die Tabus zu verletzen.

Daniels Leben war so schwer wie nie zuvor. Er bekam lauter Sechser auf seine Arbeiten und Tests. Er stand unter dem ununterbrochenen Bombardement von »spontanen Gefühlen« und »reinen Ritualen«, die er nicht mit Tabus in Verbindung bringen konnte.

Wir begannen mit »Desensibilisierung in der Vorstellung« in meinem Büro. Wir entwickelten Kategorien für alle Regeln, die Daniel für sich selbst festgelegt hatte. Er hatte Regeln dafür, wie er sein Essen und Trinken auswählte, wie er sich anzog und pflegte, wie er die Hausarbeit erledigte, wie er Auto fuhr, zu Fuß ging, schrieb, sich erinnerte, sprach, einen Einkauf tätigte und so weiter.

Für jede dieser Kategorien erstellten wir eine Skala der dazugehörigen verbotenen Handlungen, die hierarchisch von der am wenigsten angstauslösenden bis zur am meisten angstauslösenden Handlung reichten. Wir konnten beide von Anfang an sehen, daß dieses Vorgehen funktionieren würde. Daniel beförderte zuerst die harmlosesten, am wenigsten erschreckenden Handlungen in sein Bewußtsein und stellte sie sich vor. Es wurde immer einfacher für ihn, das zu tun. Als erstes stellte er sich vor, mir eine »Tabuerinnerung« zu erzählen, dann erzählte er mir tatsächlich von einer. Er kam an den Punkt, wo er mir von *jeder* »verbotenen« Erinnerung erzählte.

Als Hausaufgabe führte er dasselbe, was wir im Büro taten, zu Hause durch. Ohne meine Anwesenheit war es schwieriger für ihn, aber er stand es durch.

Sein Leben wurde ihm in wesentlichen Bereichen zugänglich. Die Samstage waren reserviert für die Arbeit in Situationen, die besonders heftige Gefühle auslösten. Ich begleitete Daniel, wenn er auf »verbotenen« Wegen zum Campus fuhr, an verschiedenen »Tabuorten« auf diversen »verbotenen« Parkplätzen parkte, auf »inakzeptablen« Wegen zu irgendwelchen Gebäuden und durch »verbotene« Türen ging. Er tat das alles ohne große Schwierigkeiten.

Es ist jetzt Ende Mai. Daniel hat nicht alle seine Probleme gelöst. Er hat immer noch das, was wir »spontane Gefühle« nennen, und wir versuchen, diese aufzulösen. Daniel hat so viel Mut geschöpft, daß er seinen derzeitigen Zustand nicht akzeptieren will, obwohl es ihm bessergeht als seit Jahren. Es gibt viele Methoden, um die noch verbliebenen Symptome anzugehen. Das größte Problem besteht darin, die Geduld aufzubringen, um jedem Schritt in der Therapie ausreichend Zeit zu lassen, damit er seine Wirkung entfalten kann.

Daniel sucht mit einigen Freunden vom College eine Wohnung, aber er will im Herbst mit mir weiterarbeiten. Daniel gehört nicht zu der Sorte von Fällen, die Verhaltenstherapeuten mit Freuden durch ihre Tür hereinmarschieren sehen. Es war vom ersten Moment an klar, daß die Arbeit mit Daniel nicht einfach werden würde. Die Leute schreiben über Verhaltenstherapie bei Zwangskranken so, als wäre es das einfachste von der Welt, die Patienten durch ein »Flooding* mit dem zu konfrontieren, was für sie die größte Angst und das hartnäckigste Vermeidungsverhalten auslöst, und sie dann »am Ritualisieren zu hindern«. Aber jeder, der mit mehr als ein paar zwanghaften Patienten gearbeitet hat, weiß, wie kompliziert es sein kann, diese Formel so in die Praxis umzusetzen, daß man damit arbeiten kann. Letzten Endes hat eine gute Therapie in erster Linie etwas mit der Beziehung von Mensch zu Mensch zu tun und erst danach mit einer Technik.

Daniel war in zweifacher Hinsicht gesegnet. Er hatte das erstaunliche Glück, nicht nur mit einem außergewöhnlichen Therapeuten zu arbeiten, sondern auch noch einen Rabbi zu haben, der eine Zeremonie entdeckte, die das jüdische Gegenstück zur Behandlung der Skrupulosität durch die katholische Kirche ist.

Es liegt bis zum jetzigen Zeitpunkt keine Nachuntersuchung über Daniel vor. Aber im Herbst 1987 haben er und Charles immer noch miteinander gearbeitet und dabei langsame, aber stetige Fortschritte gemacht. (Weitere Ausführungen zum Zusammenhang von Judaismus und Zwangskrankheit sind im Anhang zu finden.)

---

* Flooding (im Deutschen auch: Reizüberflutung): Flooding besteht in einer »langandauernden Stimulusdarbietung bei gleichzeitiger Unterbindung des Vermeidungsverhaltens«.

Teil IV
Grenzfälle

Es gibt einige Themen, die über die üblichen klinischen Fragestellungen, die die Zwangsstörung aufwirft, hinausgehen, die aber ebenso interessant und wichtig sind. Unsere neue Sichtweise und unser neugewonnenes Verständnis dieser Krankheit hat in mindestens drei verschiedenen Punkten weitreichende Auswirkungen auf unser Alltagsleben. Denken Sie zunächst an den Aberglauben (ich klopfe auf Holz) und an unsere Haushaltsgewohnheiten (ich halte schmutziges Geschirr im Ausguß nicht aus). Wo hören diese auf, und wo beginnt die Zwangsstörung? Zweitens fasziniert mich die Ähnlichkeit der zwanghaften Rituale meiner Patienten mit den fixierten Verhaltensmustern mancher Tierarten. Diese Ähnlichkeit gibt zu Überlegungen Anlaß, inwiefern Untersuchungen über angeborene tierische Verhaltensweisen der Erforschung der Zwangsstörung dienen können. Drittens werde ich immer wieder gefragt: Ist die Liebe eine Obsession?

Seit den späten siebziger Jahren gehen mir auch die philosophischen Implikationen der Zwangsstörung durch den Kopf. Zwei dieser Fragen erregen mein besonderes Interesse: Haben zwanghafte Patienten keinen »freien Willen« mehr? Wird das Verständnis der »Zweifelsucht« uns zu einer Biologie der Gewißheit führen – einer Biologie des Wissens?

25 Die zwanghaften Seiten des Alltagslebens

Je mehr ich über Zwangsstörungen erfahre, um so weniger weiß ich, wo die Störung im engeren Sinne aufhört und wo die Bandbreite »zwanghafter« Persönlichkeitsstile, Gewohnheiten und Vorlieben anfängt. Ein zwanghafter Charakter ist schwieriger zu beschreiben und manchmal genauso verheerend wie eine Zwangsstörung. Er widersetzt sich fast jeder Veränderung.

Die Erzählung von *Die Schnur* von Guy de Maupassant stellt eine glänzende Einführung in die »klassische« zwanghafte Persönlichkeit dar. Dabei scheint der Zwang von Meister Hauchecorne aus Bréauté in einem banalen Ereignis zu liegen:

Auch der alte Hauchecorne aus Bréauté war eben in Goderville angelangt und lenkte gerade seine Schritte dem Marktplatz zu, als er auf dem Pflaster vor sich ein kleines Endchen Bindfaden liegen sah. Meister Hauchecorne, sparsam wie jeder echte Normanne, dachte bei sich: ›Alles, was irgendwie mal nützlich sein kann, ist schließlich auch des Aufhebens wert.‹ Und so bückte er sich mit einiger Anstrengung, denn er litt an Gliederreißen. Er hob das Endchen Schnur auf und wollte es gerade sorgsam zusammenrollen...

Im Verlauf dieser eleganten, sparsamen Erzählung stellt sich heraus, daß Hauchecorne von Meister Malandin, dem Sattler, mit dem er auf schlechtem Fuße steht und der ebenso »übelnehmerisch« wie er selbst ist, dabei beobachtet wird. Meister Hauchecorne wird fälschlicherweise angeklagt, eine gestohlene Brieftasche anstelle des Stückchens Schnur aufgehoben zu haben und wird schließlich freigesprochen. Aber *er kann die Sache nicht auf sich beruhen lassen.* Er fährt unbeirrt fort, seine Unschuld in einer so besessenen Weise weiter zu verteidigen, daß diese ständige Beschäftigung damit selbst lächerlich wird. Dank dieser Schande und Demütigung stirbt er, so wird angedeutet, eines frühen Todes, und selbst dann murmelt er noch: »Es war bloß ein Stückchen Schnur.« Er wurde zum allgemeinen Gespött der Stadt und verstand nie, wie die anderen sich über seine Streitbarkeit wegen eines Stückchens Schnur lustig machen konnten. Diese Skizze einer »banalen« Gewohnheit, einer starren Persönlichkeit, die zu tiefsitzendem Groll und zu einer besessenen Beschäftigung mit dem einzig Richtigen fähig ist, ist eine klassische Studie des zwanghaften Charakters. Zwanghafte Persönlichkeiten sind kalt, rigide und rechthaberisch. Und oft sehr ordnungsliebend.

Ich habe am Anfang dieses Buchs verkündet, daß die alltägliche »Zwanghaftigkeit« nicht viel mit dem zu tun hat, worunter meine Patienten leiden. Ich habe diesen Punkt übertrieben. Ich habe das Problem, wo die Zwanghaftigkeit des Alltagslebens aufhört und die Zwangsstörung beginnt, für mich selbst noch nicht gelöst. Nehmen Sie einmal die Frage, ob jemand ordentlich oder schlampig ist. Was soll man daraus schließen, daß man das Leben mit einem schlampigen Mitbewohner im Studentenwohnheim nicht aushält, weil das Zimmer in einem fürchterlichen Zustand ist? Warum bedeutet Ordentlichkeit beim Zusammenarbeiten, Zusammenwohnen und in einer Firma dem einen so viel und dem anderen gar nichts? Es gibt Leute, die in diesen Haltungen sehr milde Formen einer Zwangsstörung sehen, andere sehen keinen Bezug dazu. Die Beweislage ist unklar.

Ein Punkt, in dem sich Alltagsgewohnheiten und Zwangsstörungen *sehr* ähnlich sind, ist, daß beide nur schwer zu verändern sind. Weil die Leute diese Gewohnheiten nicht ändern oder ändern können, selbst wenn sie eine Menge davon hätten, wenn sie weniger pedantisch wären oder mehr aufräumen würden, deswegen liegen die »Ordentlichen« und die »Schlampigen« dauernd im Krieg miteinander.

Als die Kommunen der sechziger Jahre auseinanderfielen, beobachtete der Soziologe Andrew Rigby in seinem Buch *Alternative Realities*, daß alltägliche Auseinandersetzungen über den Sauberkeitsstandard eine Hauptursache für Konflikte darstellten. Sehr häufig waren es unterschiedliche Maßstäbe bezüglich Sauberkeit und Hygiene, die Konflikte innerhalb einer Kommune verursachten.

Bei einer Umfrage über die Nachteile des gemeinschaftlichen Lebens stellte sich dieses Problem als die *häufigste* Ursache für Unzufriedenheit heraus. Die häufigsten Klagen betrafen die Unordnung in der Küche und im Bad und die gemeinsame Benutzung der Waschmaschine (die dazu tendierte, auseinanderzufallen). Zu den ökonomischen und ideologischen Streitfragen, an denen das Ideal der Kommune scheiterte, kamen die Realitäten, wie man mit den Gewohnheiten der anderen umgehen sollte, hinzu. Es stellte sich heraus, daß es einfacher war, in den großen Themen Übereinstimmung zu erzielen, als sich darüber einig zu werden, ob die Zeitung aufgehoben oder die Kleider aufgeräumt werden sollten. Die Gefühle gerieten bei diesem Team in Wallung: Eine Kommune in Rigbys Umfrage bezeichnete eines ihrer Mitglieder als »faschistischen Haushälter«.

Der Begriff »Schmutz« oder die Definition von »Schmutz« beinhaltet eine komplexe Mischung aus Achten auf Hygiene und Konventionsgläubigkeit. Wenn die westliche Hausfrau ihren Frühjahrsputz macht, dann befolgt sie keineswegs nur die Regeln der Hygiene. Sie sagt damit etwas über ihre soziale Zugehörigkeit aus, sie erhebt Anspruch auf die Anerkennung der Gruppe und behauptet ihre Konformität. Wie viele menschliche Aktivitäten ist auch das Saubermachen eine symbolische Handlung, mit der wir unsere Umgebung neu gestalten und sie dadurch an eine

Vorstellung anpassen. Die Anthropologin Mary Douglas hat behauptet, daß Schmutz entfernt wird, weil er »fehl am Platz ist« und der idealen Ordnung unseres Lebens Hohn spricht.

Das Chaos und die Unordnung der Kommune standen für manchen für eine offene, freie Gemeinschaft ohne Grenzen. Schmutziges Geschirr miteinander zu teilen, bedeutete Freundschaft mit anderen, so wie Thomas Hardys Schäfer Gabriel, der einen sauberen Krug für seinen Apfelwein mit den Worten ablehnte: »Ich rege mich nie über Dreck in seinem Reinzustand auf, solange ich weiß, welche Sorte es ist... Es würde mir nicht im Traum einfallen, meinen Nachbarn soviel Mühe mit Abwaschen zu bereiten, wo es schon soviel wichtige Arbeit auf der Welt gibt, die getan werden muß.«

Im Gegensatz zu Hardys eher liebenswertem Schäfer steht Mrs. Craig, der zentrale Charakter in George Kellys populärem Theaterstück *Craigs Frau* aus dem Jahre 1925. Mrs. Craig, die pausenlos Ausschau nach Schmutzflecken, Fußspuren auf dem Läufer oder verrückten Möbelstücken hält, treibt ihre Familie, die Freunde ihres Mannes Walter und Walter selbst dadurch aus dem Haus.

Mazie, die Magd, erzählt der Haushälterin: »Es gibt Unmengen in ihrer Art – ich habe schon für drei von der Sorte gearbeitet; man könnte glauben, ihre Häuser wären Gott der Allmächtige.«

Mrs. Craigs Tante, Miss Austen, zieht aus, nachdem sie ihrer Gastgeberin erklärt hat: »Ich bin praktisch eine Gefangene in meinem Zimmer im ersten Stock gewesen, nur um jeden Kratzer an dieser geheiligten Treppe und jeden Fußabdruck auf einem dieser verdammten Läufer zu vermeiden. Ich bin an diese Art von Idiotie nicht gewöhnt. Ich bin es gewöhnt, in Zimmern zu *leben*.«

Craigs Frau wurde ein geflügeltes Wort für Frauen, die durch ihre Haushaltsführung eine fanatische Kontrolle ausüben. Craigs Frau existiert auch in unserer heutigen

Zeit noch. Die Pedanterie von Hausfrauen ist ein unter Eheberatern weitverbreitetes Thema.

Joan und Steve stritten sich, weil sie zu »zwanghaft« mit dem Haushalt war. Joan hatte sich nie für einen dieser »Sauberkeitsfanatiker« gehalten, eine von der Sorte, die die Aschenbecher leert, noch bevor die Gäste gegangen sind. Bis zu ihrer Heirat hatte Joan sich überhaupt nicht viele Gedanken über ihre Ordnungsliebe gemacht.

Joan und Steve hatten schon zusammengelebt, bevor sie heirateten. Warum war das nicht schon damals passiert? Nun, sie waren fast nie zu Hause, und die meisten ihrer Sachen waren noch bei ihren Eltern. Jetzt, wo sie in der Routine eines Ehelebens eingespannt waren, mehr daheim waren, war ihre Wohnung randvoll mit ihren Kleidern, Büchern und Papierstapeln. Joan war entsetzt über das Chaos aus Socken, Schuhen, Zeitungen und all den ungelesenen Manuskripten (Steven gab eine Zeitschrift heraus), das das Bett umrahmte – und die schmutzigen Hemden und die Unterwäsche.

Joans Lösung war rein technisch, aber sie funktionierte. Sie erzählte mir: »Ich habe diesen großen mexikanischen Korb gekauft, und ich werfe das ganze Durcheinander hinein.« Dafür läßt sie Steve in Ruhe. Es herrscht Frieden, in gewisser Weise. Es funktionierte mehr oder weniger, aber das Füllen des Korbs war ein feststehender Teil der Hausarbeit. Es dauerte nicht sehr lange, aber es gab immer etwas, was in diesen Korb gehörte. Wenn sie es nicht hineinwarf, fühlte sie sich, als säße sie in einem Raum mit einem schief hängenden Bild. Manchen Leuten fällt das nicht auf – Joan müßte es gerade rücken.

»Ich möchte nicht so sein«, sagte sie mir, »ich weiß, daß ihn das verrückt macht. Aber ich kann einfach nicht anders. Wenn ich den ganzen Ramsch nicht aufhebe, fühle ich mich so unwohl, daß ich mich nicht hinsetzen und lesen oder sonst etwas in diesem Zimmer tun kann. Kennen Sie jemand, der sich in dieser Hinsicht je geändert hätte? Ich nicht. Ich bin genau wie mein Vater. Ich weiß, daß es mir nie anders damit gehen wird.«

Steve schien die Hemden, die Socken, die alten Zeitungen am Boden nie wahrzunehmen. Er schaffte es immer, die ungelesenen Manuskripte herauszufischen. Jeder Socken, jedes ungelesene Manuskript, jeder Schnipsel Papier war in diesem Korb. Steve kümmerte sich nicht darum, wo irgendwelche Dinge waren, solange er sie nicht in Gebrauch hatte: das waren unbedeutende Nebensächlichkeiten. Alles, woran ihm etwas lag, alles, was wirklich erledigt werden mußte, wurde auch früher oder später erledigt. Hatte er nicht all die Jahre alleine gelebt, ohne je etwas Wichtiges zu verlieren? Hatte er jemals ein Manuskript verlegt? Hatte er nicht früher oder später seine Rechnungen bezahlt? Weder Telefon noch Gas waren ihm je gesperrt worden, er hatte noch nicht einmal Überziehungszinsen auf eine Kreditkarte bezahlt. »Also warum, sagen Sie mir mal warum«, beklagte er sich bei mir, »macht es Joan etwas aus? Nebenbei gesagt, eigentlich ist es meine Angelegenheit. Nicht ihre.«

Trivial? Natürlich. Bei diesem Paar war der Konflikt noch relativ leicht handhabbar, weil Steves gelassenes Wesen dabei zu Hilfe kam. Zwei Joans, die zusammen lebten, wären eine Katastrophe gewesen. Leicht zu beheben? Keineswegs.

Schneiden Sie dieses Thema bei irgendeinem verheirateten Paar an, und Sie ernten ein wissendes Lächeln. Auch dem Paar mit der größten Selbstbeherrschung wird etwas über die Unterschiede in der Einstellung zur Sauberkeit, in der Fähigkeit, Sachen wegzuwerfen, im Wunsch nach Ordnung einfallen. Er wartet immer, bis die fälligen Rechnungen sich fünf Wochen lang ansammeln. Sie bezahlt ihre jeden Sonntag. Ist das eine Zwangsstörung? Wohl kaum. Aber es ist bemerkenswert, wie starr diese Gewohnheiten sind und wie wichtig für manche Ehen die Konfliktlösungen werden.

Die beste Lösung besteht darin, die unterschiedlichen Auffassungen nebeneinander bestehen zu lassen und nicht zu versuchen, den anderen nach den eigenen Vorstellungen umzuformen. Ich zahle die Rechnungen (ziemlich schnell), während mein Mann sich um die Steuern kümmert (immer zu spät). Diese »unterschiedlichen, aber gleichwertigen« Formen der Pflichterfüllung haben sich als viel günstiger erwiesen.

Jeder erfahrene Eheberater wird Aussagen eines Partners wie: »Es wäre ganz einfach, wenn er/sie nur nicht alles so rumliegen lassen würde« oder »Ich versteh nicht, was daran so schwierig sein soll...« in Frage stellen. Der Eheberater weiß, daß er auf ein zentrales Thema gestoßen ist, eines mit weitverzweigten Auswirkungen auf andere Bereiche der Beziehung. Häufig kann es nur störungsfrei »integriert« und ignoriert werden, ohne daß entscheidende Veränderungen möglich sind. Gewöhnlich handelt es sich eher darum, sich mit »Temperamentsunterschieden« abzufinden (so wie man sich damit abfindet, daß jemand mehr oder weniger viel Schlaf braucht), als um etwas, das entscheidend verändert werden kann (wie man etwa lernen kann, im Rechtsverkehr zu fahren, wenn man das Linksfahren gelernt hat). Wie ein erfahrener Therapeut mir sagte: »Es gibt zwei Methoden für den Umgang mit einem ordnungsliebenden Partner. Man kann das Chaos verstecken oder es selber aufräumen. Ich sage meinen Patienten immer: ›Dafür gibt es Türen.‹ Das ist das einzige, was wirkt.«

Alltägliche Ordentlichkeit, eine saubere Handschrift, aufgeräumte Schreibtische, aufgehängte Kleider, pünktlich bezahlte Rechnungen – haben diese ganzen routinemäßigen Allerweltsangelegenheiten irgend etwas mit dem zu tun, worunter Zwangskranke leiden? Handelt es sich dabei um abgeschwächte Formen der Störung? Ich finde es erstaunlich, in welchem Ausmaß diese Alltagsgewohnheiten mit Nachteilen und Belohnungen verbunden sind und wie früh dies schon einsetzt. In einer Untersuchung an erfahrenen Grundschullehrern und an Berufsanfängern wurde nachgewiesen, daß Schüler mit ordentlichen Aufsätzen auch dann bessere Noten erzielten, wenn die Lehrer angewiesen waren, nur nach dem Inhalt zu benoten.

Steht die Ordnungsliebe immer auf der Gewinnerseite? Nein, in einem bestimmten Umfeld werden ein chaotischer Schreibtisch oder ein zwanglos gestaltetes Klassenzimmer als Zeichen für einen kreativeren Führungsstil eingestuft. Aber Schlampigkeit oder Ordentlichkeit beeinflussen alle unsere sonstigen Wahrnehmungen.

Ob schlampig oder ordentlich, die Menschen verändern sich nicht. Ich kenne Patienten in meiner Klinik, die schon anrufen, wenn sie zehn Minuten zu spät kommen: Wenn einer dieser Patienten zehn Minuten zu spät dran ist und nicht anruft, dann *weiß* ich, daß er den Termin wirklich vergessen hat.

Mehr oder weniger auffällig bestimmt dieser zwanghafte Charakter des Alltagslebens unseren Lebensstil. Ich mache mich mit einem Freund zusammen über einen gemeinsamen Freund lustig, der für seine Urlaubsplanung mehr Zeit braucht, als wir für die Planung und den Urlaub *zusammen* zur Verfügung haben.

Als »Expertin für Zwangsstörungen« bin ich zu einem Sammelplatz für die »Gewohnheiten« der Leute, für all die abstrusen Handlungen, die aus dem Nichts heraus entstehen, geworden. Mein Freund Wally zählt bis drei, indem er mit seinen Fingernägeln knipst, während er eine Straße entlanggeht. Leda liebt es, beim Gehen Mauern und Büsche anzufassen, »einfach nur anzufassen«. Wenn jemand sie beobachtet, dann unterläßt sie es. Aber wenn sie alleine ist, dann findet sie das seltsam beruhigend. Mein Friseur zählt seine Schritte, wenn er eine Treppe hinauf oder hinunter geht. Sind das Minizwänge? Keiner kann es sagen.

Im Extremfall handelt es sich um eine zwanghafte Persönlichkeitsstörung, wie die Psychiater es bezeichnen.

Diese Diagnose muß man von der Diagnose einer Zwangsstörung unterscheiden. In einem schweren Fall ist der Betroffene in seiner Alltagsroutine so erstarrt, daß er genauso
darin gefangen ist wie irgendein beliebiger, in diesem Buch
geschilderter Patient. Zwanghafte Persönlichkeiten suchen
gewöhnlich keine Behandlung für ihre Gewohnheiten; sie
beklagen sich im Gegenteil über alle anderen. Wenn ich an
zwanghafte Persönlichkeiten denke, fällt mir immer Terry
ein.

Terry, ein ehemaliger Patient, war ein vollständiger Be-
handlungsfehlschlag. Es war seine Frau, die ihn dazu
brachte, mich aufzusuchen. Er bekam schon einen Wutan-
fall, wenn sie aus Versehen seine im Schrank am Boden
aufgereihten Schuhe verrutschte. Terry war imstande, wegen eines nicht ordnungsgemäß aufgefädelten Schuhbands
zu behaupten, daß jemand seinen Schrank »in Unordnung
gebracht« hatte. Terry wollte keine psychiatrische Untersuchung; es waren schließlich die anderen, die aus der
Reihe fielen. Nur die Drohung seiner Frau, ihn zu verlassen, hatte ihn überhaupt hierher gebracht. Er kam fuchs-
teufelswild zu unseren Terminen an: »Wie kann sie nur so
rücksichtslos sein! Ich habe ihr schon so oft gesagt, daß bei
mir alles seine Ordnung haben muß.«

Die Schränke waren nur der Anfang. Sobald das Geschirr
vom Abendessen abgespült war, und abgespült wurde sofort
nach dem Abendessen, wurde der Tisch für das Frühstück
gedeckt. »Dann ist er schon mal fertig«. Alles, was nicht
exakt an seinem Platz stand, und sei es ein Aschenbecher,
wurde wieder zurechtgerückt. Dank Terrys fanatischer
Ordnungsliebe und Starrheit konnte kein Gast sich wohl-
fühlen, und die schrittweise voranschreitende soziale Isolation trug noch zu den häuslichen Spannungen bei.

Terry fertigte Listen an. Wenn der Sonntag zunächst der
Freizeit gehörte, er funktionierte ihn um zu einer endlosen
Pflichterfüllung. Aus einem interessanten Vortrag oder
einer Skulptur konnte eine ermüdende Liste von Regle-

mentierungen und Verboten werden. Terrys Pläne wurden zu fürchterlichen Verpflichtungen.

Jede Freundschaft litt zusätzlich unter einem Charakterzug, den ich als Terrys »Überempfindlichkeit gegen Bitten« bezeichne, ein Charakterzug, der allen zwanghaften Persönlichkeiten gemeinsam ist. Wenn Terry spürte, daß jemand, und sei es auch ein guter Freund, etwas von ihm wollte, dann überkam ihn eine automatische, innere Regung der Unfreundlichkeit – der Drang, nein zu sagen. Es ging nicht etwa darum, daß er Verantwortungen aus dem Weg ging – ganz im Gegenteil. Wie er mir erklärte, bedeuteten ein Versprechen oder eine Versicherung für jemand anderen nur bloßes Gerede. Für ihn aber war es ein schwerwiegender Vertrag. Er nahm die Erwartungen anderer Leute an ihn sehr ernst.

Terrys Frau hatte von unserer Behandlung mit Psychopharmaka bei Obsessionen gehört und wollte, daß ich ihren Mann dazu brachte, einem Versuch mit Clomipramin zuzustimmen.

»Das Leben mit ihm ist eine einzige Hölle«, sagte sie. »Er wird immer noch schlimmer. Sie müssen etwas unternehmen.«

Sie tat mir leid, aber wir konnten ihr nicht helfen. Terrys Diagnose war zwanghafte Persönlichkeit. Er wollte sich nicht ändern; er spürte keinen Leidensdruck. Terry hatte immer schon starre Verhaltensmuster gehabt und sah kein Problem darin. Er wußte, daß die Welt voller Probleme war, aber das Problem waren unfähige Angestellte, schlampige Bedienungen, Leute, die nicht kapierten, wie man die Sachen richtig machte (so wie er nämlich!). Bis jetzt weiß niemand, ob Clomipramin bei zwanghaften Persönlichkeiten wirken würde. Das ist eine faszinierende Frage, die eine Untersuchung wert wäre. In Terrys Fall stand eine Behandlung nicht zur Debatte; Terry wollte gar keine. Also haben wir es nie versucht, und das Zusammenleben mit ihm wurde noch schwieriger.

Terrys Scheidung war für niemand eine Überraschung. In der Arbeit verzögerte sich wegen seiner Unfähigkeit zu delegieren seine Beförderung. Sein Chef schrieb in seiner Leistungsbeurteilung: »Mr. B. ist so damit beschäftigt, seine Brille zu polieren, daß er nie zum Durchsehen kommt.«

Auch wenn Terry niemals ernsthaft krank werden würde, niemals dem hilflosen Elend unserer schwer zwangskranken Patienten anheimfallen würde, so war er doch ebenso ein Gefangener seiner einengenden Gewohnheiten wie jeder Patient mit einer Zwangsstörung. In mancher Hinsicht war er noch schlimmer dran, denn er konnte nie erkennen, daß etwas mit ihm nicht in Ordnung war und versuchen, daran zu arbeiten.

Diese Starrheit ist ein Grund dafür, warum so viele meiner zwanghaften Patienten – sowohl die mit einer extrem zwanghaften Persönlichkeit wie auch die mit einer Zwangsstörung – schließlich geschieden werden oder überhaupt nie heiraten. Einsamkeit mag ein teurer Preis sein, aber ihre Gewohnheiten aufzugeben, um sich anderen anzupassen, selbst wenn sie ihnen wirklich viel bedeuten, wäre so unangenehm, daß meine Patienten darauf beharren, sie hätten gar keine andere Wahl.

Das soll keine Schmährede gegen Routine sein. Routineabläufe sind eine große Hilfe; sie helfen uns in unserem vielbeschäftigten Leben, Zeit und Mühen zu sparen. Wenn wir älter werden, dann können gerade Routineabläufe vielen unter uns, die wir normalerweise im Alter vergeßlich werden, das Pflegeheim ersparen. Legen Sie bestimmte Routineabläufe fest, sehen Sie immer nach, ob das Gas aus ist, vergewissern Sie sich, daß Sie Ihren Schlüssel bei sich haben, legen Sie Ihren Geldbeutel jedesmal, wenn Sie nach Hause kommen, an dieselbe Stelle, machen Sie Listen und deponieren Sie die Listen immer an demselben Platz!

Das Einhalten solcher Routineabläufe wird Sie zwar nicht retten, wenn Sie unter schwerem Gedächtnisverlust zu leiden beginnen, aber bei der üblichen Vergeßlichkeit, die die meisten älteren Leute befällt, kann das den Unterschied zwischen Unabhängigkeit und Abhängigkeit ausmachen, besonders bei älteren Menschen, die alleine leben.

Aber so wahr diese Beobachtungen sein mögen, nicht immer ist es von Nutzen, an der Routine festzuhalten. Sie kann auch völlig unflexibel werden. *Niemand* hat schon einen Weg herausgefunden, wie man einen Mann, der seine Autoschlüssel auf die nächstliegende Ablage wirft, in einen Mann verwandelt, der sie immer an den Küchenhaken hängt. Eine Substanz, die das bewerkstelligen könnte, würde man zu Recht als »Wunderdroge« bezeichnen.

26 Auf Holz klopfen

»Whenever I walk in a London street,
I'm ever so careful to watch my feet;
And I keep in the squares,
And the masses of bears,
Who wait at the corners all ready to eat
The sillies who tread on the lines of the street,
Go back to their lairs,
And I say to them, »Bears,
Just look how I'm walking in all the squares!«

Wann immer ich auf einer Straße in London gehe,
Achte ich drauf, meine Füße zu sehen;
Und ich bleib auf den Kästchen,
Und die Horden von Bären,
Die warten an der Ecke, bereit, alle zu fressen,
Die so dumm sind, auf die Ritzen im Pflaster zu
    treten,
Gehen zurück in den Bau,
Und ich sag zu ihnen, »Bären,
Schaut her, wie ich gehe auf all den Kästchen!«

A. A. Milne, Lines and Squares

Während meiner Kindheit in der Stadt vermied ich es (zumindest einige Jahre lang), auf die Ritzen im Gehsteig zu treten. Es gab eine Menge abergläubische Sprüche, warum man den Ritzen zwischen Steinen und den Ritzen im Pflaster aus dem Weg gehen mußte. »Tritt auf eine Ritze, und du brichst deiner Mutter das Rückgrat« war einer davon. In Himmel und Hölle durfte man nicht auf die Linien treten. Ich klopfe immer noch auf Holz, wenn ich von einem

Glücksfall spreche oder wenn ich mit etwas angebe. Warum tue ich das? Ich kenne niemand sonst, der das tut. Und was haben diese abergläubischen Handlungen mit Obsessionen und Zwängen zu tun? Nicht viel, glaube ich.

Was Zwangshandlungen und abergläubischen Überzeugungen tatsächlich *gemeinsam* ist, ist das magische Denken. Wörter und Gesten gewinnen eine Macht, die ihnen der gesunde Menschenverstand abspricht. Beide haben auch mit dem Schutz vor Schaden zu tun. Aber hier hört die Ähnlichkeit auf. Es gibt keine echte oder stichhaltige Verbindung zwischen diesen verbreiteten Formen von Aberglauben und dem, worunter meine Patienten leiden.

Zunächst einmal ist es unwahrscheinlich, daß zwangskranke Patienten besonders abergläubisch waren, bevor sie erkrankten. Wir führten eine Umfrage unter all unseren Patienten durch und fanden, daß sie nicht abergläubisch waren. Überdies berichteten mir meine Patienten, daß die wenigen abergläubischen Überzeugungen, die sie vielleicht vor ihrer Erkrankung hatten, sich ganz und gar anders »angefühlt« hatten. Sie waren schwach, flüchtig, leicht zu ignorieren, hatten nicht das Zupackende der Zwangsstörung. Noch mehr springt der Unterschied zwischen den namenlosen Inhalten der gängigen Formen des Aberglaubens und den lähmenden Symptomen der Zwangsstörung ins Auge.

Zu den verbreiteten Formen von Aberglauben gehört es, auf Holz zu klopfen, nicht unter Leitern durchzugehen, Salz zu verstreuen, die Zahl Dreizehn zu vermeiden und so weiter. Es handelt sich um einfache, kurze Gesten, die ausgeführt werden, um Unglück zu vermeiden oder Glück zu bringen. Sie weisen kaum Macht oder Dringlichkeit auf.

Aberglauben scheint ein Bestandteil des menschlichen Wesens zu sein. Es gibt nur wenige Hinweise dafür, warum der eine abergläubischer ist als der andere. Aus Erziehung, Geschlecht oder beruflicher Stellung läßt sich keine Vorhersage treffen. Spinoza sagte, daß wir niemals so abergläubisch wären, wenn wir Macht über unser Schicksal hätten oder von diesem immer begünstigt werden würden.

Obsessionen und Zwangshandlungen sind idiosynkratische, kräftezehrende, ernstzunehmende und komplexe Verhaltensweisen. Sie bestehen zu großen Teilen aus Wasch- oder Kontrollritualen oder aus Vorstellungen, jemandem Schaden zuzufügen, die weit über jeden Aberglauben hinausgehen. Meine Patienten konzentrieren sich auf bestimmte Ängste, allem voran auf Schmutz und Bakterien. Es gibt keine gängige Folklorevorstellung, zu der meine Patienten passen, für viele von ihnen keine unbeherrschte Drohung des Schicksals. Damit dürfte klar sein, wie wenig abergläubische Verhaltensweisen mit Zwangsstörungen gemeinsam haben.

Bei sehr großzügiger Auslegung finde ich eine schwache Ähnlichkeit zwischen Zwangshandlungen und den abergläubischen Verhaltensweisen von Leistungssportlern. Nur sportliche Rituale nähern sich in ihrer Art und in ihrem Inhalt echten Zwängen; vielleicht führt der durch den Leistungsdruck hervorgerufene Streß zu einem ähnlichen, wenn auch zeitlich begrenzten Spannungsniveau. Religiöse Rituale und abergläubische Verhaltensweisen sind im Wettkampfsport weit verbreitet.

Zusätzlich zu den Mannschaftsgebeten, dem Mannschaftsjubel und den Handschlägen führen die Spieler meistens individuelle Rituale aus. Ein Basketballspieler zum Beispiel hat bei jedem Spiel dasselbe Paar Socken an oder trägt einen besonderen Hut. Es gibt Rituale, die sich vor allem um das Anziehen drehen (eine Körperseite muß als erste angezogen werden), um glückbringende Getränke vor dem Spiel und sogar um spezielle Tassen oder Gläser, aus denen man trinken muß. Diese abergläubischen Handlungen vermitteln ein Gefühl von Kontrolle während der angespannten Erwartung eines Spiels, dessen Ausgang ungewiß ist. In der Tat findet man mit um so größerer Wahrscheinlichkeit gut eingespielte Rituale, je größer der Streß ist.

Doch die Rituale unserer Patienten sind weitaus raffinierter als die simplen, glückbringenden Gesten der Sportler. Amy, ein zehnjähriges Mädchen, hatte eine bestimmte Reihenfolge, in der sie sich die Zähne bürstete, das Gesicht wusch, das Bett machte und ihr Frühstück zu sich nahm. Ihre Mutter mußte sie in Vielfachen von drei küssen, dreimal auf die rechte Backe und dann dreimal auf die linke. Sie sagte dann: »Tschüß, Mama, tschüß, Papa, legt eure Sicherheitsgurte an und fahrt vorsichtig!«, und sie mußte das dreimal sagen. Wenn es in dem gesamten Ablauf zu irgendeiner Unterbrechung kam, dann mußte die gesamte Abfolge vollständig wiederholt werden.

Wenn die Zwangsrituale unserer Patienten während des Sports auftreten, dann greifen sie störend in das Spiel ein, so wie sie sonst den Rest ihres Lebens stören. Ein Junge zum Beispiel mußte das Fußballfeld entlanglaufen und dabei bestimmte Schritte machen. Er bewegte sich zu langsam, um Schritt halten zu können und verlor den Ball, weil er in Gedanken bei seinen Füßen war. Er mußte die Mannschaft verlassen.

Im Lauf der Jahre habe ich gelernt, zu einem Patienten mit Zwangshandlungen nie zu sagen, daß »jeder so was tut« oder daß »ich schon weiß, wie Sie sich fühlen«. *Sie* tun es nicht, und *ich* tue es auch nicht. Die abergläubischen Überzeugungen des Alltagslebens und die normalen Rituale der kindlichen Entwicklung, wie zum Beispiel die Zubettgehrituale von sehr kleinen Kindern, unterscheiden sich in ihrer Gestaltung, in ihrer Intensität und darin, wie sie sich »anfühlen«, deutlich von den Ritualen dieser rätselhaften Störung. Warum sind der Waschzwang und der Kontrollzwang so weit verbreitet? Wir müssen woanders nach einer Antwort suchen, und der Ort unserer Suche mag Sie überraschen.

27 Körperpflege und Nestbau

Ich filmte David, einen Zwölfjährigen, wie er die Flusen aus seiner Unterwäsche herauszupfte. Penibel, langsam untersuchte er jeden Abschnitt des Stoffs und häufte eine winzige Pyramide aus weißen Fäden auf.

David geht beim Zupfen immer in derselben Weise ans Werk. Und er macht seine Sache immer perfekt, seine Finger machen sich in feinen Pinzettenbewegungen zu schaffen. Davids Unterhemd ist, wie schon einige seiner Vorgänger, kurz vor dem Auseinanderfallen. Er hat es in einem gewissen Sinn »sauber« gezupft.

Unter Davids Bett befindet sich seine komplette Flusensammlung, das Ergebnis dreijährigen Fädenziehens. Sie ähnelt einer grauen Wolke, die sich von der Unterseite der Matratze aus ausbreitet. Diese Sammlung rührt niemand an, denn die anderen Familienmitglieder können mit Davids Hysterie, wenn jemand an seine Flusen geht, nicht umgehen. Der bloße Anblick seines weißen Hemdes oder seiner Hose läßt ihn wieder anfangen. Wenn seine Mutter ihn anzog und ihn für eine Besorgung losschickte, dann hörte er für einige Stunden mit dem Zupfen auf.

David hat keine Erklärung für sein Tun, aber er erinnert sich daran, wann er mit dem Sammeln begonnen hat. Eines Tages gewannen diese Stoffstückchen, die ihm vorher nie sonderlich aufgefallen waren, plötzlich eine neue Bedeutung. Er fing an, sie zu bemerken, und sie fesselten seine Aufmerksamkeit. Er konnte nicht mehr einfach darüber hinwegsehen. Zuerst versuchte er, den Anblick der Flusen zu vermeiden, aber mit der Zeit verstärkte sich die Wirkung, die schon ein flüchtiger Blick auf Flusen auf ihn ausübte. David hatte nie von jemand anderem gehört, der so etwas machte, und er hatte nie versucht, es zu verstehen. Mit elf Jahren hatte er sich damit abgefunden, daß »ich so sein muß«. Davids einziges Erklärungsmodell für sein Verhalten war das Eichhörnchen im Hof: »Ich bin genauso«, sagte er zu mir, »ich muß Sachen sammeln.« Nach drei Monaten in einer psychiatrischen Anstalt sagte David, er hätte immer noch das Gefühl, daß nur die »Eichhörnchen, die ich vom Fenster aus sehe, mich verstanden haben«.

Davids »Eichhörnchen«-Gewohnheiten und die Gewohnheiten der meisten unserer zwanghaften Patienten erinnern mich in vieler Hinsicht an tierisches Verhalten. Ihre perfekt ausgeführten, bis in alle Einzelheiten bedachten Sammlungen ähneln dem Nestbau der Vögel, dem Hamstern der Eichhörnchen. Hat mein erster Patient Sal, der unfreiwillige und doch fanatische Abfallsammler, ein Nest gebaut? Auf der einen Seite ist das eine absurde Überlegung. Aber ich erkannte immer mehr, wie sich ein komplexes Verhaltensmuster in identischer Weise unter verschiedenen, in keiner Beziehung zueinander stehenden Menschen entwickelte. Sein Ursprung mußte irgendwo im Gehirn zu finden sein. Konnte ich ein Modell finden, das dieses Verhalten erklären könnte? Ich bin zu der Überzeugung gelangt, daß die Ethologie dazu beitragen könnte.

Die Ethologie, die Ende des 19. Jahrhunderts von Charles Whitman und Oskar Heinroth begründet worden war und durch die Arbeiten von Konrad Lorenz in den dreißiger Jahren allgemeine Anerkennung gefunden hatte, beschäftigt sich mit der Erforschung tierischen Verhaltens im Vergleich zu menschlichem. Konrad Lorenz nannte sich und andere Ethologen scherzhaft »Tierglotzer«. Die Ethologie bietet ein Modell zum Verständnis der vorprogrammierten Muster, die sich im Waschzwang (sprich: Putzen), im Ritualisieren (sprich: rituelles Imponiergehabe) und im Sammeln (sprich: Hamstern und Nestbauen) finden. Die Neuroethologen erforschen die Rolle des Gehirns bei der Entwicklung und Aufrechterhaltung dieser Verhaltensweisen.

280

Die Ethologie erforscht angeborene Verhaltensmuster (Instinkthandlungen). Wie die Verhaltensweisen unserer Patienten, so laufen auch diese Muster, sind sie einmal in Gang gesetzt, bis zum Ende ab, egal, ob sie zweckmäßig sind oder nicht. Mein Collie zum Beispiel dreht sich im Kreis, um seine Schlafstelle vorzubereiten, bevor er sich hinlegt. Entwicklungsgeschichtlich gesehen mag es für einige seiner Ahnen notwendig gewesen sein, hohes Gras niederzutrampeln oder Schlangen oder Insekten zu vertreiben. Aber mein Collie dreht sich immer auf dieselbe Weise im Kreis, egal, ob er sich in den Shenandoah zum Schlafen vor meinem Campingzelt niederläßt oder auf meinem Wohnzimmerteppich.

Das Ritual des Eichhörnchens, Futterlager anzulegen, würde ein Verhaltensforscher als »Instinkthandlung« bezeichnen. Eichhörnchen, die mehr als die nötige Nahrungsmenge erhalten, suchen, auch wenn sie im Käfig gehalten werden, nach Plätzen, wo sie ihre Extranüsse »verstecken« können, und führen dabei Bewegungen aus, als wollten sie etwas zudecken und feststampfen. Dieses Verhalten folgt einem »Programm«, das, wenn es einmal ausgelöst wurde, einfach »abläuft«.

Das Nestbauen stellt wie das Hamstern ein weiteres hoch ritualisiertes Verhalten dar. Das Tier muß das erforderliche Baumaterial ausfindig machen, sammeln und in Sicherheit bringen. Dann wird das Baumaterial in die typische Nestform gebracht, und schließlich läßt sich das Tier darin nieder.

Das Nisten kann bei einer trächtigen Maus durch hormonelle Veränderungen ausgelöst werden (während der Schwangerschaft wird Progesteron freigesetzt), und das Nisten kann bei einer nichtträchtigen Maus durch die Injektion von Progesteron ausgelöst werden. Es gibt faszinierende Hinweise auf endokrine Störungen bei der Zwangsstörung: Männliche Kinder mit einer Zwangsstörung überwiegen gegenüber weiblichen im Verhältnis zwei zu eins, und Medikamente, die zu den Antiandrogenen gehören, werden bei der Behandlung von Zwangsstörungen verwendet – ein weiteres Verbindungsglied zwischen Zwangsstörungen und vergleichender Verhaltensforschung.

In der Einleitung habe ich Sals Geschichte erzählt, der unter dem Zwang litt, jeden Papierschnipsel und jeglichen Abfall aufzuheben, und nie verstand, warum. Die Appelle seiner Frau und die Drohungen seines Vorgesetzten konnten diese drängende innere Stimme in Sal, die ihm befahl, jeden Fetzen, den er sah, aufzusammeln, nicht zum Schweigen bringen. Die Intensität dieses Bedürfnisses kennzeichnet natürlich die Zwangsstörung. Aber der ausgesprochen selektive Charakter der zwanghaften Verhaltensweisen ist ebenso bemerkenswert. Waschen, Körperpflege, Sammeln – jede Theorie dieser Krankheit muß eine Erklärung dafür bieten, daß nur ganz wenige, ausgesuchte Verhaltensweisen als Symptome in Betracht kommen – Verhaltensweisen, die aus den Beobachtungen eines Ethologen in freier Natur stammen könnten. Als Psychiater müßten wir viel öfter Feldforschung betreiben, als das tatsächlich der Fall ist.

Shirley war vierundzwanzig, als sie mir zum ersten Mal von ihrem Leben als zwanghafte Sammlerin erzählte. Bei unserem ersten Treffen brachen die Worte nur so aus ihr heraus.

»In den letzten sieben Jahren habe ich praktisch alles, was mir in die Finger gekommen ist, aufgehoben, mit Ausnahme von gebrauchten Papiertaschentüchern, Kaugummipapier, zerrissenen Kinokarten, aber das ist auch schon fast alles. Ich hebe jedoch *ungebrauchte*, aber getragene und zerknüllte Papiertaschentücher, die ich in meiner Tasche gefunden habe, auf, nur für den Fall, daß ich sie irgendwann brauchen könnte.

Ich hebe Quittungen auf, auch solche von ganz billigen Artikeln, von Papiertüten, Schachteln, Zeitungen, Illustrierten, Notizen und eigene Zettel, Flugblätter und Werbesendungen, alte Kinoprogramme, leere Vitaminflaschen, Shampooflaschen und Marmeladengläser, alte Fernsehzeitschriften, Kataloge und Kalender (wegen der Bilder), Kleider, die ich schon lange nicht mehr anziehe und sicher nie mehr tragen werde, angefangene Handarbeiten, Ausschnitte und Artikel aus Zeitungen und uraltes Make-up, auf das ich, glaube ich, allergisch bin, aber ich fühle mich gezwungen, es aufzubrauchen, statt es wegzuwerfen.

Das Schlimmste ist meine Post. In den letzten sieben Jahren habe ich neunundneunzig Prozent der Post, die ich erhalten habe, aufbewahrt. Das meiste davon lese ich nie, mache es nicht einmal auf, weil man schon am Umschlag sieht, daß es nur Schrottpost ist, und ich kann nach einem kurzen Blick darauf sagen, ob ein persönlicher Brief, ein Scheck oder eine Rechnung drin ist. Sogar wenn ich meine persönliche Post gelesen habe, hebe ich sie auf. Ich hebe alles auf! Aber ich hebe es nicht für einen bestimmten Zeitpunkt in der Zukunft auf oder weil ich es je wieder lesen werde. Ich hebe es auf, weil ich nicht anders kann. Ich fühle mich unter dem Zwang, alles aufzubewahren.

Mein Schlafzimmer zu Hause ist ein riesiger Abfallhaufen meiner ganzen Sammlungen. Alle Gegenstände, die ich aufgezählt habe, sind überall in absolut chaotischer Weise verstreut, aufeinandergetürmt und ineinander verschachtelt. Es gibt noch einen schmalen Pfad von meiner Schlafzimmertür zu meinem Bett, und sogar dort gehe ich über Post und Zeitungen. Abseits dieses Pfads gibt es keinen Platz zum Gehen für mich, nicht einmal zu meinem Kleiderschrank komme ich, wenn ich nicht den Weg freimache. Und auch in den anderen Teilen der Wohnung liegt haufenweise mein Zeug, und jeden Tag wird es noch mehr.«

Ich fragte Shirley, ob ich sie daheim besuchen könnte. Sicher lebte diese selbstbewußte junge Frau nicht in einem Papierhaufen wie die Collyer-Brüder! Diese schon älteren, zurückgezogen lebenden Brüder hatten bis zu ihrem Tod im Jahr 1947 in ihrem Haus in der Fifth Avenue in New York gelebt. Der abstruse Inhalt ihres Hauses sorgte wochenlang für Schlagzeilen. Um das Haus betreten zu können, mußte die Polizei den in zwei langen Leben angesammelten Abfall beiseite schaffen, einschließlich zahlreicher Pakete von Zeitungen, über dreitausend Bücher und, was am eigenartigsten war, vierzehn große Pianos und ein Ford-T-Modell. Die Polizei räumte einhundertzwanzig Tonnen Abfall aus, bevor sie das Haus für geräumt erklärte. Stand mir der Anblick eines ähnlichen Szenarios bevor? (Hatten die Collyer-Brüder eine Zwangsstörung?)

Ich mußte Shirleys Wohnung selbst in Augenschein nehmen. In der folgenden Woche fuhr ich in den netten Vorort hinaus, in dem Shirley lebte. Nichts an ihrem Appartementblock, am allerwenigsten seine ordentliche äußere Erscheinung, bereitete mich auf das vor, was ich im Inneren vorfand. Sie antwortete furchtsam auf das Klingeln. »Seit Jahren ist niemand außer meiner Mutter hier gewesen«, sagte sie. »Na gut, hier entlang bitte.« Sie führte mich hinein.

Die Wohnung bot einen ungewöhnlichen Anblick. Nicht so schlimm wie die der Collyer-Brüder, aber es fehlte nicht viel dazu. Überall lagen Stapel von Zeitungen herum. Diese waren etwa sechs Fuß hoch, ordentlich bis in Augenhöhe aufgetürmt. Damit man noch herumgehen konnte, waren Wege zwischen den Reihen aus Zeitungstürmen frei gelassen worden. Es war ein bißchen so, als ob man durch ein Kaufhaus ginge oder durch eine eigenartige Buchhandlung. Shirley plapperte weiter, meine Gegenwart machte sie nervös. Das Bild war nicht so unordentlich, wie nach Shirleys Schilderung zu erwarten war. Das Ganze hatte etwas Kellerartiges und Anheimelndes, wie ein Kaninchenbau aus Papier. Aber Shirleys Verzweiflung ließ keinen Raum für nüchterne ethologische Betrachtungen.

»Mein Leben wird zerstört, wenn ich mit diesem grauenhaften Chaos weitermache! Zwei Drittel von dem, was in dieser Wohnung ist, sollte weggeworfen werden.« (Ich dachte mir, eher fünfundneunzig Prozent!) »Was hält Sie davon ab?« fragte ich sie.

»Ich habe es einfach nicht fertiggebracht. In all diesen Jahren war mein größtes Anliegen, mein Zimmer und den Rest der Wohnung sauberzumachen, und doch habe ich kaum etwas daran gemacht. Immer wenn ich daran denke, überfällt mich diese tiefsitzende Angst. Ich will mich einfach nicht der Qual aussetzen, die es für mich bedeutet, wenn ich alles aussortieren muß – was zum Aufbewahren und was zum Wegwerfen ist.«

Sie zeigte auf die Türme, von denen sie eingeschlossen war und fing an zu weinen. »Ich kann keine Verabredungen annehmen, ich treffe keine Freunde, weil sie irgendwann kommen würden und das da sehen würden. Ich weiß nicht, warum ich das mache.«

Wir unterhielten uns noch eine Weile länger. Sie beruhigte sich wieder. »Würde es Ihnen helfen, wenn wir jetzt sofort zusammen damit anfangen würden?« fragte ich.

»Das habe ich schon versucht«, erwiderte sie. »Ein Psychologe, ein Verhaltenstherapeut, hat eine Zeitlang mit mir gearbeitet. Jeden Tag haben wir versucht, etwas wegzuwerfen.«

»Und?«

»Es hat einfach nicht funktioniert. Ich habe mich zu sehr aufgeregt. Ich sage Ihnen, ich konnte es einfach nicht über mich bringen. Es hat mir eine fürchterliche Angst eingejagt.«

»Wovor denn?«

»Ich weiß nicht. Wirklich nicht.«

Wir rätselten immer wieder daran herum. Shirley ist in der Gewalt einer unglaublichen Macht, einer Macht, die sie nicht versteht. Wie Sal und andere, die alles horten müssen, kann sie dieser Macht nicht widerstehen, und sie weiß selbst nicht, warum sie ihr gehorcht. Sie kennt nur das Unbehagen, wenn sie versucht, sich zu widersetzen. Wie Sal, so beschrieb auch Shirley ihre Sammlung mit absoluter

Klarheit. Sie ist sich dessen bewußt, daß ihr Verhalten seltsam ist, aber es kommt aus einem Teil ihrer selbst, den sie nicht wiedererkennt oder versteht, und sie wünscht sich nichts so sehr, als diesen ständigen Drang zum Horten nicht mehr zu verspüren. (Warum hat die Verhaltenstherapie bei ihr versagt? Sie wirkt oft bei ähnlichen Fällen wie dem ihren. Offen gestanden, ich habe keine Erklärung dafür, warum sie nicht wirkte.) Shirley vertrug nicht einmal die geringste Dosis Clomipramin, und bis jetzt konnte niemand ihr helfen.

Konrad Lorenz beschrieb angeborene Verhaltensmuster als die »Rückseite des Spiegels«. Lorenz wählte dieses Bild, um zu betonen, daß wir nicht einfach wie ein Spiegel das, was sich außerhalb unserer Person in der realen Welt befindet, widerspiegeln. Das menschliche Denken beinhaltet angeborene Antriebe und Fähigkeiten, die innerhalb jeder Art weitergegeben werden. Diese genetisch verankerten Muster hinter dem Spiegel sind »angesammeltes Wissen«, das bestimmt, was wir wahrnehmen und wie wir darauf reagieren.

Das Leben selbst ist ein Prozeß des Wissenserwerbs, sagte Lorenz, und die Instinkthandlungen – die er so glänzend beschrieb und für deren Beschreibung er 1973 einen Nobelpreis erhielt – beinhalteten eben genau diese Informationen über den besten Umgang mit der Welt.

Ich bin inzwischen der Meinung, daß die Rituale der Zwangsstörung als Instinkthandlungen anzusehen sind, als angeborene Verhaltensweisen, die bei unseren Patienten ohne erkennbaren Grund aus irgendeinem Anlaß und auf irgendeine Weise ausgelöst worden sind. Der zwangskranke Patient kontrolliert, ob der Stecker aus der Kaffeekanne herausgezogen ist: Er kann das bis zu dreißig- oder vierzigmal kontrollieren. Jeder nachfolgende Kontrollvorgang stimmt vollkommen mit dem ersten überein. Die Rituale bestehen oft darin, einen Teil des persönlichen Umfelds herzurichten, der dann so bleiben muß. Ein Junge, der letztes Jahr in unsere Untersuchung mitaufgenommen wurde, hatte jahrelang vor seiner Schlafzimmertür geschlafen, damit das Zimmer innen in einem »perfekten« Zustand blieb. Mit der Zeit hatte er schon Schwierigkeiten, den Raum auch nur zu betreten, um ihn wieder in Ordnung zu bringen.

Vertrauter als diese Fälle ist uns Ginger, die mit achtundzwanzig Jahren ein einsames Leben damit verbringt, in ihrer Zweizimmerwohnung zu putzen, Staub zu wischen, sauberzumachen und aufzuräumen. Wenn sie nicht ihre Arbeit als Empfangsdame verrichtet, zählt Ginger die Handtücher im Schrank, arrangiert die Kissen auf der Couch und deckt den Frühstückstisch. Die Getreideflocken kommen in die Schüssel, der Zucker darauf, fertig, um am nächsten Tag Milch darüber zu gießen. Schuhbänder werden aufgeknotet und vorbereitet, Vitaminpillen bereitgelegt. Dieses ganze Aufräumen ist die reine Zeitvergeudung, unnütz und ermüdend. Ginger sagte über sich selbst, sie sei während vierundzwanzig Stunden am Tag ein »nervöses Wrack«.

Früher hätte ich Ginger vielleicht als extremes Beispiel der typischen amerikanischen Hausfrau abgetan, ein Opfer der Gehirnwäsche durch das Werbefernsehen. Jetzt sehe ich das nicht mehr so. Nicht mehr, seitdem ich das Muster erkannt habe. Zwanghafte Patienten tun in Schweden, China, England, im Sudan oder in Indien dasselbe. Vergleichsstudien zwischen zwangskranken Patienten in diesen sehr unterschiedlichen Ländern zeigen, daß sie sich in bemerkenswerter Weise ähnlich sind. Dieses transkulturelle Muster legt den Schluß nahe, daß wir auf einer elementaren Ebene unser Inneres erforschen müssen, um ein Modell für dieses absurde Aufräumen und Sammeln zu finden.

Aber zurück zu den Schlüsselfragen: Warum und wie werden diese Verhaltensweisen freigesetzt? Worin besteht

287

ihre funktionelle Bedeutung? Ich habe keine Antworten darauf, nur Hinweise. Die Verhaltensweisen bei Zwangsstörungen ähneln deplazierten Körperpflege- und/oder Schutzritualen, die aus ihrem Kontext gerissen wurden. Die Zwangsstörung kann in Verbindung mit Defekten an den Basalganglien, am »alten« Teil des Gehirns (entwicklungsgeschichtlich betrachtet), auftreten, von dem man weiß, daß er Reaktionen auf Wahrnehmungsreize steuert und die Vorwegnahme von Handlungsentwürfen ermöglicht. Aber jede Erklärung muß die bemerkenswerte Ähnlichkeit der Patienten untereinander in Rechnung stellen. Zum jetzigen Zeitpunkt halte ich Zwangskranke für Opfer von entwicklungsgeschichtlich sinnvollen, aber für die Person schrecklichen »Befehlen des Gehirns«.

Man kann dagegen anführen (und das wird der Fall sein), daß die Vorstellung von »angeborenen« Auslösemechanismen, die vorprogrammierte Verhaltensweisen nach sich ziehen, bei Tieren durchaus zutreffen mag; aber gibt es irgendeinen Grund, anzunehmen, daß Menschen oder auch schon die höheren Primaten – sagen wir, die Affen – mentale Mechanismen dieser Art haben? Es gibt nicht viele Untersuchungen zu diesem Thema, aber einige davon, die an Rhesusaffen durchgeführt wurden, sprechen für ein Ja auf diese Frage.

Ich habe einige Beispiele gefunden, die mich dazu veranlassen, mehr über solche genetisch vorprogrammierten Verhaltensmuster bei Primaten wie auch bei uns selbst nachzudenken. In einer Untersuchung konnten Affen, die in vollständiger sozialer Isolation aufgezogen worden waren, einen Diaprojektor selbst betätigen und auswählen, ob sie sich Landschaftsbilder oder andere Affen ansehen wollten. Sie wählten die anderen Affen und nahmen durch Lautäußerungen Kontakt zu ihnen auf. Wenn das Gesicht eines drohenden, erwachsenen Affen gezeigt wurde, zogen sich die älteren Affen zurück und zeigten ängstliche Verhaltensweisen. Der springende Punkt an dieser Untersuchung liegt in der Tatsache, daß die eigene Art erkannt wird und dann artspezifische Gefühle zum Ausdruck gebracht werden, ohne daß ein vorhergehendes Lernen stattfindet.

Eine kürzlich erschienene Studie von Susan Mineka an der Universität von Texas in Austin ist diesbezüglich noch vielversprechender. In ihrer Untersuchung wies sie nach, daß es möglicherweise eine angeborene Grundlage für die Entwicklung *spezifischer* Ängste gibt. Dr. Mineka erforschte an Rhesusaffen, wie Ängste entstehen.

Alle Affen, die in der Wildnis aufwachsen, haben Angst vor Schlangen. Affen, die im Laboratorium aufgezogen wurden, wo sie nie eine Schlange zu Gesicht bekommen, zeigen beim ersten Anblick einer Schlange keine Anzeichen von Angst und greifen sogar danach, um mit ihr zu spielen. Dr. Mineka untersuchte, wie ihre im Labor aufgezogenen Tiere Ängste lernten. Alle ihre Affen waren in Laborkäfigen aufgewachsen, also hatten sie die Welt außerhalb der Käfige nie zu Gesicht bekommen, so wenig wie sie je eine Schlange gesehen hatten. Sie hatten auch nie Blumen gesehen. Dr. Mineka versuchte, ihnen die Angst vor Schlangen beizubringen. Das war ganz einfach: Die Affen zeigten Angst vor Schlangen, nachdem sie einen im Freien aufgewachsenen Affen mit einer Schlange gesehen hatten. Es genügte schon, daß sie eine kurze Videoaufnahme von einem anderen Affen, der durch eine Schlange in Schrecken versetzt worden war, sahen. Aber sie konnte den Affen *nicht* beibringen, vor einer Blume Angst zu haben! Auch nicht, als sie einen (geschnittenen) Film mit einem Affen zeigte, der aussah, als hätte er schreckliche Angst vor einer Blume.

Was bedeutet das? Was geht es uns an, ob man einem Affen Angst vor einer Blume einjagen kann oder nicht? Tatsächlich war das ein enorm wichtiges Experiment. Es besagt, daß Primaten wie wir bestimmte angeborene, neuronale Muster (»im Betriebssystem programmierte«, würde man in der modernen Computerterminologie dazu sagen) im Gehirn haben, die nur auf bestimmte Stimuli reagieren (zum Beispiel auf Schlangen und Spinnen), aber nicht auf andere (in diesem Fall Blumen).

Phobien bilden sich beim Menschen schon nach einer einzigen unangenehmen Erfahrung aus, und sie sind sehr schwer zu beheben. Bemerkenswerterweise betreffen die häufigsten Phobien die ältesten Gefahren der Menschheit: geschlossene Räume, Höhen, Schlangen und Spinnen. Die wenigsten Menschen leiden unter Phobien vor den wirklich gefährlichen Objekten des modernen Lebens: Autos, Gewehre und Messer. Auch in uns besteht also die Fähigkeit, mit Leichtigkeit ein bestimmtes Angstmuster innerhalb einer selektierten Auswahl zu »lernen«.

Manche Leute würden diese Präferenzen und Reaktionen als angeborene Wissensschemata bezeichnen. Wie immer man sie nennen mag, diese Empfänglichkeit oder Bereitschaft, auf manche Stimuli zu reagieren und auf andere nicht, könnte eine Erklärung für die Verhaltensmuster zwanghafter Patienten sein. Man könnte in der Freisetzung angeborener Verhaltensmuster bei Tieren die »veraltete« Reaktion auf bestimmte Signale sehen, die vor Tausenden von Jahren zweckmäßig waren. Manche Verhaltensmuster bei gestörten Menschen könnte man ähnlich interpretieren. Warum zum Beispiel weisen die meisten zwangskranken Patienten genau dieselben Muster des Waschens und der Körperpflege und die gleichen Eintrittsrituale auf?

Die Körperpflege erscheint mir besonders interessant, weil Waschzwang und Ankleiderituale unter allen zwanghaften Bildern mit Abstand am häufigsten vorkommen. Fast alle unter unseren jüngeren Patienten, die anfänglich einen Zähl- oder Kontrollzwang haben, verbringen einige Monate oder Jahre mit einem Waschzwang, noch bevor sie erwachsen werden. Und wenn das Waschritual erst einmal aufgetreten ist, dann verschwindet es nur selten wieder.

Das Waschen ist ein ritualisierter und individuell gestalteter Vorgang. Jeder, der an einem Waschzwang leidet, hat seine eigene Routine, die bei jedem Durchgang exakt eingehalten wird. In einem Versuch, »einfach hinzuschauen«, wie Lorenz es getan hatte, ließ ich mir von unseren Waschzwangpatienten ihre Duschrituale vorführen und mir jede Einzelheit des Ablaufs erklären. Brendan streicht sich unter der Dusche achtmal über die rechte Seite seines Kopfes, trägt Shampoo auf, dann streicht er wieder achtmal drüber, spült achtmal und streicht noch weitere achtmal darüber. Er wiederholt diesen Vorgang an der Kopfoberseite, an der linken Seite und am Hinterkopf, und zwar in dieser Reihenfolge. Weiter geht es mit dem Gesicht, dem Hals und dem Rest seines Körpers. In Susans Ritualen geht es um »die richtige Art«, das Wasser aufzudrehen, und nach Beendigung der Dusche muß sie in der »«richtigen Art« das Handtuch aufhängen.

Ratten verbringen normalerweise ein Drittel ihrer Wachzeit damit, sich zu putzen. Diese Körperpflege hilft ihnen, ihre Körpertemperatur zu regulieren (indem Speichel verdunstet), und beeinflußt ihr sexuelles Verhalten (durch den unterschiedlichen Geruch des männlichen Speichels). Aber sie putzen sich auch bei Frustrationen und Konflikten, ja, unter diesen Bedingungen putzen Ratten sich sogar noch ausgedehnter. In allen Lebenslagen verfügt die Ratte über ein feststehendes Muster ihrer Körperpflege, das genauso ausgefeilt ist wie das eines jeden unserer Patienten. Beim Waschen wird immer vom Kopf zu den Füßen vorgegangen. Kratzen und Nägelbeißen beendigen das Ritual.

Im Labor kann dieses Muster der Körperpflege mit geradezu unheimlicher Zuverlässigkeit durch eine Reihe von chemischen Substanzen, Hormonen und durch bestimmte Gehirnläsionen »eingeschaltet« werden. Wenn ACTH (adrenocorticotropes Hormon) aus der Hirnanhangdrüse im Gehirn injiziert wird, dann beginnt eine Ratte, sich zu putzen, genauso wie sie es in ihrem natürlichen Umfeld macht. Es gibt auch eine Menge von Substanzen, die das Putzverhalten der Ratte wieder *stoppen*. Vermutlich wird ACTH unter natürlichen Bedingungen dann im Gehirn freigesetzt, wenn die Ratte mit einer Situation konfrontiert ist, die, in der wissenschaftlichen Terminologie, durch Explorationsverhalten oder durch Konflikte gekennzeichnet ist, und daraufhin wird das Programm Körperpflege in Gang gesetzt.

Betreiben manche Tiere unter natürlichen Bedingungen so etwas wie ein »Superputzen«? Die Labortechniker am *National Institute of Health* haben sich an einen solchen naheliegenden Anblick gewöhnt, wenn sie morgens das Licht im tiergenetischen Zentrum anknipsen. Unter den Käfigen für die etwa zwanzigtausend Mäuse, die im Zentrum für wissenschaftliche Experimente gehalten werden, befinden sich ein paar, in denen alle Mäuse ihrer Haare und Barthaare beraubt wurden.

Alle mit Ausnahme einer Maus, die eindeutig für das massenhafte Haareschneiden ihrer Käfigmitbewohner verantwortlich ist. Ihrer Leidenschaft wegen werden diese Mäuse als »Barbiermäuse« bezeichnet. Abgesehen von dem Umstand, daß es nur einen Barbier pro Käfig gibt und daß das Haareschneiden nachts stattfindet, weiß man nicht viel über dieses Verhalten. Eine Theorie dazu, die in dem Buch *The Mouse in Biomedical Research* (»*Die Maus in der biomedizinischen Forschung*«), einem Werk, das ansonsten ernsteren Problemen gewidmet ist, diskutiert wird, besagt, daß es sich dabei um »übersteigerte Körperpflege, um eine außer Rand und Band geratene hygienische Gewissenhaftigkeit handelt. Wir können nicht mit Gewißheit sagen, ob dieses Verhalten auch unter nicht in Gefangenschaft lebenden Mäusen zu beobachten ist. Die Interpretation dieser Rituale bei der Maus ist ebenso kompliziert wie bei unseren Patienten. Eine andere Maus zu putzen ist Bestandteil des erstaunlich komplexen Sozialverhaltens eines Nagetiers. Aber es könnte auch ein mögliches Modell für unsere Waschzwangpatienten sein. Manchmal sieht es so aus, als ob das Verhalten unserer Patienten ein Modell für *tierisches* Verhalten wäre.

Zwei der jüngsten Buben in unserer Untersuchung verbringen jeden Tag drei oder vier Stunden damit, ihre Hände abzulecken. Jeder Finger wird, wenn er an der Reihe ist, abgeleckt, die Reihenfolge verändert sich nicht. Die atavistischen Muster, die in diesen Kindern freigesetzt wurden, werden vermutlich, wenn sie älter werden, durch »gängigere« Waschrituale ersetzt.

Das Säubern des eigenen Körpers veranschaulicht nur in besonders auffälliger Weise die Parallele zwischen einem tierischen Verhalten und dem exzessiven Reinigen meiner Patienten. Aber durch die ganze zoologische Hierarchie ziehen sich Beispiele angeborener Verhaltensmuster wie das Nest sauberzumachen, Kot aus dem Nest oder dem Bau zu entfernen, nicht in der Nähe der heimatlichen Basis zu defäzieren. Diese Gewohnheiten sind von so grundlegender Bedeutung für das Überleben, daß sie Bestandteil des Verhaltensrepertoires fast eines jeden Säugetiers sind.

Türschwellen haben etwas an sich, das Zeremonien geradezu provoziert. Unsere Patienten hüpfen und deuten, posieren und gestikulieren an Toren, Torbögen, Türen – an jeder Art von Eingang. Paul blieb stundenlang in Eingängen stecken. Wenn John mit dem Familienauto zu Hause ankam, dann stand er unter dem Zwang, die Fenster rauf und runter zu kurbeln. Er öffnete die Tür und schloß sie wieder, öffnete sie erneut und stieg aus dem Auto. Anschließend ging er zum Briefkasten und umrundete die Eiche. Schließlich konnte er ins Haus eintreten.

John versuchte immer wieder, sein Ritual auszutricksen. Er fuhr das Auto in die Garage und versuchte, das Haus durch die Garagentür zu betreten. Aber zu seiner Enttäuschung wurde er immer dabei ertappt. Er mußte zuerst zum Auto zurückgehen und dann zum Vordereingang, um mit seinem Eintrittsritual von vorne anzufangen. Johns Eintrittsrituale waren ein reines Vergnügen, verglichen mit denen einer anderen jungen Patientin.

Immer wenn sie nach Hause kam, dann setzte der Anblick ihres Vordereingangs ein zeitraubendes Eintrittsritual in Gang, dessen sie sich sehr schämte, wenn sie dabei beobachtet wurde. Sie mußte sich im Gras herumrollen und jeden Baum im Hinterhof berühren. Mit der Zeit graute ihr so sehr davor, daß sie es vermied, überhaupt noch aus dem Haus zu gehen, und so verbrachte sie Jahre ihres Lebens in den oberen Stockwerken, wie eine in einem Turm gefangene Prinzessin, hinter Schlössern aus Schwellenritualen gefangen.

Gibt es auch bei Tieren Handlungsmuster, die ohne erkennbaren Grund freigesetzt werden, ähnlich dem, was unseren Patienten widerfährt? Unter den Ethologen kursieren Geschichten über einen Hund, der jedesmal einen »Maussprung« vollführt, wenn er sich einer Maschinenhalle nähert, in der er zum ersten Mal eine Maus aufgestöbert hatte. Eine andere Wissenschaftlerin erzählt, daß sie ihr altes Packpferd jedesmal entladen und wieder beladen muß, wenn sie an eine Stelle kommen, wo sie häufig gezeltet hatten, andernfalls würde das Pferd einfach nicht weitergehen.

Aber die reizendste, wissenschaftlich bedeutungsvollste Geschichte handelt von einer Gans. Konrad Lorenz hielt seine Graugänse bei sich im Haus. Eine dieser Gänse hatte sich angewöhnt, in einer bestimmten Weise zu gehen, wenn sie nach Hause kam:

»Sie ging immer zuerst hinter das untere Ende der Treppe zu einem Fenster im Flur, bevor sie wieder zu den Stufen zurückkehrte, die sie dann hinaufstieg, um in den Raum im oberen Korridor zu gelangen. Schrittweise verkürzte sie diesen Umweg, steuerte aber immer zuerst ein bißchen in die Richtung des Fensters, bevor sie sich umdrehte und die Treppe hinaufstieg.«

Eines Tages vergaß Lorenz, seine Gans zur üblichen Zeit ins Haus zu lassen. Es fing an, dunkel zu werden, und die Gans war sehr begierig, ins Haus zu kommen. Sie rannte an die Tür und eilte direkt auf die Treppe zu und fing an, hinaufzuklettern. Lorenz fährt fort:

»Daraufhin passierte etwas Umwerfendes: Bei der fünften Stufe angekommen, hielt sie plötzlich inne, machte einen langen Hals, in der Gänsesprache ein Ausdruck der Angst, und spreizte ihre Flügel, als wollte sie losfliegen. Dann stieß sie einen Warnlaut aus und hob fast ab. Nun zögerte sie einen Moment, drehte sich um, rannte eilig die fünf Stufen wieder hinunter und begab sich entschlossen, wie jemand mit einem sehr wichtigen Auftrag, auf ihren ursprünglichen Weg zum Fenster und wieder zurück.

Dieses Mal stieg sie die Stufen entsprechend ihrer sonstigen Gewohnheit von der linken Seite aus hinauf. Auf der fünften Stufe hielt sie an, blickte um sich, schüttelte sich und führte ein Begrüßungszeremoniell aus, das man regelmäßig bei Graugänsen sehen kann, wenn eine ängstliche Anspannung der Erleichterung gewichen ist. Ich traute kaum meinen Augen. Die Gewohnheit hatte sich so fixiert, daß die Gans sich ihrer nicht mehr entziehen konnte, ohne in Furcht versetzt zu werden.«

Ist es also möglich, daß die Obsessionen und Zwangshandlungen dieser Patienten Manifestationen eines angeborenen Wissens sind? Könnte es sein, daß die Muster des Putzens, Nistens, der rituellen Balz quasi in kodierter Form gespeichert bleiben, daß sie im normalen menschlichen Leben nicht sichtbar sind, sondern nur in dieser seltsamen und lähmenden Krankheit zum Vorschein kommen? Es sieht so aus, als ob sonst zweckmäßige Alltagsfunktionen, mit denen wir unsere Umgebung und die eigene Erscheinung regulieren, verrückt spielen würden.

Die Parallele zwischen der Zwangsstörung und tierischen Verhaltensweisen ist bezwingend. In den einprogrammierten Mustern offenbart sich ein angesammeltes Wissen, das einem veralteten Zweck dient. Saubermachen, Vermeidungsverhalten, Kontrollieren und Wiederholen beziehen sich auf so grundlegende Themen wie Reinlichkeit, Sicherheit, Aggression und Sexualität. Wenn sie außerhalb ihres Kontexts ausgeführt werden, ergeben sie keinen Sinn. Den überzeugendsten Beweis werden wir dann in Händen halten, wenn wir typische »Auslöser« dieser Verhaltensmuster finden, analog den Hormonen, die entsprechende Muster üblicherweise bei Tieren auslösen.

In *Der nackte Affe* legte Desmond Morris dar, wie unser tierisches Erbe viele unserer scheinbar »spontanen« Handlungen bestimmt. Das Putzverhalten ist ein Hauptbestandteil dieses Vermächtnisses. Morris führt aus: »Die Körperoberfläche – das, wodurch jedes Lebewesen sein ganzes Leben lang in direktem Kontakt mit der Umwelt steht – macht im Laufe dieser Zeit einiges an rauher Behandlung durch. Es ist eigentlich erstaunlich, wie sie all das Puffen und Knuffen, Reißen und Zerren bei jedem Wetter so gut übersteht. Sie schafft es einmal durch die wunderbare Gabe, Gewebe zu ersetzen und Wunden heilen zu können, und zum zweiten dadurch, daß die Tiere über eine Vielzahl besonderer Körperpflegehandlungen verfügen, mit deren Hilfe sie Haut und Haare sauberhalten.«

Im Vergleich zu den Mustern des Fütterns, Kämpfens und der Paarung mögen diese Verhaltensweisen zunächst banal scheinen. Aber ohne sie könnte der Körper nicht effektiv funktionieren.

Alle Säugetiere beschäftigen sich einen guten Teil ihrer Zeit mit Putzen, Lecken, Knabbern, Kratzen und Reiben. In freier Wildbahn kann man häufig Affen sehen, die sich gegenseitig lausen, indem sie systematisch ihr Fell durchforsten und abgestorbene Hautpartikel, Insekten oder andere Fremdkörper herauspicken.

Meine These besteht eigentlich nur in einer Erweiterung dieses Begriffs – daß nämlich im menschlichen Gehirn komplexe Verhaltensmuster einprogrammiert sind, deren sich der moderne Mensch in aller Regel nicht bewußt ist. Wenn unser Fell auch längst verschwunden ist – ist das Waschen etwa ein primitives Ritual, das immer noch in uns fortbesteht? Der Wasch- und Ordnungszwang oder das Haareausreißen geben den Blick auf dieses tierische Erbe frei; bei meinen Patienten ist dieses Erbe gestört, es spielt verrückt.

28 Du gehst mir nicht aus dem Sinn

In dem Film *Susan verzweifelt gesucht* (Desperately Seeking Susan«) aus dem Jahr 1985 wird Roberta Glass, eine gelangweilte Hausfrau aus einer Vorstadt in New Jersey, in Gedanken vollkommen beherrscht von einer geheimnisvollen Frau aus Manhattan, die sich mit Hilfe privater Kleinanzeigen mit Leuten verabredet. Die Seiten von Robertas Tagebuch füllen sich mit Phantasien über Susan, über deren unkonventionelle Lebensweise und die Abenteuer in Susans Leben. Roberta spioniert Susan zuerst nach; dann wird sie schließlich selbst ein Teil dieses Lebens. Das war eine heimliche Leidenschaft; Robertas Mann erfuhr nie etwas davon. Die Zeit und Energie, die Roberta aufbrachte, um Susans Leben zu verfolgen, die verrückte Punkwelt neuer Werte und Umgangsformen, die oft gefährliche Heimlichtuerei – könnte man alles das zusammen als Robertas Obsession bezeichnen? Mehrere Filmkritiker benutzten dieses Wort. Tatsächlich bezeichnet eine der gebräuchlichsten Bedeutungen des Begriffs »Obsession« die exzessive Beschäftigung mit jemand anderem.

Kann man eine starke Faszination, eine ausschließliche Beschäftigung mit einem anderen Menschen, die an Monomanie grenzt, als Obsession betrachten? Ist das eine Form von Krankheit? Ich glaube, normalerweise nicht; aber das Thema ist faszinierend und hat hohen Unterhaltungswert. Die fanatische, fast wahnsinnige Verfolgung kann zur Jagd werden. In *Die Miserablen* jagt der Polizeiinspektor Javert dreißig Jahre lang hinter Jean Valjean her. Diese Verfolgung führte zu Javerts eigener Erniedrigung, zu seinem Ruin und schließlich zu seinem Tod durch Selbstmord. Javert konnte die Vielschichtigkeit des Lebens nicht mit seiner starren und seltsamen Entschlossenheit, einen Kriminellen zu bestrafen, in Einklang bringen.

Was kennzeichnet diese fanatischen Verfolger? Die Intensität und die Unerbittlichkeit der Suche. Das Leben besteht aus Absolutismen, aus starren Forderungen. Für uns mag die Romantik dieser Geschichten anziehend sein, aber ihre Protagonisten werden durch die Besessenheit von ihren Regeln zugrunde gerichtet. Inspektor Javert geht mit sich genauso kompromißlos um wie mit Jean Valjean. Als er glauben muß, den Bürgermeister Madeleine fälschlicherweise angeklagt zu haben, versucht er, wenngleich vergeblich, seine eigene Entlassung in die Wege zu leiten. Victor Hugo schildert Javert als einen verzweifelten und entschlossenen Menschen von verschrobener Ehrbarkeit, einen Wunderling, vor allem aber einen Fanatiker.

In seinem 1979 erschienenen Roman *Endlose Liebe* beschreibt Scott Spencer Davids Besessenheit von seiner Jugendliebe Jade. Der Roman hat Züge einer Fallstudie. Für David ist nichts wirklich, was nicht in irgendeiner Beziehung zu Jade steht. Nur im Kontakt mit Jade oder ihrer Familie hat er das Gefühl, daß er wirklich ein Recht dazu hat. Davids Hartnäckigkeit, seine Gleichgültigkeit gegenüber gesellschaftlichen Manieren und gegenüber den Bedürfnissen seiner eigenen Familie zerstören sein Leben und Jades Familie. Die Heftigkeit ihrer Leidenschaft ruft ebenso heftige Gegenreaktionen – Sehnsucht, Neid, Zorn – bei Jades und Davids Eltern hervor und verursacht indirekt deren Trennung und den Tod beider Väter.

Davids Besessenheit von Jade ist furchteinflößend. Er endet in einer psychiatrischen Klinik. Auf dem Buchumschlag wird dreimal das Wort »Obsession« benutzt. Durch den ganzen Roman hindurch hört David immer wieder, daß er besessen ist. David hat den allgemein tolerierten, wahnhaften und irrationalen Zustand der Verliebtheit überschritten. Aber hat er eine Krankheit? Und wenn ja, welche? Für mich ist Davids Leidenschaft keine Zwangsstörung. Sie ist etwas anderes, wenn ich auch nicht genau weiß, was eigentlich.

Habe ich persönlich Robertas oder Davids als Patienten kennengelernt? Nur einmal. Und als das geschah, wußte niemand, wie man das, was dieser Junge hatte, nennen sollte. Noch was man mit ihm anstellen sollte. Man kann jemandem nicht die Liebe aus dem Kopf schlagen. Ich denke noch immer gelegentlich an Sebastian, den ich vor siebenundzwanzig Jahren zum letzten Mal gesehen habe.

Sebastian wurde 1960 auf Anordnung des Gerichts für zehn Tage zur Untersuchung in das Boston Psychopathic Hospital eingewiesen, als ich dort meine Ausbildung machte. Es war dies das dritte Mal in zwei Jahren, daß das Gericht seinetwegen eine psychiatrische Untersuchung angefordert hatte. Er war wieder gegenüber von *Dotty's Donut Shop* in der Washington Street in der Innenstadt festgenommen worden, nachdem es dem Ladenbesitzer nicht gelungen war, ihn durch Beschwerden von seiner regelmäßigen und in der Tat außergewöhnlichen Dauerpräsenz der Nähe des Ladens abzubringen. Er war vor dem Laden festgenommen worden, wo er wartete, um einen Blick auf Sandra, die Kassiererin, zu werfen, wenn sie ihren Arbeitsplatz verließ. Sebastian war zweiundfünfzig und lebte schon seit vielen Jahren von seiner Frau getrennt.

Sandra, eine Witwe von fünfzig Jahren, hatte zehn Jahre lang als Kellnerin bei *Dotty's Donuts* gearbeitet und war bei den Stammgästen sehr beliebt. Sie hatte immer ein Lächeln auf den Lippen, vergaß nie, die Stammgäste zu fragen, wie es ihnen heute ginge und bemerkte immer, wenn einer von ihnen eine Weile lang nicht mehr zur Frühstücksbar erschien.

Sebastian hatte einige Jahre lang als Tellerwäscher bei *Dotty's Donuts* gearbeitet und hatte sich »unglücklich« in Sandra verliebt. Zunächst war er ganz zufrieden damit, in ihrer Nähe zu arbeiten. Dann fing er an, länger dazubleiben, Briefchen für Sandra zu hinterlassen und ihr Geschenke zu bringen.

Sebastian war ein kleiner, unauffälliger Mann, aber die Heftigkeit und die Unbeirrbarkeit seines Verhaltens erschreckten Sandra. Die Briefchen, die er mühsam in seinem gebrochenen Englisch verfaßte, verkündeten seine Liebe, seine unerschütterliche Hingabe an sie. Aber sein Liebesbrief beinhaltete auch den Satz »Wenn du mir im Leben nicht gehörst, dann wirst du mir im Tod gehören«, und das jagte Sandra noch mehr Angst ein. Als sie anfing, mit einem Mann auszugehen, ließ Sebastian ihm die Luft aus sämtlichen Reifen heraus. Er war immer höflich und versuchte nie, Sandra zu berühren, aber er starrte sie ständig an und versuchte, ihr in die Augen zu sehen. Sie wurde wütend und bat ihn, sie gefälligst in Frieden zu lassen. Der Manager feuerte Sebastian. Ein Jahr lang fand er in anderen Restaurants Arbeit. Sie mußten alle im selben Block wie *Dotty's Donuts* liegen.

Seine Sehnsucht nahm zu. Er hatte ein Paar Schuhe, das Sandra als »Reserve« im Laden behielt, gestohlen. Er wollte nur beim Schlafen einen Gegenstand berühren, der ihr gehörte. Nach einiger Zeit tauchte er im Laden auf, um Sandra zu sagen, daß er sie in Bronze hatte gießen lassen. Das war zuviel. Wieder wurde die Polizei gerufen.

Sebastian wurde zu sechs Monaten auf Bewährung verurteilt und erhielt die Auflage, sich von *Dotty's Donuts* fernzuhalten. Innerhalb von zwei Wochen hatte er die Auflage gebrochen und wurde erneut festgenommen.

Sebastian hatte sich wie immer höflich und zuvorkommend gegenüber dem Beamten, der ihn vor der Tür des Donutsladens abfing, verhalten. Aber er beharrte darauf, daß seine Liebe zu Sandra früher oder später erwidert werden würde und daß er seine Sehnsucht, sie zu sehen, niemals unterdrücken könnte.

Im Krankenbericht schrieb sein Arzt, Dr. Alan Hobson: »Sebastian hatte an der Tremontstraße gelebt, zurückgezogen und leicht alkoholabhängig, besessen von Gedanken an Mrs. S., aber den größten Teil seiner Zeit noch dazu fähig, das starke Bedürfnis, sie zu sehen, in Zaum zu halten. Vor seinem Umzug nach Boston hatte er eine Reihe von Jobs als Gärtner, Mädchen für alles und sogar als Totengräber ausgeübt. Wenn er in seinem Zimmer ist, hört er sich Platten mit berühmten Opernarien an und trinkt Bier, um sich zu trösten. Er war verzweifelt darüber, daß man ihm den Zutritt zum Donut Shop untersagt hatte, und fühlte sich, als wäre ›der Gehsteig sein Gefängnis‹. Schließlich begann er, vor dem Laden zu warten, nur um sie kommen und gehen zu sehen. Nachdem er wieder versucht hatte, mit ihr zu sprechen, erhob sie erneut Klage gegen ihn.«

Sebastian war bei Arbeitgebern und Mitarbeitern gern gesehen. Jeder, der ihn kannte, beschrieb ihn als einen gutmütigen Menschen. Er war auf einem Bauernhof in Newburyport geboren, dem Haus seiner Mutter, und blieb dort, bis seine Mutter ins psychiatrische Krankenhaus von Denver eingewiesen wurde. Seine inzwischen vierundsiebzigjährige Mutter lebte immer noch dort. Sein Vater hatte die Familie verlassen, und Sebastian wurde von einer Pflegefamilie aufgezogen, die ihn, wie er sagte, »ganz nett hernahm«. Sein Bruder hatte zehn Jahre in einem staatlichen Krankenhaus verbracht. Seine Großmutter mütterlicherseits, die mit ihnen auf dem Hof gelebt hatte, galt als »geistig instabil« und wurde später tot in einem Sumpf gefunden.

Sebastians Hauswirt, Mr. Brown, kam in die Klinik, um ihn zu besuchen und mit den Ärzten zu sprechen. Er wollte, daß die Betreuer wußten, daß er alles tun würde, um Mr. Sebastian zu helfen und daß er sein Zimmer für ihn freihielt. Er hielt Sebastian für einen »großartigen Menschen«. »Bitte helfen Sie ihm, wieder herauszukommen«, sagte Mr. Brown, »er fehlt uns.«

Mr. Sebastian war, so sagte sein letzter Chef, ein Mensch, den man gerne um sich hatte. Er war willig, kam mit jedem aus und war zuverlässig. Ja, sie wären froh, ihn wieder zurückzubekommen.

Sebastian hatte die Schule bis zur achten Klasse besucht. In den dreißiger Jahren war er eine Zeitlang glücklich mit einer Frau verheiratet, die auf einem Nachbarhof arbeitete, und sie hatten drei Kinder miteinander. Dann kam es zu einer Veränderung. In den vierziger Jahren verliebte sich Sebastian in die Frau eines Nachbarfarmers und verbrachte ganze Wochenenden mit ihr, was schließlich zum Auseinanderbrechen seiner Ehe führte.

Im Klinikteam zog man verschiedenste Diagnosen in Erwägung, war aber mit keiner zufrieden. Sebastian war verschroben und gewiß unrealistisch in bezug auf Sandra, aber er hatte keine Denkstörung, wie sie bei einer Schizophrenie vorliegt. Er machte Phasen der Agitation durch und war deprimiert, wenn er seiner Liebe fern war, aber er hatte keine Ähnlichkeit mit Patienten, die man als manischdepressiv bezeichnet. Seine Liebe zu Sandra wird im Krankenbericht Obsession genannt, aber Sebastian war nicht von Zwangsvorstellungen geplagt, wie ich es in meinem Buch beschrieben habe. Die Formulierung der Klinik lautete:

Das Hauptsymptom dieses Mannes in mittleren Jahren besteht in einer obsessiven Zuneigung zu einer Frau, die seine Gefühle nie erwidert hat. Die Geschichte seines Lebens ist eine Geschichte des frühen Verlusts seiner Eltern, die mit an Sicherheit grenzender Wahrscheinlichkeit unfähig waren. Bei jedem bekannten Familienmitglied liegt eine Störung vor, die zur Erkrankung oder zur Hospitalisierung geführt hat. Er war immer ein wenig kindisch und verantwortungslos, naiv, wunderlich und leichtgläubig, wenn auch pflichtbewußt gegenüber denen, die er bewunderte. Dieses atypische Bild entzieht sich einer zufriedenstellenden Diagnose.«

Sebastian hatte eine sehr enge Beziehung zu seinem Arzt, Dr. Hobson, aber sein Bedürfnis, Sandra zu sehen, war zu stark. Er »riß« aus der Klinik aus, fuhr aber fort, seinem Arzt Briefe zu schreiben, in denen er sein jämmerliches Leben als Gejagter beschrieb, den nur verstohlene Blicke auf Sandra aufrecht erhielten.

Nach seinem Ausbruch aus der Klinik fuhr Sebastian nach Hartford in Connecticut, um Dr. Francis Braceland, einen berühmten Psychiater, aufzusuchen, von dem er über eine andere Patientin in der Klinik in Boston gehört hatte. Sie hatte ihm erzählt, daß Dr. Braceland der beste Arzt sei, den sie je kennengelernt hatte. So zog Sebastian ab und fand irgendwie seinen Weg in die Praxis von Dr. Braceland. Sebastian zufolge, und andere Berichte über diesen Besuch liegen nicht vor, sagte Dr. Braceland zu ihm: »Ich kann Ihnen nicht helfen. Ihr Problem heißt Liebe.« Sebastian schrieb über diesen Besuch an Dr. Hobson (auf eine Postkarte ohne Absenderangabe): »Ich bat Dr. Braceland, meine Erinnerungen wegzumachen. Aber Dr. Braceland sagte mir, daß es für Liebe keine Heilung gebe.«

Sebastian tauchte nur noch einmal auf. Bei dieser Gelegenheit versuchte er, Sandra mit seiner Harmonika ein Ständchen zu spielen; sie rief sofort nach der Polizei, aber Sebastian entkam. Sebastian wollte seine Freiheit nicht aufgeben, aber er vermißte Dr. Hobson. Er löste dieses Problem durch Briefverkehr. »Die Gespräche mit Ihnen fehlen mir, Herr Doktor, ich weiß, daß ich Hilfe brauche. Aber ich möchte nicht wieder in die Klinik zurückgesteckt werden, also liege ich lieber flach. Fast sieben Monate sind vergangen, seit ich in dieser Klinik war, und ich bin genauso weit wie damals, als ich von dort weg bin. Ich arbeite fünfzig Stunden in der Woche, um zu vergessen. Aber ich bin inwendig krank. Ich kann es nicht ertragen, in der Vergangenheit zu leben, aber bei jeder neuen Stelle, die ich annehme, muß ich wieder an sie denken. Oh, sage ich mir, sie ist ja gar nicht im selben Gebäude wie ich. Also gebe ich den Job wieder auf und sage meinem Chef, daß er mir nichts mehr zu zahlen braucht.

Ich würde gerne mit Ihnen darüber sprechen, Doktor, aber ich weiß nicht, wie ich das machen soll. Ich hoffe, Sie verbringen schöne Ostern und wünsche Ihnen eine glückliche Zukunft. Ihr Freund Sebastian.

P.S. Meine Adresse lautet wie die unter dem Erdboden des Forest Hills Friedhofs, unter Gottes blauem Himmel. Nur ein großer Raum ohne Nummern. Sie werden mir also nicht schreiben können!«

In seinem letzten Brief, den er von einem anderen Versteck aus schickte, stand:

»Ich bin dreiundfünfzig Jahre alt und fast völlig verbraucht. Ich habe dieses Weihnachten alleine in fast vollständiger Dunkelheit verbracht. Ich hab mir einen Hamburger als Weihnachtsessen gekauft. Ich gehe in eine Bar, wo ich lauter verheiratete Paare sehe, und halte es nicht aus dort. Ich finde es zum Heulen. Nur meine Harmonika macht mich nicht krank. Die Freiheit tut mir nicht gut, ich fühle mich ganz elend damit.

Der Zug, in dem sie sitzt, fährt jeden Morgen an mir vorbei, und es bleibt mir nur eine Minute, um sie zu sehen. Am frühen Morgen leide ich mehr als sonst irgendwann. Ich nehme eine Arbeit an, aber ich denke mir, sie ist ja nicht in dem Gebäude, also was soll's? Unter diesen Bedingungen kann ich nicht viel Geld verdienen. Ich bin dreiundfünfzig, fast völlig ausgelaugt, wozu soll das noch gut sein? Ich hoffe, dieser Brief findet Sie bei guter Gesundheit und glücklich.«

In diesem, seinem letzten Brief, gab Sebastian als Adresse an: »Unter den Sternen – keine Nummer.«

Er faszinierte mich. Ich fand ihn so faszinierend wegen seiner Gesundheit. Seine Leidenschaft war unheimlich, aber wahrhaftig.

Niemand hat je wieder von Sebastian gehört.

Sind solche unermüdlichen Nachstellungen Beispiele für eine Zwangsstörung? Sehr wahrscheinlich nicht. Heute würde man bei Sebastian wahrscheinlich die Diagnose »Erotomanie« stellen, die seit langem als psychiatrische Störung bei Frauen anerkannt ist, aber erst kürzlich bei Männern beschrieben worden ist.

Der französische Psychiater F. Clérambault beschrieb als erster ein seltsames erotisch getöntes Störungsbild bei Frauen (in Veröffentlichungen von 1920 und 1921), bei dem die Frau in dem Wahn gefangen war, daß sie von einem bestimmten Mann geliebt wurde, mit dem sie tatsächlich kaum Kontakt gehabt hatte. Clérambault und andere wiesen darauf hin, daß der auserwählte Mann in aller Regel sozial unerreichbar war; daß die Frauen, die von Erotomanie (oder vom Clérambault-Syndrom, unter diesem Namen wurde es zunächst bekannt), befallen waren, davon überzeugt waren, daß ihr Idol sie beschützte, und daß sie ihm »treu« blieben und völlig im Bann ihrer Liebe standen.

In den letzten fünfzehn Jahren sind eine Anzahl von Berichten über Erotomanie bei Männern erschienen. Die Männer sind typischerweise kontaktarme Individuen, die wegen ihrer aggressiv getönten und aufdringlichen romantischen Nachstellungen mit dem Gesetz in Konflikt kommen; unter ihren Familienangehörigen finden sich gehäuft Fälle von Schizophrenie, und sie selbst können – wenn ihr klinisches Bild sich verändert – psychotisch werden. Aber die meisten unter ihnen weisen keine Anzeichen einer Schizophrenie auf und üben, wie Sebastian, verantwortungsvolle Berufe aus, wobei sie zwischen ihren Krankheitsschüben zufriedenstellend arbeiten und sich traurig und einsam fühlen, wenn sie fern von ihrer Geliebten sind.

Aber ob nun in der Klinik oder in der Literatur, gewöhnlich werden solche seltsamen Beschäftigungen mit anderen bezähmt. Sebastian wurde hospitalisiert. David brannte Jades Haus nieder und wurde gleichfalls hospitalisiert. Roberta gab ihr früheres Leben auf (sie hat es am besten getroffen), Javert verlor *sich selbst* am Ende, wie Victor Hugo uns schildert: »Alle Grundsätze, auf die er sein ganzes Leben aufgebaut hatte, brachen vor diesem Mann zusammen... Javert fühlte, wie etwas Gräßliches in seine Seele eindrang, nämlich Bewunderung für einen Sträfling. Achtung vor einem Galeerensklaven, war das möglich? Es war zwecklos, dagegen anzukämpfen, es blieb ihm nichts anderes übrig, als vor seinem eigenen inneren Tribunal die Erhabenheit seines Schurken anzuerkennen. Das war abscheulich.« Nach dieser Erkenntnis tötet Javert sich selbst.

Wie kündigen derart fanatische Beschäftigungen mit einem anderen Menschen sich an? Wie war Inspektor Javert als Kind? Ist es möglich, daß er anfänglich unter einer Zwangsvorstellung der Art, wie meine Patienten sie haben, litt und sich anschließend selbst eingeredet hat, daß das die einzig richtige Lebensweise ist? Gibt es einen Wendepunkt, wo man sich entscheiden kann, ob man lieber ein selbsternannter Fanatiker oder ein leidender Patient ist? Warum wird eine Gewohnheit zur Qual des einen und zur Leidenschaft eines anderen?

29 Der freie Wille und die Ungewißheit allen Wissens

Die Klagen meiner Patienten haben mich über Fragen nachdenken lassen, die mich seit meinen Philosophiekursen am College nicht mehr so tief berührt haben. Die Symptome, die zu ihrer Lebensuntauglichkeit führen, betreffen ihren »Willen« und ihr »Wissen«. Ich bin sicherlich nicht die erste, die das bemerkt hat.

Die große Kinderpsychoanalytikerin Louise Despert beschrieb eine ihrer Patientinnen, ein sechs Jahre altes Mädchen mit schweren Berührungs- und Waschzwängen. Während eines Anfalls rannte das Mädchen zu seiner Mutter und sagte: »Mama, Mama, mein anderer Kopf ist wieder da. Sag ihm, wie dumm er ist. Kannst du ihm sagen, er soll aufhören, sich so dumm zu benehmen?« In der Gewißheit, daß die Zwangsgedanken ein integraler Bestandteil der eigenen bewußten Absichten sind *und daß sie doch keinen Sinn ergeben*, kommt so deutlich das Wesen dieser Krankheit zum Ausdruck, sogar für ein sechs Jahre altes Mädchen, daß dieser Bewußtseinszustand als Hauptkriterium für die Definition der Krankheit dient. Im Diagnostischen und Statistischen Manual psychischer Störungen (DSM III) der *American Psychiatric Association*, dem offiziellen Diagnoseverzeichnis psychischer Störungen, wird das subjektive Gefühl, zur Ausführung sinnloser Handlungen oder zur Vorstellung sinnloser Gedanken gezwungen zu sein, innerlich dazu getrieben zu sein, als das hervorstechende Merkmal dieser Krankheit angeführt. Heißt das, daß meine zwangskranken Patienten ihre »Willensfreiheit« verloren haben?

Bei keiner anderen Störung betonen die Patienten so massiv die Bedeutung und die Macht des eigenen Willens, der sie ihre eigenartigen Handlungen und Gedanken ausführen läßt. Ein Patient mit einem Tick sagt: »Mein Arm zuckt.« Oder »Meine Augen zwinkern.« Aber ein zwanghafter Patient sagt: »Aus irgendeinem Grund *kann ich nicht anders*, muß ich meinen Arm immer wieder bewegen.« Das ist es, was sie so verwirrt, besonders die Kinder. Sie sind Gefangene; sie *wollen* diese Rituale, weil sie ihnen einige Momente des Friedens gewähren, aber sie *wollen sie wirklich nicht wollen.*

Und das ist der springende Punkt. Der Philosoph Daniel Dennett führt in *Brainstorms* aus, daß die Menschen womöglich in der Hinsicht einzigartig sind, daß sie über zwei Arten von Intentionen verfügen, die er als Bedürfnisse ersten und zweiten Ranges bezeichnet. Die Bedürfnisse oder Intentionen ersten Ranges – zum Beispiel das Waschen – haben wir mit Tieren gemeinsam. Aber unsere Bedürfnisse zweiten Rangs, unsere *Bedürfnisse* über Bedürfnisse, sind ein mit höchster Wahrscheinlichkeit einzigartiges Charakteristikum des menschlichen Bewußtseins.

Der kleine Murray, ein Junge mit schweren Waschritualen, erzählte uns, wie seine Zwangsvorstellungen ihn »*verrückt machten*«. Er *wußte*, daß er sich nicht waschen *wollte*, aber er hatte das Gefühl, daß er es tun *mußte*. Da er zu psychologischen Erklärungen neigte, überlegte er nach einiger Zeit gelegentlich, ob er sich vielleicht wirklich waschen wollte, weil er sich so oft wusch. Zwangsgestörte, besonders solche, die sich einer Psychotherapie unterziehen, sind manchmal phasenweise davon überzeugt, daß sie etwas insgeheim tun wollen oder doch ein »Bedürfnis nach etwas verspüren müssen«, weil sie so handeln, als ob das der Fall wäre.

Aber ich glaube, es ist klar, daß sie sich nicht wirklich waschen wollen, ständig kontrollieren oder zählen wollen. Es ist ja nicht nur so, daß als erstes die Rituale auftreten und die Erklärungen erst viel später nachgeschoben werden, oder eben auch gar nicht, zudem sagen meine Patienten selbst: »Behandeln Sie mein Problem, ich will das nicht mehr wollen.« Sie bewahren ihren Willen zweiter Ordnung, der auf einer höheren Ebene nichts davon mehr wollen möchte.

So sind meine Patienten nach wie vor frei – sie können sich wünschen, nichts zu wollen. Sie kommen in die Klinik, weil sie eine Therapie suchen oder weil sie das neue Medikament nehmen möchten, um mit dem »Wollen« aufzuhören.

Es gibt jedoch noch eine schwierigere Frage, die offenbleibt. Wie passen zwanghafte Persönlichkeiten da hinein? Soweit ich das beurteilen kann, scheinen sie die starren Regeln, nach denen sie leben, wirklich zu wollen. Sind sie frei? Oder sind sie nicht genaugenommen in einer sogar noch starreren, einengenderen Welt gefangen als die Zwangsgestörten? Eine schwierige Frage, eine, auf die es keine simple Antwort gibt.

»Nichts ist sicher«, schloß Pyrrhon, und als er starb, trauerten seine Schüler, die ihn doch liebten, nicht um ihn, denn sie konnten nicht sicher sein, daß er wirklich tot war.

Alice

Alices Vater rief aus Chicago an. In seiner Stimme ertönte das Selbstvertrauen und das Draufgängertum des Selfmade-Millionärs. Er besaß eine große Kleiderfabrik und leitete diese und ein weiteres, noch umfangreicheres Unternehmen fast mühelos. Mr. B. war es nicht gewöhnt, auf Probleme zu stoßen, die er weder persönlich noch durch die Einstellung der richtigen Person lösen konnte. Aber nun hatte er ein solches.

Alice, seine sechzehn Jahre alte Tochter, lag ständig mit allen im Streit, oder genauer gesagt, mit ihrer Mutter und mit ihrem Vater, wenn er zu Hause war. »Sie hört nicht auf, uns mit Fragen zu löchern«, erzählte uns ihr Vater. »Sie ist nie mit uns einer Meinung; nichts, was wir sagen, scheint richtig zu sein.«

Das klang nicht so, als wäre es ein Grund zur Verzweiflung. Alle Jugendlichen stellen eine Menge Fragen. Und eine Menge Mädchen in dem Alter fechten Kämpfe mit ihren Eltern aus. Besonders Mütter und Töchter. Ich teilte Mr. B. das mit. Es müßte jemanden in Chicago geben, den er deswegen um Rat fragen konnte, warum sollte er nach Bethesda kommen?

»Aber das artet in Schreikrämpfe mit ihrer Mutter aus. Sie kreischen und ziehen sich an den Haaren. Alice hört mit der Fragerei nicht auf.«

»Sie ziehen sich an den Haaren?« wiederholte ich.

»Nun ja, ihre Mutter wird so sauer, daß sie zurückschlägt«, antwortete mir Mr. B. unglücklich.

»Macht Alice das auch mit jemand anderem?« wollte ich wissen.«

»Nicht außerhalb des Hauses«, sagte Alices Vater. »Sie ist beliebt in der Schule, und die Lehrer mögen sie. Sie ist keine hervorragende Schülerin, aber sie kommt überall gut mit. In der Schule weiß niemand etwas von dem, worüber wir sprechen. Wir haben sie schon zu drei verschiedenen Psychologen und Psychiatern gebracht. Sie sagen alle das gleiche, daß Alice Probleme mit uns hat, auf ihre schöne Mutter eifersüchtig ist, aber ansonsten ganz in Ordnung ist. Aber es muß mehr dahinter stecken; wir haben kein normales Familienleben mehr geführt, seitdem Alice drei geworden ist.

Es hat Jahre gegeben, in denen es nicht so schlimm war. Aber jetzt ist es schlimmer als je zuvor. Im Moment ist es schrecklich, Alice sagt, wir könnten auf keine einzige Frage eine richtige Antwort geben. Sie sagt, wir brächten sie nur durcheinander.«

Ich fing an, über Generationskonflikte zu predigen, über Mutter-Tochter-Rivalität, über den Respekt vor der Eigenständigkeit der Jugend und ähnliches.

»Aber ich kenne kein anderes Kind, das solche Fragen stellt«, beharrte er.

»Was für welche stellt sie denn?«

»Nun, ihre häufigste Frage lautet: ›Ist der Himmel blau?‹« sagte ihr Vater. »Aber davor waren es die Blätter.«

»Die Blätter?«

»Ja. Sie fragte: ›Sind die Blätter grün?‹ Monatelang fragte sie nach den Blättern.«

»Was haben Sie ihr geantwortet?«

»Nun, ich habe natürlich gesagt: ›Ja, die Blätter sind grün.‹ Und dann fragte sie: ›Sind sie dunkel- oder hellgrün?‹ Also habe ich gesagt: ›Na ja, manche sind dunkelgrün und manche hellgrün.‹ Aber damit ist sie nicht zufrieden. Sie zeigt auf einen bestimmten Baum und auf ein bestimmtes Blatt darauf und will wissen, welches Grün das Blatt hat. Wenn ich nicht genau die richtige Antwort weiß, dann dreht sie durch und fängt an zu schreien.«

»Also sprechen Sie immer noch über Blätter zu Hause, oder haben Sie sich geweigert, ihr zu antworten?«

»Jetzt gerade sind das Schlimmste die Haare.«

»Was ist mit den Haaren los?«

»Sie fragt, ob ihre Haare blond oder schmutzigblond oder braun sind. Na ja, meine Frau fing an, ihr zu sagen, daß ihre Haare ganz unterschiedlich sind, daß sie oben blond sind und stellenweise mittelblond und am Hinterkopf braun. Sie versuchte einfach, genau zu sein, denn sie hat jetzt schon Angst vor dem, was dann kommt, und wie üblich hat Alice wieder durchgedreht. Sie kreischte, sie schrie in einer Tour: ›Was für eine Farbe *haben* sie?‹«

Ich traf Alice kurze Zeit danach. Ihre Haare waren von einem strähnigen Blond, und sie wäre hübsch gewesen, wenn sie nicht so mißmutig geschaut hätte. Sie saß ihren Eltern gegenüber, als wir uns alle zusammensetzten, warf wütende Blicke um sich und sagte kaum etwas. Zwei von uns gingen weg zu einem Gespräch, während die anderen bei ihren Eltern blieben.

»Alice«, fragte ich sie, »wo liegt das Problem?«

»Ich habe Krach mit meinen Eltern. Sie bringen mich zum Wahnsinn«, erzählte sie mir.

»Worum geht's in diesen Krächen?«

»Sie bringen mich durcheinander. Sie können mir keine eindeutige Antwort geben.«

»Gib mir ein Beispiel.«

»Na ja, zum Beispiel, wenn Mutter sich eine Show ansieht. Und zu mir sagt sie, sie fand sie wundervoll. Später höre ich sie dann mit jemandem am Telefon darüber reden und sie sagt, es hat ihr gut gefallen. Also, Sie verstehen, was ich meine. Fand sie sie ›wundervoll‹, oder hat sie ihr nur ›gut gefallen‹? Meine Mutter verwirrt mich. Sie kann sich auf nichts festlegen!«

»Das kommt mir nicht so schwierig vor, Alice.«

»Mir kommt es schrecklich vor. Woher soll ich wissen, worüber sie redet?« schmollte Alice.

»Kannst du mir noch ein Beispiel geben?«

»Na ja, ich habe sie gefragt, ob sie meine Freundin Sue, meine beste Freundin, auch süß fände.«

»Was hat sie gesagt?«

»Zuerst hat sie gesagt, daß sie Sue ziemlich süß fände. Später habe ich sie noch mal gefragt. Sie sagte, sie fände sie wirklich süß. Und dann wieder, sie wäre sehr süß.« Alice sah verlegen aus, während sie diese Geschichte erzählte; sie durchforschte sorgfältig meinen Gesichtsausdruck nach einem Anzeichen von Lächerlichkeit.

»Du weißt, daß das Ganze keinen Sinn ergibt, nicht wahr, Alice?«

Sie nickte. Sie weinte.

Im Unterschied zu anderen Zwangsgestörten mit ihrem Symmetriebedürfnis, ihrem Nachkontrollieren, Geradeziehen oder Radieren war Alice, wie ich bald entdeckte, auf Genauigkeit und Beständigkeit bei der Bezeichnung mit Wörtern angewiesen. Sie hatte in der Tat eine Zwangsstörung (wie auch ihr überweisender Arzt meinte), aber diese nahm die Form eines zwanghaften Bedürfnisses nach einer Genauigkeit in den sprachlichen Äußerungen an, das keiner von uns je würde befriedigen können. Aber nur zu Hause »mußte sie alles richtig hinbekommen«. Warum? Warum dort schon und woanders nicht?

Alice gab zu, daß »dieses Gefühl« sie überkam, wenn sie zu Hause war, sonst spürte sie es im Hintergrund, aber sie konnte es unterdrücken. Die Wörter, die in ihrer Familie gebraucht wurden, waren keine bloßen Wörter; sie riefen dieses Gefühl, daß jedes Wort in seiner exakten Bedeutung benutzt werden mußte, mehr als irgend etwas, das je in der Grammatikstunde eines Englischlehrers verlangt worden wäre, wach. Und wenn Alice dieses Gefühl hatte, dann klang *nichts* richtig genug in ihren Ohren. Was für jemand anderen eine klare und alltägliche Ausdrucksweise war, war für Alice etwas ganz anderes; es schuf eine unerträgliche Verwirrung.

»Warum passiert das gerade zu Hause?« fragte ich.

»Es kommt in gewisser Weise auch in der Schule vor, aber da kann ich es beherrschen. Als ich meine Hände die ganze Zeit gewaschen habe, habe ich das auch nur zu Hause gemacht«, führte Alice aus. Und ich erkannte, daß dieses Symptom, wie andere Zwangssymptome auch, noch formbar war, daß es wie bei anderen Abarten der Krankheit nur zu Hause in Erscheinung treten konnte.

Ich brachte Stunden damit zu, das alles zusammenzutragen. Alices Eltern und ich gingen jede Einzelheit ihrer Kindheit durch. Rückblickend hatten ihre Mutter und sie schon seit Jahren miteinander Streit. Sie hatte auch mal Krach mit ihrem Vater, aber das war nicht so schlimm. Schon bevor die Fragerei anfing, gab es andere Hinweise auf eine Zwangsstörung. Als Alice drei Jahre alt war, trug sie an jedem einzelnen Tag in der Woche dasselbe Polohemd. Es mußte nachts, wenn sie schlief, gewaschen werden. Alice und ihre Mutter stritten sich deswegen. Im Schrank hingen lauter neue Kleider, an vielen klebte noch das Preisschild.

Der Winter wurde zu einem großen Problem, denn die Winterjacke war eine Neuerwerbung, und Alice war unbeirrbar in bezug auf ihre Kleidung. Als es schneite, zogen sie ihr die Jacke mit Gewalt an.

Freunde und Familienmitglieder schrieben das einem »Mutter-Tochter-Konflikt« zu. Konkurrierten Alice und ihre schöne Mutter, ein ehemaliges Mannequin, tatsächlich miteinander? Vielleicht mochte Alice die Art nicht, wie ihre Mutter sie anzog? Hatte ihr gutaussehender, sehr erfolgreicher Vater sich ihr gegenüber verführerisch verhalten? Kurz gesagt, handelte es sich eigentlich um eine familiäre Dreiecksgeschichte, die auf anderen Schauplätzen ausgetragen wurde? Das war die Interpretation des ersten Psychologen gewesen. Er arbeitete aus diesem Blickwinkel heraus mit ihr an dem Problem, und im Lauf der Zeit besserte sich das Ankleideritual.

Aber als Alice sechs wurde, tauchte ein neues Problem auf: Sie fing an, sich eine Stunde am Tag die Hände zu waschen. Auch das wurde schließlich besser.

Kurz bevor sie zehn wurde, eröffnete sich noch ein anderes Schlachtfeld – ihre Haare. Sie konnte es nicht ertragen, daß ihre Mutter sie frisierte. Und wieder hörte es sich bei oberflächlichem Zuhören nach einem klassischen Kampf zwischen Mutter und Tochter an: das heißt so lange, bis man auf die Details achtete. Dies war nicht einfach nur eine neue Auseinandersetzung über Frisuren oder über Haarlänge oder Knoten. Das Problem war diffiziler und für die Mutter undurchschaubar. Alice hatte nie das Gefühl, daß ihre Haare »sich richtig anfühlten«, und ihre Mutter mußte sie immer wieder von neuem frisieren. Es fing damit an, daß sie ihre Frisur zu »straff« fand.

»Es fühlt sich nicht richtig an«, jammerte das kleine Mädchen. Also flocht ihre Mutter ihr die Zöpfe lockerer.

»Es fühlt sich *immer noch nicht* richtig an.« Und so fort. Das gleiche passierte bei einem Pferdeschwanz, dann kam noch ein neues Problem dazu.

»Sie sind nicht gleichmäßig.«

»Für mich sehen sie aber schon gleichmäßig aus, Alice.« Und ein lautstarker Streit zwischen dem schrecklich unglücklichen kleinen Mädchen und ihrer verdutzten Mutter brach aus. Sie probierten Haarspangen aus und warfen sie gleich wieder weg, weil diese nie gleich waren. Alice verbrachte so viel Zeit damit, die Symmetrie zu überprüfen, daß sie nicht mehr mit ihren Freundinnen spielte.

»Ich kann Ihnen gar nicht sagen, was es bedeutet, mit Alice zu leben«, sagte ihre Mutter. »Mein Herz klopft, wenn ich mit ihr zusammen bin, ich habe schon mehr Kopfschmerzen gehabt, als Sie sich vorstellen können. Alice ist nie an mir vorbeigegangen, ohne einen Streit vom Zaun zu brechen.«

Alices Mutter hatte sich sehr eine Tochter gewünscht. Sie hatte es geliebt, wenn ihre eigene Mutter ihr als Kind die Haare gerichtet hatte. Sie hatte sich ausgemalt, wieviel Freude es ihr bereiten würde, ihre kleine Tochter hübsch herzurichten, aber statt dessen war es ein Alptraum.

Alices Mutter hatte sich auf das Heiraten und die Familiengründung gefreut. Abgesehen von einer kurzen Zeitspanne als Mannequin war es immer ihr Ziel gewesen, Kinder aufzuziehen und einen Haushalt zu führen. Statt dessen hatte ihre konfliktgeladene Beziehung zu ihrer Tochter eine »kreischende, Haare ziehende, um sich schlagende Hexe«, aus ihr gemacht – so sah sie sich selbst. Sie erkannte sich selbst nicht mehr wieder. Und sie hatte schon sechzehn Jahre in diesem Stil hinter sich!

Ich erklärte Alice und ihren Eltern, daß Alices Problem in einer Form von Zwangsstörung zu bestehen schien. Die Diagnose fiel mir natürlich leichter durch das Wissen um die vorhergehenden Episoden in Alices Kindheit. Manche Kinder müssen ihre Hausaufgaben perfekt machen, so sagte ich zu Alice, und radieren immer wieder alles aus, obwohl sie es schon beim ersten Mal so gut wie überhaupt möglich gemacht haben. Bei ihr galt dasselbe für die Wör-

ter: Sie mußten exakt, präzise und von dauerhafter Verläß-
lichkeit sein.

Da eine Beratung und eine Verhaltenstherapie schon
ohne Erfolg versucht worden waren, probierten wir Clomipramin aus. Die Wirkung schien und scheint noch immer zu
gut, um wahr zu sein.

In den ersten drei Tagen geschah gar nichts, und Alice
beklagte sich über ihren trockenen Mund. Als ich anrief,
hörte ich ihre Stimme im Hintergrund rufen »Ist der Himmel blau«, und ich dachte, daß wir vielleicht nur unsere Zeit
vergeudeten.

In der zweiten Wochenhälfte rief Alices Mutter an, um
mitzuteilen, daß sie es kaum glauben konnte, aber daß »es«
ganz und gar verschwunden war. Sie war gerade von einer
Busfahrt mit Alice zurückgekommen und konnte es nicht
fassen, was für einen Spaß sie miteinander gehabt hatten.
Alice hatte Bemerkungen gemacht wie: »Schau, Mama, ist
das nicht hübsch?« Ihre Mutter wartete auf eine Szene, aber
nichts geschah. Alice erwartete noch nicht einmal eine Antwort!

Eine Woche später rief Alices Vater an. »Es herrscht eine
Art Ruhe rings um das Haus. Plötzlich schreit niemand
mehr herum. Meine Kehle tut nicht mehr weh. Es knallen
keine Türen zu. Wir gehen herum und können es nicht
glauben. Wir sind glücklich, zusammen zu sein.«

Nur selten sind einem als Psychiater – oder als Arzt ganz
allgemein – ähnliche Erfahrungen vergönnt. Alice kam zu
einer Visite, als sie das Medikament drei Wochen lang
genommen hatte. Die Symptome waren vollständig verschwunden.

Trotzdem hat die Geschichte kein schlichtes Happy-End.
Alice benötigte eine sehr hohe Dosis des Medikaments, um
ihr idiosynkratisches Bedürfnis nach Exaktheit einzudämmen. Unter einer hohen Dosis Clomipramin fühlte Alice
sich benommen, ihr wurde schwindlig, wenn sie plötzlich
aufstand, sie fühlte sich schwach, und manchmal wurde ihr

übel. Ihr wie auch ihrer Mutter ist es immer noch lieber, das Medikament zu nehmen, als darauf zu verzichten, aber Alice kann nur so viel einnehmen, daß die Symptome etwa zu zwei Dritteln verschwinden. Wir benutzten andere Medikamente, die die Wirkung des Clomipramin verstärken, aber es ist noch zu früh, um zu sagen, ob sie wirken. Wir sind immer noch weit entfernt von einer brauchbaren Antwort auf das Rätsel der Zwangskrankheit.

Kim und William: Wie kann ich etwas wissen?

Kim, das erste junge Mädchen mit einer Zwangsstörung, das ich kennenlernte, hatte nur ein Symptom: den Gedanken, daß sie jemandes Tod verursacht hatte. Kim, sechzehn Jahre alt, schön, blond und schlank, saß auf der Schwesternstation und vergoß Tränen über ihre zerstörerische Macht. Stunden um Stunden verbrachte das Pflegepersonal damit, ihr zu versichern, daß sie kein Killer war, aber es schien nicht viel zu nützen.

»Kim«, sagten sie immer wieder zu ihr, »deine Eltern sagen, daß du nie einer Fliege etwas zuleide getan hast. Wie *könntest* du also jemanden getötet haben?«

»Nun, ich könnte ja eines Tages böse geschaut haben, und der Mann, der neben mir auf der Straße ging und diesen Blick sah, hat sich wirklich furchtbar aufgeregt und einen Herzinfarkt bekommen.«

Das war so ungefähr das Höchste, was Kim als Erklärung einfiel. Sie war eine zwanghafte Grüblerin und verbrachte die meiste Zeit auf der Station im Gespräch mit den Schwestern und mir, immer auf der Suche nach einer Bestätigung ihres Verbrechens. Auf unseren Stationsbesprechungen hoben die Schwestern und ich hervor, daß Kim in Wirklichkeit wissen mußte, daß sie nichts getan hatte; sie ging nie zur Polizei. Die Tatsache, daß sie nicht zur Polizei ging, bewies unserer Ansicht nach, daß sie sehr wohl wußte, daß nur ihre zwanghaften Gedanken ihr diese Schuldgefühle eingaben. Einmal ging einer meiner Patienten tatsächlich zur Polizei; sie fanden das nicht sehr lustig.

William, der englische Literatur studierte, war von seiner Mutter mit der Frage gebracht worden: »Können Sie ihn nicht zur Vernunft bringen, Dr. Rapoport? Er behauptet ständig, er *könnte* jemand *umgebracht* haben!«

Ich unterhielt mich einen Moment lang über andere Themen mit William. Er sprach anschaulich und mit Begeisterung über seine Doktorarbeit über moderne amerikanische Poesie.

»Und nun, was soll das bedeuten, daß du jemanden verletzen könntest«, fragte ich. Das Unterhaltungsklima veränderte sich; ich hatte einen wunden Punkt getroffen. William setzte einen bekümmerten Blick auf, und dann setzte er zu einem sich endlos wiederholenden Monolog an:

»Glauben Sie, daß ich jemanden umgebracht habe, Dr. Rapoport? Woher *weiß* ich, ob ich jemanden getötet habe?«

Ich gab ihm einige vernünftige, für ihn bedeutungslose Antworten, die ihn nicht berührten, seine Aufmerksamkeit nicht auf sich zogen und nichts nutzten. Er verließ mich mit einem Termin für die folgende Woche. Sein Wochenende sollte dramatisch und ereignisreich verlaufen.

Um sechs Uhr an diesem Sonntagmorgen begab sich Bill auf das örtliche Polizeirevier und sagte: »Ich möchte ein Geständnis ablegen. An wen muß ich mich wenden? Ich habe jemanden umgebracht.« Nach einem sehr kurzen Verhör schon fiel Williams Geschichte in sich zusammen.

»Wo ist die Leiche?«

»Ich weiß nicht genau.«

»Wie wurde der Mord begangen?«

»Nun, ich *könnte* jemanden von der Calvert Brücke heruntergestoßen haben.«

»Wann geschah das?«

»Ich glaube, es war letzte Nacht.«

William hatte eine schreckliche Nacht hinter sich. Der Gedanke »Ich habe getötet« war stärker als je zuvor. Das Fernsehen war an ihm abgeprallt, ohne ihn abzulenken, und auch eine halbe Flasche Gin hatte der inneren Stimme, die ihn ohne Unterlaß anklagte, nichts von ihrer Schärfe genommen.

In der Morgendämmerung brach er unter der Last der Zweifel zusammen. Auf dem Revier war nichts los. Der Sergeant bot ihm Kaffee an und hörte zu. Bald war es William, der die Fragen stellte. »Sergeant, *habe* ich jemanden umgebracht? *Gibt* es Berichte über irgendwelche Leichen in der Nähe der Calvert Brücke? *Sagen Sie mir, Sergeant, wie kann ich wissen, ob ich jemanden getötet habe?*«

Der Sergeant begriff, daß William *nicht* in seinem Büro war, um ein Geständnis abzulegen. Er war da, um *herauszufinden, ob er ein Mörder war!*

Der Sergeant erzählte mir später: »Frau Doktor, ich habe ja schon komische Dinge auf dieser Wache passieren sehen. Aber das Verrückteste an dieser Geschichte war, daß der Kerl gar nicht verrückt aussah.«

William stellte zwar eine seltsame Frage, aber er stand nicht unter Drogen, war nicht wirklich betrunken und war nicht verletzt. Das Ganze hatte keine Ähnlichkeit mit dummen Streichen oder den unter Studentenverbindungen üblichen Gags, mit denen das Revier jedes Jahr ein paarmal geschlagen war. William war tatsächlich aus dem Häuschen. Nachdem der Sergeant angerufen hatte, um zu überprüfen, ob William einer meiner Patienten war, stellte er noch einige eigene Fragen: »Wie kann jemand so etwas nicht wissen? Was ist mit diesem Kerl los?«

Das Reden half William, sich zusammenzunehmen, oder vielleicht war der »Anfall« auch einfach vorüber. Er gestand dem Sergeant, daß diese Zweifel seit Jahren kamen und gingen und daß er nicht wußte, warum sie gerade in dieser Nacht so überhand genommen hatten. William verließ das Revier als freier Mann. Aber der Sergeant hatte etwas für ihn Neues gesehen und hörte nicht auf zu fragen: »Was meint er mit ›Wie kann man wissen, ob man jemanden umgebracht hat‹? Das ist unheimlich, wirklich unheimlich.«

William und Kim sind mit zwei seltsamen und zutiefst verunsichernden Problemen konfrontiert. Eines ist ihre Beschäftigung mit der Gefahr, die sie für andere darstellen. Das andere besteht darin, daß sie nicht sicher sein können, ob sie etwas wissen. Ihr Gedächtnis und ihre Wahrnehmung sind in jedem Test, den wir uns einfallen lassen, tadellos, aber sie bekommen ihre Erinnerungen und Wahrnehmungen »einfach nicht so in ihren Kopf«, wie das gewöhnlich der Fall ist. Schwere Fälle von Zweifelsucht stellen sich ohne Unterlaß die Frage: »Wie kann ich etwas wissen?«

Zwangskranke haben nur bei den wenigsten Themen Probleme mit dem »Wissen«. Die Zweifelsucht ist hochgradig selektiv – man zweifelt nur an bestimmten Dingen. Die Zweifel lassen keinen Raum für irgend etwas anderes. Es handelt sich nicht um ein Gedächtnisproblem; Kim und William konnten jeden Schritt, den sie am Tag ihres »Mordes« taten, beschreiben. Ein viel komplexerer, kognitiver oder perzeptiver Prozeß ist bei ihnen schiefgelaufen. Wenn Alice Kim oder William kennenlernen würde, dann würde sie deren Beschäftigung mit dem Thema Mord nicht verstehen. Aber wenn sie die Frage »Wie kann ich es wissen?« hören würde, *das* wäre ihr wohlvertraut!

Der wohl faszinierendste Aspekt der Zwangsstörung besteht darin, daß sogar die einfachsten Beobachtungen in Zweifel gezogen werden. Die Franzosen bezeichneten die Zwangsstörung als *folie pourquoi* und *folie de doute*. Im Bewußtsein – im Gehirn – funktioniert etwas nicht mehr. Ich glaube, daß wir alle häufiger, als uns bewußt wird, Zweifel haben, die sich verstandesmäßigen Argumenten verschließen. Funktioniert bei uns eine Art Bewußtseinsfilter, der bei ihnen nicht mehr funktioniert? Wenn man den dramatischen Inhalt der Zweifel – für den es eine ganze Reihe von Erklärungen gibt, die alle gleichermaßen unbefriedigend sind – einmal außer acht läßt, dann bleibt eine ebenso grundlegende Frage bestehen: die nach dem *Wissen*. Irgend etwas hat sich hier verhakt. Die meisten von uns planen nicht vorher, wie man entscheiden kann, ob die Tür abgesperrt ist, wir wissen einfach, daß es so ist, wenn wir zugesperrt und am Türknauf gedreht haben. Unsere normalen Überprüfungsverfahren sind so tiefverwurzelt, daß wir sie nur mit Mühe in kleine Schritte aufgliedern können. Meine Patienten dagegen sind wie in einer Endlosschleife gefangen, in der sie sich immer wieder des Offensichtlichen vergewissern wollen.

Zwangskranke Patienten müssen entweder unaufhörlich ihren Kontroll- oder Waschzwang befriedigen, oder sie müssen über die über ihnen schwebende Gefahr nachgrübeln. Diese zwei Arten von Patienten verkörpern den klassischen Konflikt zwischen Sinneswahrnehmung und Verstand.

Wer unter einem Kontrollzwang leidet, befindet sich in einer Art Berkeleyschem Alptraum, er zweifelt an allem, was er nicht sieht, er muß ständig nachprüfen und wieder nachsehen, nachschauen und nochmals nachschauen, immer und immer wieder. Patienten mit einem Kontrollzwang scheinen zu sagen: »Alles Wissen kommt allein aus den Sinnen«; folglich überprüfen sie die Wahrheit anhand dessen, was sie sehen, hören oder fühlen können. Also müssen sie immer wieder am Türknauf drehen, müssen das Licht an- und aus-, an- und ausschalten. Diese Handlungen liefern eine unmittelbare Information, aber diese *Information dringt nicht zu ihnen durch*. Sie können einfach nicht sagen: »Ja, ich habe das nachgeprüft, und jetzt *weiß* ich, daß die Tür verschlossen ist.«

Die anderen, die sich nicht damit zufriedengeben können, daß unser Wissen von der Sinneswahrnehmung abhängt,

322

das sind unsere »Grübler«. Diesen Idealisten sind die Informationen unserer Sinne gleichgültig. Sie wenden *Ideen* hin und her und versuchen, sich auf ihre Art eine gute Antwort *auszudenken!* Ein menschlicher Alptraum!

Wenn William fragte, wie er »wissen« könnte, ob er jemanden umgebracht hatte, dann wollte er damit niemanden auffordern, nachzuschauen und zu sehen. Sondern er möchte seine Fähigkeit, etwas »einfach zu wissen«, wieder zurückgewinnen. Alice möchte wieder »wissen«, was blau ist.

Meine Patienten sind sich schmerzlich dessen bewußt, daß sie nicht normal denken. Kim, die das sichere Gefühl hatte, sie hätte jemanden verletzen können, wollte nicht von uns hören: »Ist schon in Ordnung, du hast niemanden getötet.« Natürlich sagten wir ihr das. Und natürlich antwortete sie uns geduldig, nachsichtig: »Doktor, *jeder* sagt mir das. Aber es nutzt nichts.« Wir konnten ihr den Klebstoff, der gute Gründe haften läßt, so daß ihr Bewußtsein sie akzeptieren könnte und die Zweifel verschwinden würden, nicht zurückgeben.

Aber nicht Pragmatismus wird gewünscht. Keiner unserer Patienten wünscht eine praktische Antwort. Alice war nicht besänftigt, als sie hörte, daß jeder den Busch für hellgrün hielt. Vergessen Sie alle Versuche, die Kranken auf ihre Wahrnehmung anzusprechen; sie kümmern sich nicht darum, welche Antwort man in dieser Hinsicht für sie bereithält. Deswegen verdrehte der Junge mit dem Waschzwang die Augen vor Verzweiflung, wenn man ihm sagte, daß er doch sauber sei, und sagte: »*Jeder* sagt mir das!«

Diese Unfähigkeit, Zweifel zu zerstreuen, macht aus meinen Patienten jene bis zum Äußersten gehenden Skeptiker, die wie der altgriechische Philosoph Parmenides der Meinung sind, daß »die meisten Sterblichen nichts in ihrem fehlerhaften Denken haben, das nicht durch ihre ebenso fehlerhaften Sinne hineingekommen wäre«. Sie vertrauen weder der Erfahrung noch dem Denken. Diese Zweifelsucht verdient wahrlich ihren Namen.

Was dringt überhaupt zu ihnen durch? Warum hören Kontrollzwang und Zweifel manchmal auf? Sie sagen, daß manchmal einfach etwas »passiert«, so daß es sich »richtig« anfühlt, und für eine kurze Weile können sie in dem »Wissen« leben, daß alles in Ordnung ist. Manchmal können sie die Meinung eines Freundes »übernehmen«, einen Freund bitten, die Tür zu schließen, das Gas auszumachen und so weiter, genauso wie ein Blinder jemanden auf der Straße darum bitten könnte, nachzuschauen, ob er die Straße überqueren kann. Manchmal können sie auch das »Wissen« von jemand anderem übernehmen. Und manchmal genügt ihnen schließlich das, was sie sich durch eigene Anstrengung als »Wissen« gesichert haben. Patienten mit Wasch- und Kontrollzwängen sagen dem Himmel Dank für die Momente, wo sie sagen können: »Ich weiß einfach, daß ich jetzt sauber genug bin« oder »Ich weiß einfach, daß die Tür verschlossen ist.« Für eine kleine Weile zumindest scheint das die ganze Kunst zu sein, bis die Fähigkeit, etwas »einfach zu wissen«, wieder entschwindet.

Kann es für einen Patienten irgendwie von Nutzen sein, über die philosophischen Implikationen der Zwangsstörung nachzudenken? Nicht viel. Aber es kann sinnvoll sein, zu wissen, daß ihm oder ihr *das ständige Wiederholen derselben Frage nicht helfen wird!* Vor allem Kindern muß man klarmachen, daß das keinen Zweck hat.

Die Situation ähnelt der in dem altbekannten Witz über den Psychiater und den Patienten, der darauf beharrte, daß er tot sei. Der Psychiater ließ den Mann zunächst den Satz: »Tote bluten nicht« wiederholen. Dann stach er seinen Patienten mit einer Nadel, woraufhin ein Blutstropfen erschien. »Na und, was wissen Sie schon!« rief der Patient aus. »Tote bluten eben *doch!*« Der springende Punkt ist, daß Sie sich, wenn Sie helfen wollen, mit der hypothetischen Annahme auseinandersetzen müssen und nicht mit der praktischen Frage.

Man muß zwangskranken Patienten klarmachen, daß die

Tatsache, daß sie nichts über Gefahren, Schlösser, Sauberkeit und so weiter wissen und nicht dazu fähig sind, ein solches Wissen zu erlangen, ein essentieller Bestandteil ihres Problems ist. Man muß ihnen deutlich machen, daß das Gefühl des Zwangs ein Teil des Problems ist und daß man *weiß*, daß sie sich wünschen, nichts davon zu wollen. Wenigstens werden sie sich dann von jemandem verstanden fühlen. Und das lindert irgendwie ihren Schmerz und ihre Angst.

Wie paßt das alles zur neuen biologisch fundierten Theorie der Zwangsstörung? Ich sagte, daß es sich um eine genetische Erkrankung, verbunden mit neurologischen Defekten, meist im Bereich der Basalganglien, handelt. Ich sagte, dieser Teil des Gehirns könnte bei Zwangsstörungen anders funktionieren. Wo paßt das Problem des »Wissens« hinein?

Ich glaube, das neue biologische Erklärungsmodell der Zwangsstörung ermöglicht uns, dort fortzufahren, wo Professor von Economo und Janet aufhörten. Wir stehen vielleicht wirklich im Begriff, eine »Biologie des Wissens« zu beschreiben. Bestimmte Teile des Gehirns haben die Funktion, sensorische Informationen (was wir mit allen unseren Sinnen aufnehmen) zu überprüfen, und sie vergleichen diesen Input mit Handlungsentwürfen und Erwartungen. Die Basalganglien (wörtlich: untere Nervenknoten), die tief im Hirnstamm liegen, sollen sowohl bei der Regulation von Bewegungsabläufen steuernd mitwirken als auch bei der Integration von Sinneswahrnehmungen. Wenn meine Patienten mich fragen: »Wie kann ich das wissen?«, dann schließe ich daraus, daß ihnen eine spezifische Funktion abhanden gekommen ist: die Fähigkeit, zu wissen, *ob sie etwas wissen*.

Wir stehen erst am Anfang unserer Bemühungen, Schaltkreise im Gehirn zu bestimmen, die dieses spezifische Gefühl, etwas zu wissen – unser Wissen eben – kontrollieren. Diese Schaltkreise kontrollieren basale Dimensionen des Verhaltens: Sicherheit, Reinlichkeit, Angriffsverhalten. Im Rahmen dieser frühen Antriebsmotive ersteht vor uns die faszinierende Möglichkeit, eine biologische Grundlage für die höchste aller Funktionen zu entdecken – das Gefühl des Menschen für sein eigenes Wissen.

Große Denker, von den Philosophen Immanuel Kant und David Hume bis zu dem Verhaltensforscher Konrad Lorenz, haben die Annahme vertreten, es gebe ein angeborenes Schema im Gehirn, das Hypothesen über die Wirklichkeit unserer Welt generiert. Die außerordentliche Selektivität und Spezifität des Problems, unter dem Kim und William leiden, mag bedeuten, daß die Schaltkreise, die uns gewöhnlich unser angeborenes, vorgegebenes Gefühl, etwas zu »wissen«, vermitteln, bei ihnen nicht mehr funktionieren. Es ist anzunehmen, daß diese Programme, die bestimmte lebenswichtige Informationen über unsere Sicherheit verarbeiten, bei Zwangsstörungen nicht ordnungsgemäß funktionieren.

Bis jetzt stammen die besten Beispiele für angeborene rituelle Verhaltensweisen aus Tierstudien. Diese tierischen Verhaltensmuster kann man als angeborenes Wissen interpretieren. Das Tier, das von Geburt an »weiß«, wie man ein Nest baut, verfügt vermutlich über ein gewisses Wissen und über bestimmte Erwartungen, wie die Welt beschaffen ist und wie es am besten darin leben kann.

Wird sich je aus dem Tierreich ein Modell für dieses Bestreben finden lassen, sich des eigenen Wissens zu vergewissern? Bedauerlicherweise scheint mir das mehr als zweifelhaft. Modelle tierischen Verhaltens haben entscheidend zu unserem Verständnis vieler wichtiger menschlicher Krankheiten beigetragen, aber nur wenn wir verstehen, was für einen vielseitigen Kampf der Zwangskranke führt, um etwas zu wissen, gewinnen wir einen Einblick in diese Krankheit. Wenn wir mehr über diese bei der Zwangsstörung fehlgesteuerte Funktion erfahren, dann lernen wir auch wieder etwas über die rätselhaftesten Geheimnisse der menschlichen Natur.

Teil V
Haben Sie eine
Zwangsstörung?

30 Wie stelle ich die Diagnose?

In diesem Abschnitt finden Sie einige Aufstellungen von Symptomen und Beurteilungsskalen, die Ihnen helfen, eine Zwangsstörung zu diagnostizieren. Aber keine allgemeine Liste allein kann das leisten. Sie sollten Ihren Arzt oder einen Psychiater konsultieren, um sicherzugehen. Andere Störungen, wie zum Beispiel Depressionen oder Angst, können gleichartige Probleme verursachen. Überdies kann keine Symptomaufzählung den gesunden Menschenverstand ersetzen. Wenn jemand sein Leben in psychischer Ausgeglichenheit führt und seine Gewohnheiten sich weder in seinem beruflichen noch in seinem Privatleben störend bemerkbar machen, dann spielt es keine Rolle, welchen »Wert« er auf irgendeiner Skala erzielt – er hat keine Zwangsstörung. Auf der anderen Seite kann jemand nur ein einziges Symptom haben – zum Beispiel einen Waschzwang oder einen Kontrollzwang –, das zu einem gravierenden Problem werden kann und ihn jeden Tag Stunden um Stunden kostet. Daher lautet die wichtigste Frage, die Sie sich an diesem Punkt stellen müssen: Beeinträchtigen irgendwelche Gewohnheiten oder Gedanken mein berufliches, soziales oder privates Leben? Habe ich einen Freund oder jemanden, der mir viel bedeutet, der davon betroffen sein könnte? Wenn ja, dann lesen Sie weiter.

Aufstellung zur Erfassung von Zwangs- vorstellungen und Zwangshandlungen

Die folgende Liste mit den häufigsten Zwangsvorstellun- gen und Zwangshandlungen beinhaltet viele normale Ge- wohnheiten, die von Zeit zu Zeit im Leben der meisten Leute auftreten. Ein Gedanke oder eine Gewohnheit wird nur dann als Zwangsvorstellung oder Zwangshandlung be- urteilt, wenn der Betroffene *nicht damit aufhören kann, wenn sein Leben in gravierender Weise beeinträchtigt wird* oder wenn eine *beträchtliche Menge Zeit und Energie erfor- derlich ist, um gegen den Gedanken oder die Gewohnheit anzukämpfen.*

Unter klinischen Gesichtspunkten können Zwangsge- danken und -handlungen auf einer Skala von leicht störend bis zu extrem lähmend eingestuft werden.

ZWANGSVORSTELLUNGEN MIT AGGRESSIVEM INHALT

- Angst, andere zu verletzen
- Angst, sich selbst zu verletzen
- Gewalttätige oder erschreckende Bilder
- Angst, mit Obszönitäten oder Beleidigungen herauszu- platzen
- Angst, etwas Peinliches zu tun
- Angst, kriminellen Impulsen zu erliegen (zum Beispiel Ladendiebstahl, Bankraub)
- Angst, für Mißlingen von etwas verantwortlich gemacht zu werden
- Angst, daß etwas Schreckliches geschehen könnte (zum Beispiel Feuer, Tod eines Angehörigen oder Freundes)

ZWANGSVORSTELLUNGEN ZUM THEMA ANSTECKUNG

- Beschäftigung mit oder Ekel vor Körperflüssigkeiten und Körperabsonderungen (Urin, Fäkalien, Speichel)

- Beschäftigung mit Schmutz oder Bakterien
- Exzessive Beschäftigung mit Verseuchung durch chemische Stoffe oder andere Umweltfaktoren

SEXUELLE OBSESSIONEN
- Verbotene oder perverse Gedanken oder Vorstellungen (die Kinder, Inzest, Sodomie, Homosexualität und so weiter betreffen)

ZWANGHAFTE BEDÜRFNISSE NACH SYMMETRIE, GENAUIGKEIT ODER EINHALTUNG EINER BESTIMMTEN REIHENFOLGE.

VERSCHIEDENE ZWANGSGEDANKEN
- Angst, etwas nicht genau richtig zu formulieren
- Unabweisbare (neutrale) Bilder, zum Beispiel die Vorstellung einer Katze
- Unabweisbare sinnlose Töne, Wörter oder Musik
- Glück- oder unglückbringende Zahlen
- Farben mit besonderer Bedeutung

KÖRPERBEZOGENE ZWANGSVORSTELLUNGEN/ ZWANGSHANDLUNGEN
- Beschäftigung mit einem Körperteil, zum Beispiel die Vorstellung, daß die Ohren zu groß sind

ZÄHLZWÄNGE
- Immer wieder bis zu einer bestimmten Zahl zählen müssen

KONTROLLZWÄNGE
- Türen, Schlösser, Bremsen und so weiter kontrollieren

WIEDERHOLUNGSRITUALE
- Durch Türen hinein- und hinausgehen, sich auf den Stuhl setzen und wieder aufstehen und so weiter

ORDNUNGS-/AUFRÄUMZWÄNGE
– Koffer ein- und auspacken, Schubladen einräumen

HORTEN UND SAMMELZWÄNGE
– Alte Zeitungen, Post, Schnüre, Verpackungen aufheben

VERSCHIEDENE ZWÄNGE
– Bedürfnis, etwas zu erzählen, zu fragen oder zu gestehen
– Bedürfnis, etwas zu berühren, zu messen

Wenn Sie bei einem Punkt in der Liste der Zwangsvorstellungen und Zwangshandlungen mit *Ja* antworten, dann sollten Sie mit Hilfe der folgenden Beurteilungsskala einschätzen, wieviel Zeit Sie dafür aufwenden, wie sehr das normale Alltagsleben dadurch beeinträchtigt wird, wieviel Leiden daraus entsteht, wie schwer es Ihnen fällt, Widerstand entgegenzusetzen, und in welchem Ausmaß ihre Gedanken und Handlungen bereits davon beherrscht werden.

1. DAUER DER ZWANGSGEDANKEN ODER ZWANGSHANDLUNGEN
0 – Null
1 – Gering: weniger als eine Stunde pro Tag oder gelegentliche Einbrüche
2 – Mäßig: Ein bis drei Stunden oder häufige Einbrüche
3 – Schwer: Drei bis acht Stunden pro Tag oder sehr häufige Einbrüche
4 – Extrem: Fast die ganze Wachzeit oder fast andauernde Einbrüche

2. BEEINTRÄCHTIGUNG AUFGRUND VON ZWANGSVORSTELLUNGEN ODER ZWANGHAFTEN RITUALEN
0 – Null
1 – Gering: Leichte Beeinträchtigung, aber Leben insgesamt nicht behindert

332

2 – Geringe bis mäßige Beeinträchtigung
3 – Mäßig: Eindeutige Störung der beruflichen oder sozialen Kompetenz, aber noch handhabbar
4 – Extrem: allgemeine, umfassende Lebensunfähigkeit

3. LEIDENSDRUCK AUFGRUND ZWANGHAFTER GEDANKEN ODER RITUALE

0 – Null
1 – Gering: eher seltenes, nicht sehr störendes Unbehagen
2 – Mäßig: Eindeutiges Unbehagen aufgrund von Gedanken und Ritualen
3 – Schwer: häufige Gedanken oder deutliche Angstzunahme bei Verhinderung der Ritualausübung
4 – Extrem: fast ständiger Leidensdruck durch Gedanken oder Rituale

4. AUSMASS DES WIDERSTANDS GEGEN ZWANGHAFTE GEDANKEN ODER RITUALE

0 – Der Betroffene versucht ständig, sich zu wehren, beziehungsweise die Vorstellungen sind so belanglos, daß kein Widerstand erforderlich ist
1 – Der Betroffene versucht die meiste Zeit, sich zu wehren
2 – Der Betroffene macht noch einige Anstrengung, Widerstand zu leisten
3 – Der Betroffene gibt Gedanken oder Ritualen vollständig nach

Wenn Sie in irgendeiner der obigen Rubriken den Punkt drei oder vier ankreuzen, dann sollten Sie sich die Mühe machen, einen Psychologen oder einen Psychiater zur genaueren Diagnostik und, was von größter Bedeutung ist, zur Behandlung dieses Problems aufzusuchen.

Globale Einschätzung der Zwanghaftigkeit

Im folgenden finden Sie eine Beurteilungsskala für den allgemeinen Schweregrad einer Zwangsstörung, wie sie normalerweise in Kliniken Verwendung findet. Man benutzt sie, um Behandlungserfolge zu erfassen, da die individuelle Symptomatik sich im Lauf der Zeit verändern kann.

1–3 *Geringfügig*: Der Betroffene verbringt wenig Zeit damit, gegen seine Symptome anzukämpfen. Es besteht fast keine Beeinträchtigung des Alltagslebens.

4–6 *Subklinisches zwanghaftes Verhalten:* Schwach ausgeprägte Symptomatik, für den Betroffenen und für einen Beobachter erkennbar, die eine geringe Beeinträchtigung des Lebens des Patienten zur Folge hat. Der Betroffene kann eine kurze Zeitspanne lang Widerstand leisten. Die Symptome werden von anderen problemlos toleriert.

7–9 *Klinisch auffälliges Zwangsverhalten:* Die Symptome führen zu einer deutlichen Störung des normalen Lebens. Der Betroffene kann sich nur mit einem erheblichen Energieaufwand wehren und ist in Maßen auf die Hilfe von anderen angewiesen, um im alltäglichen Umgang zu funktionieren.

10–12 *Schwer zwanghaftes Verhalten:* Die Symptome sind lähmend und massiv beeinträchtigend. Jede Alltagsaktivität bedeutet einen »aktiven Kampf«. Der Betroffene verbringt möglicherweise seine ganze Zeit damit, gegen seine Symptome anzukämpfen und braucht viel Hilfe von anderen, um noch zu funktionieren.

13–15 *Sehr schweres Zwangsverhalten:* Die Symptome führen zu vollständiger Lebensunfähigkeit. Der Betroffene ist auf lückenlose Überwachung beim Essen,

Schlafen und so weiter angewiesen. Er benötigt schon für völlig unbedeutende Entscheidungen oder minimale Aktivitäten Unterstützung durch das Pflegepersonal. Das ist die schwerste Ausprägung einer Zwangsstörung.

Wenn Sie sich selbst bei Sieben oder mehr auf dieser Skala einstufen, dann wäre es sicher keine Zeitvergeudung für Sie, wenn Sie einen Termin bei einem Psychologen oder Psychiater vereinbaren würden. Aber auch wenn Sie Ihre Symptome mit Erfolg verheimlichen, können Sie durch eine Beratung möglicherweise eine Verbesserung Ihrer Lebensqualität erreichen, indem Sie sich von den immer wiederkehrenden Gedanken oder Ritualen freimachen, die soviel von Ihrer Zeit beanspruchen und soviel von Ihrer Energie aufsaugen.

Zwanghafte Persönlichkeitsstörung

Der Prototyp der zwanghaften Persönlichkeitsstörung findet sich bei einem gehemmten, verschlossenen Menschen, jemandem, der in einem solchen Ausmaß perfektionistisch ist, daß er von anderen verlangt, sich seinen Ansichten und Richtlinien zu unterwerfen. Eine zwanghafte Persönlichkeit ist oft auch entscheidungsunfähig und außergewöhnlich arbeitswütig auf Kosten jeden Freizeitvergnügens. Wenn man sich schon vergnügen will, dann muß das geplant werden und verdient sein. Aktivitäten, die Spaß machen, werden gewöhnlich hinausgeschoben und manchmal überhaupt nicht mehr genossen.

Menschen mit zwanghaften Persönlichkeiten tendieren dazu, übermäßige Moralisten zu sein und sich und andere zu verurteilen.

Nach dem Diagnostic and Statistical Manual der *American Psychiatric Association* müssen mindestens fünf der nachfolgenden Symptome für die Persönlichkeitsstruktur des Betreffenden charakteristisch sein. Außerdem müssen die Symptome im persönlichen oder im beruflichen Leben einige Probleme verursachen.

1. Die Fähigkeit, warme und zärtliche Gefühle zum Ausdruck zu bringen, ist eingeschränkt.
2. Durch starren Perfektionismus ist die allgemeine Fähigkeit, sich den Erfordernissen einer Situation anzupassen, beeinträchtigt.
3. Der Betreffende beharrt darauf, daß andere sich seinen Ansichten und seiner Lebensweise unterwerfen, ohne deren subjektive Bedürfnisse zur Kenntnis zu nehmen.
4. Es liegt eine übermäßige Arbeitswut auf Kosten von Freizeitvergnügen vor.
5. Der Betreffende zeigt eine derartige Entscheidungsunfähigkeit, daß Entscheidungen verschoben, vermieden oder hinausgezögert werden (möglicherweise aus der übermäßigen Angst heraus, einen Fehler zu begehen). Er grübelt solange über Prioritäten nach, daß er seine Aufgaben nicht rechtzeitig erledigen kann.
6. Die Beschäftigung mit Einzelheiten, Regeln, Listen und Schemata nimmt solche Ausmaße an, daß die Hauptsache aus den Augen verloren wird.
7. Streitsüchtigkeit, Skrupulosität und Starrheit in moralischen oder ethischen Fragen dominieren.
8. Dem Betreffenden mangelt es an jeglicher Großzügigkeit im Hinblick auf Zeit, Geld oder Geschenke.
9. Die Person ist unfähig, abgetragene oder wertlose Gegenstände wegzuwerfen.

Anhang:
Die religiöse Sichtweise

Die katholische Kirche und die Zwangsstörung

Zur katholischen Sichtweise von Zwangsstörungen findet sich ein reichhaltiger Schatz an Literatur, der von der klassischen Psychiatrie unberührt links liegengelassen wurde. Der katholische Begriff Skrupulosität geht mindestens auf das zwölfte Jahrhundert zurück. Er leitet sich ab vom lateinischen *scrupus*, dessen Verkleinerungsform *scrupulus* soviel wie kleiner, scharfer Stein bedeutet. Das Neutrum, *scrupulum*, bezeichnet die kleinste Gewichtseinheit, den vierundzwanzigsten Teil einer Unze. Ein winziges Gewicht konnte die Waagschalen einer empfindlichen Waage schon ausschlagen lassen: die Waagschalen des Gewissens.

Skrupulosität bedeutet nach der *New Catholic Encyclopedia* (1967) soviel wie »gewohnheitsmäßiges, unbegründetes Zaudern und Zweifeln, gepaart mit Gewissensangst, verbunden mit moralischen Verurteilungen«.

Von 1522 bis 1523 schrieb Ignatius von Loyola *Die Geistlichen Übungen, um sich selbst zu überwinden und sein Leben zu ordnen, ohne sich dabei durch irgendeine ungeordnete Neigung leiten zu lassen.* Darin wurde der katholischen Kirche ihre erste Definition von Skrupulosität geliefert, wie sie Loyola anhand seines eigenen zwanghaften Verhaltens und seiner Einsicht in die ihm innewohnende irrationale und dennoch leidbringende Macht schilderte.

»Nachdem ich auf ein aus zwei Strohhalmen gebildetes Kreuz getreten bin oder auch etwas gedacht, gesprochen oder getan habe, kommt mir wie von außen der Gedanke, daß ich eine Sünde begangen; doch scheint es mir wieder andererseits, daß ich nicht gesündigt habe: dennoch fühle ich mich beunruhigt, insofern ich nämlich zweifle, ob ich wirklich gesündigt habe und wiederum auch nicht zweifle.«*

Im Jahr 1730 beschrieb der heilige Alphonsus Liguori Skrupulosität als eine grundlose Angst zu sündigen, die aus »irrigen Vorstellungen« herrührt. Seitdem hat eine Reihe von Theologen ähnliche Definitionen der Skrupulosität gegeben, wobei die meisten unter ihnen sie für einen Geisteszustand hielten, der nutzlose und unvernünftige Absichten hervorruft.

Bei den kirchlichen Schriftstellern setzte sich zunehmend eine psychologische Sichtweise durch, und 1966 definierte O'Flaherty Skrupulosität fast mit denselben Begriffen, wie die *American Psychiatric Association* die Zwangsstörung definiert (siehe Tabelle S. 336).

VERGLEICH ZWISCHEN SKRUPULOSITÄT UND ZWANGSSTÖRUNG

Skrupulosität	*Zwangsstörung*
1. *Anhaltende Beschäftigung mit einem Gedanken, einem Wort oder einer Tat*	1. *Anhaltend wiederkehrende Vorstellungen, Gedanken oder Impulse*
2. *Die Gedanken verursachen Unbehagen und Leid.*	2. *Ichdystonisch (z. B. das Ritual oder die Vorstellung verursacht Leid und wird als fremd erlebt.)*
3. *Die Person steht unter Zwang und ist von etwas besessen.*	3. *Gedanken und Handlungen werden subjektiv als Zwang erlebt.*
4. *Kommt bei gesunden Personen vor.*	4. *Ist nicht auf eine andere körperliche oder mentale Störung zurückzuführen.*

---

* Ignatius von Loyola, Die Exerzitien, und aus dem Tagebuch, S. 183.

Kirchliche Schriftsteller betrachteten die Skrupulosität als einen *judicium conscientiae erroneae* (einen Irrtum im praktischen Gewissen). 1660 verfaßte Jeremy Taylor, ein in Cambridge ausgebildeter Kirchenmann und Schriftsteller, den faszinierenden religiösen Text *Doctor Dubitantium*, in dem er anhand von Fallberichten darlegte, wie religiöse Skrupel in Zwangsstörungen übergehen und schließlich in Geisteskrankheit: »Sie bereuen, wenn sie nicht gesündigt haben. (Skrupel) bedeutet Leiden, wenn das Leiden vorbei ist, Zweifel, wenn die Zweifel zerstreut sind.«

Die kirchlichen Schriftsteller aus Taylors Zeit hegten die Überzeugung, daß die Gegenwart solcher Skrupel sich tatsächlich *störend* auf die religiöse Entwicklung eines Individuums auswirkte. Sie gingen gewöhnlich nicht soweit, eine übernatürliche Ursache anzunehmen.

Aber die Theologen stimmten nicht immer darin überein, daß Skrupulosität nur eine Abart von Ängstlichkeit darstellte. In einer ziemlich gewundenen Argumentation wurde vorgebracht, daß Gott zwar eine betroffene Person nicht mit innerem Leid, Angst und einem schlechten Urteil belegen würde, daß er ihr aber, um sie für ihre Sünden zu bestrafen und um die geistige Entwicklung des Opfers voranzutreiben, die Erleuchtung versagen könnte. Gott könnte Zwangsgedanken als Strafe für »eitle Neigungen« oder als Prüfung benutzen, um durch Buße für vergangene Sünden einen höheren Grad an Gottgefälligkeit zu erreichen.

Außerdem kam als Ursache auch der Satan in Frage. Ziel des Teufels war es, die Gesundheit des Opfers zu treffen oder zu ruinieren. Vermittels des skrupelhaften Verhaltens gelang es dem Teufel, sein Treiben »in der krankhaften Veranlagung unseres Nervensystems« zu verankern, »um unsere Seele in Aufruhr zu versetzen«. Bis zum Jahr 1949 werden Gott *und* der Teufel als Verursacher von skrupelhaftem Gewissen aufgeführt, wenngleich häufiger natürliche Ursachen angenommen werden.

Skrupel sind das Werk des Teufels. Die Methode, nach der dieser unermüdliche Feind vorgeht, besteht darin, den Gewissensspielraum der Übeltäter durch ein unbesonnenes Vertrauen auf Gottes Gnade auszuweiten und das Gewissen der Guten durch unmäßige Furcht einzuengen. Er ergreift von ihrer Phantasie Besitz und gibt ihnen dunkle und gespenstische Ideen ein: Er entfacht in gerechten Menschen dunkle Ahnungen von Sünde, die sie, wenn auch grundlos, in Schrecken versetzen und ihnen schlimmste Befürchtungen einflößen; er greift ihren Sinn für Humor an und erzeugt dadurch gewöhnlich innere Bestürzung, Pein, Bitterkeit und Verstörung, so daß diese armen Seelen wie Nußschalen dem Wüten einer aufgewühlten See ausgeliefert sind. (Tesson, 1964)

Wie kann man sagen, welche Skrupel wo herrühren? Einer Anregung des heiligen Laurenz Justian zufolge gehen Skrupel, die aus der Hölle stammen, »gewöhnlich mit einer Verdüsterung der Seele und einer außerordentlichen Bitterkeit des Herzens einher, wo sie Kummer, Gefühlsarmut und ein Erkalten der Nächstenliebe zu erzeugen suchen«.

Auf der anderen Seite folgen Skrupel, die aus der menschlichen Natur rühren, einem »gleichbleibenden Muster, weil sie in ihren sichtbaren Auswirkungen übereinstimmen. Ihrem Wesen nach skrupelhafte Menschen handeln fast immer in einem Zustand der Furcht und Geistesverwirrung.« (Tesson, 1964)

Für einen Psychiater klingen die Skrupel »aus der Hölle« so, als hätte das Opfer auch ernstliche Depressionen. Diejenigen »aus der menschlichen Natur« klingen milder und weniger angsterregend.

Religion und Zwangsstörung weisen viele gemeinsame Bezüge auf. Rituelle Reinigung, Ordnung und Gefahr stehen miteinander in Beziehung. Es ist wohl kein Zufall, daß die Persönlichkeiten von zwei großen religiösen Führern tief von zwanghaften Vorstellungen geprägt waren.

John Bunyan, Autor von *The Pilgrims Progress*, gab in *Grace Abounding* eine unvergleichlich lebendige Schilderung seiner Zwangsvorstellungen. Blasphemische Gedanken gehörten zu seinen hauptsächlichen Störungen.

Ich wußte nicht zu sagen, wie ich meine Worte setzen sollte, aus Angst, sie würden mir entfallen. Oh, welche Vorsicht ließ ich damals bei allem, was ich tat oder sagte, walten! Ich fand mich selbst wie in einem morastigen Sumpf, der schon erbebte, wenn ich mich nur leicht darin bewegte... Wahre Fluten von Gotteslästerungen ergossen sich zu meiner großen Verwirrung und Verwunderung über meinen Geist... Anstatt Gott den Herrn zu loben und seine Größe zu preisen, brach, sobald ich nur seinen Namen hörte, auf der Stelle der eine oder andere schreckliche, gotteslästerliche Gedanke gegen ihn aus meinem Herzen heraus.

Zwanghafte Zweifel und Impulse plagten auch einen anderen religiösen Genius, Martin Luther. 1517, als er zum ersten Mal eine Messe abhielt, war Luther zutiefst beunruhigt, aus Angst, er könnte eine unbedeutende Unterlassung begangen haben, die eine Sünde wäre. Gotteslästerliche Gedanken drangen auf ihn ein: Er wollte mehrmals täglich die Beichte ablegen. Schließlich blieb seinem Lehrer im Kloster nichts anderes übrig, als ihm dies zu untersagen.

Beachten Sie, wie gut diese zwanghaften Symptome, so schwer auch beide Männer darunter litten, mit einem vielbeschäftigten, energiegeladenen und äußerst erfolgreichen Leben vereinbar waren! Wird sich auch bei mancher zeitgenössischen Person des öffentlichen Lebens noch herausstellen, daß sie an dieser speziellen Störung leidet? Wenn die Zwangsstörung so verbreitet ist, wie wir annehmen, dann können wir uns noch auf einige Enthüllungen gefaßt machen, wenn auch andere ihr »Zwangsgetto« verlassen.

Man kann die tiefgehenden und weitreichenden religiösen Erfahrungen von Männern wie Bunyan und Luther nicht einfach abtun oder global als Bilder psychischer

Krankheit einordnen. Aber kann man eine engere Verbindung zwischen Ritualen gleich welcher Art, Zwängen und religiöser Verehrung herstellen?

Freud schrieb 1907: »Ich bin gewiß nicht der erste, dem die Ähnlichkeit der sogenannten Zwangshandlungen Nervöser mit den Verrichtungen aufgefallen ist, durch welche der Gläubige seine Frömmigkeit bezeugt.«*

In den »Zeremonien« seiner Zwangsneurotiker sah Freud mehr als nur eine oberflächliche Ähnlichkeit mit den psychischen Prozessen des religiösen Lebens. Zwangshandlungen und Zwangsvorstellungen allerdings waren privater und häufig idiosynkratischer Natur, während religiöse Riten öffentlich und einheitlicher waren. In diesem Sinn kann man die Zwangsstörung als ein Zerrbild religiöser Praktiken ansehen. Freud verfolgte nicht die Absicht, religiöse Praktiken herabzusetzen, sondern er wollte den letztendlichen Bedeutungsgehalt in der Störung seiner Patienten hervorheben. Er betrachtete sowohl religiöse Zeremonien wie auch zwanghafte Rituale als Schutzmechanismen gegen die Angst, als Glaubensbeteuerungen. Im einen Fall handelte es sich um einen öffentlichen, allgemeinen Glauben; im anderen um eine private Angst oder einen privaten Wunsch. Sein zentrales Thema war der *symbolhafte Ausdruck*, der beiden gemeinsam ist.

Rituale bedeuten auf einer so grundlegenden Ebene, daß die Evolution, das Gehirn und die menschliche Zivilisation ins Feld geführt werden müssen, Sicherheit, Reinigung und Ordnung. Mit der rituellen Waschung wird Integrität und Zugehörigkeit beteuert. In diesem Sinne ist die Zwangsneurose das pathologische Gegenstück zur Bildung einer Religion, und Religion ist eine universelle Zwangsneurose.

---

* Freud, 1907, Zwangshandlungen und Religionsübungen, Studienausgabe Band VII, S. 13.

Judentum und Zwangsstörung

Man weiß nur wenig über andere Glaubensrichtungen und Zwangsstörungen. Am besten kennen wir die katholische Sichtweise. In Fallstudien aus Indien habe ich eine flüchtige Andeutung auf Hindu-Zeremonien gefunden, in denen der Beschreibung nach zwanghafte Menschen durch Sühne rituale Befreiung von Symptomen gefunden haben, aber es werden nur wenig detaillierte Angaben gemacht. Daniels Fall ist der einzige, den ich kenne, in dem ein Rabbi als religiöse Figur einem Zwangskranken Hilfe brachte. Daniels bemerkenswerte Geschichte schloß auch eine religiöse Zeremonie mit ein, die für Daniel zum Dreh- und Angelpunkt wurde.

Daniels Rabbi, Martin Halperin von der Shaare-Tefila-Gemeinde in Silver Springs, Maryland, erzählte mir, was ihn dazu veranlaßt hatte, Daniel zu behandeln, und ließ mich an seinen Vorbereitungen dafür teilhaben. Rabbi Halperin machte seinen Doktor in rabbinischer Literatur am Jüdischen Theologischen Seminar in New York und hatte am College Psychologie studiert. Zusätzlich zu seiner Arbeit als geistiger Führer seiner Gemeinde arbeitet er auch als Einzel- und Gruppentherapeut. Insofern hatte Daniel das große Glück, einen Rabbi zu haben, der sowohl ein Gelehrter in jüdischer Literatur war als auch ein ausgebildeter Therapeut.

Während der Diskussion über den Hintergrund der Zeremonie, die er mit Daniel durchführte, hob Rabbi Halperin hervor, daß die allgemeine rabbinische Tradition dem Schwören eines Gelübdes ablehnend gegenüberstand. Er berief sich auf folgende Zitate:

»Wenn du zu geloben vermeidest, so wird nicht Sünde an dir sein.« (Deuteronomium 23:23)*

---

* Das Deuteronomium ist das fünfte Buch Mose; Zitat aus der Übersetzung von Buber-Rosenzweig).

»Das Wort des guten Menschen sollte wie sein Gelübde sein, fest und unwandelbar, unerschütterlich auf die Wahrheit gegründet. Daher sollten Gelübde und Eide überflüssig sein. Manche Menschen leisten aus erbärmlichem Haß auf ihren Mitmenschen Gelübde, wie zum Beispiel, daß sie den einen oder anderen nicht mit ihnen am gleichen Tisch sitzen oder unter das gleiche Dach eintreten lassen werden. Diese Menschen sollten sich bemühen, Gottes Gnade versöhnlich zu stimmen, so daß sie Heilung finden für die Krankheit ihrer Seele.« (Philo)

»Mache es dir nicht zur Gewohnheit, Schwüre zu leisten.« (Babylonischer Talmud – Nedarim 20 a)

»Wer ein Gelübde ablegt, den nennt man, auch wenn er es einhält, einen bösen Mann.« (16:22)

Während der Talmudischen Periode wurde es als Zeichen einer schlechten Erziehung und als ehrenrührig für die Familie gewertet, ein Gelübde abzulegen. Das jüdische Gesetz betonte, daß man ohne Zuhilfenahme von Gelübden nach dem ersehnten Ziel streben sollte.

Aber da dieses Ideal nicht immer erreichbar war und die Leute trotzdem Gelübde leisteten, sahen sich die rabbinischen Autoritäten mit der Herausforderung konfrontiert, wie am besten mit heiligen Gelübden umzugehen war, die aus verschiedenen Gründen nicht erfüllt werden konnten. Im Buch der Zahlen* werden gewisse Ausnahmen genannt, die es dem Familienvorstand erlauben, das Gelübde einer unverheirateten Tochter, die im Haus ihres Vaters lebt, oder einer Ehefrau für nichtig zu erklären.

In der nachbiblischen Phase, insbesondere im Rahmen der Gesetzgebung des Talmud, drehte sich ein großer Teil der Diskussion um die Vorgehensweise, wie ein Gelübde annulliert werden konnte, das aufgrund von Umständen, die sich dem Einfluß des Individuums entzogen, nicht zu erfüllen war.

* Viertes Buch Mose, vgl. Maimonides, Hilchot Nedarim, V 5.

344

Einige Gelehrte vertraten die Ansicht, daß ein einmal geleistetes Gelübde nicht widerrufen werden konnte. Im Babylonischen Talmud (Tractate Haggada*) findet sich die Aussage: »Die Auflösung von Gelübden schwebt in der Luft und hat nichts, worauf sie sich stützen könnte.« (10:1) Viele Gelehrte aber waren der Meinung, daß dieses jüdische Gesetz sich auf die Möglichkeit, ein Gelübde für nichtig zu erklären, bezieht. Sie führten an, daß eine Person ein Gelübde bereuen könnte und daß es für diese eine Rückkehrmöglichkeit geben sollte.

Ein beachtlicher Teil der Debatte kreist um eine tragische Geschichte, von der im biblischen Buch der Richter berichtet wird (Kapitel 11). Jephta war ein Krieger-Richter, der sein Volk während einer chaotischen Phase der jüdischen Geschichte führte. Kurz vor einer entscheidenden Schlacht rief er Gott um Hilfe an und versprach, ihm das erste lebende Wesen, das ihm bei seiner siegreichen Heimkehr entgegenkam, als Opfer darzubringen. Zu Jephtas Entsetzen sah er seine eigene Tochter, die herauslief, um ihn zu begrüßen.

Die Bibel schweigt sich über das Schicksal der Tochter aus. Im Midrasch, der Materialsammlung kollektiver Literatur, die die Bibel zu interpretieren sucht, finden sich Hinweise darauf, daß Jephta seine Gelübde für nichtig hätte erklären können, wenn er vor einem anerkannten Gelehrten seiner Epoche erschienen wäre und sein Bedauern über diesen gedankenlosen Eid zum Ausdruck gebracht hätte. In einem solchen Hinweis wird behauptet, daß Jephta zu stolz war, um sich selbst vor dem Priester Pinhas zu erniedrigen, daher weigerte Pinhas sich, ein wie auch immer geartetes Verfahren zu seinen Gunsten einzuleiten.

---

* Haggada: »Bezeichnung für die Teile der rabbinischen Schriftauslegung, die nicht zum Religionsgesetz (Halacha) gehören. Die Haggada ist mehr auf Erbauung ausgerichtet, sie bedient sich der ausschmückenden Nacherzählung...« Aus: Reclams Bibellexikon.

Den Gelehrten, die sich für die Möglichkeit der Annullierung eines Gelübdes einsetzten, gelang es, eine Verfahrensweise für die Durchführung einzuführen, die auch heute noch richtungsweisend im jüdischen Gesetz ist. Sie kommt noch heute zur Anwendung.

Die Person, die einen unerfüllbaren Eid geleistet hat, kann vor einem Gelehrten oder einem Kollegium von drei gebildeten Laien erscheinen, die dem Betreffenden folgende Frage stellen:»Wenn du die Folgen deines Gelübdes hättest absehen können, hättest du es dann geleistet?«

Wenn die Person antwortet:»Ich hätte das Gelübde nicht geleistet«, lösen der Gelehrte oder das Kollegium der drei Männer ihn von seinem Gelübde. Natürlich käme eine solche Lösung nicht zur Anwendung, wenn einem unschuldigen Opfer des Schwurs dadurch Schaden oder Leid zugefügt würde. In einem derartigen Fall muß zunächst für den eigentlichen Schaden aufgekommen werden, sei es in Form einer Entschuldigung, sei es in Form einer Entschädigung. Eine weitere Möglichkeit, sich eines unerfüllbaren Gelübdes zu entledigen, findet man im»Kol Nidre« (»Alle Gelübde«), das zu Beginn des jüdischen Feiertags Jom Kippur, dem Tag der Sühnung, vorgetragen wird.

In dem vierundzwanzigstündigen Fasten wird um Vergebung für die Übertretungen der göttlichen Gesetze und um die Befreiung von Gelöbnissen, die jemand nicht erfüllen konnte und deren Aussprechen er bereut, gebetet:

»Alle Gelübde und Entsagungen, alle Verbannungen und Strafen, wie Zwänge und Unbill, alle anderen Gelübde, die wir gelobt und die wir geschworen, die wir gebannt oder denen wir entsagt haben: von diesem Versöhnungstag bis zum nächsten Versöhnungstag, der zu unserem Heil kommen wird, bereuen wir schon jetzt. Alle Gelübde sollen gelöst sein, ungültig und vernichtet und aufgehoben sein. Sie sollen nicht notwendig sein und keinen Bestand haben. Was wir geloben, soll nicht als Gelübde betrachtet werden, und was wir beschwören, als unbeschworen gelten, und was wir beschließen, als ungültig gelten.«

Aber eine weniger bekannte Zeremonie, die dem Rabbi vertraut war, zielt mehr auf individuelle Gelübde. In der jüdischen Tradition wird darauf unter der Bezeichnung Hatarat Nedarim, Lösung von Gelübden, verwiesen.

Die traditionelle Zeit für diese Zeremonie ist kurz vor Rosch Haschana, Neujahr. Für diese Zeremonie schließen sich drei oder mehr Personen zusammen und bilden wechselweise einen religiösen Gerichtshof. Jedes Individuum trägt der Reihe nach eine Formel vor, in der es allen Gelübden und Versprechungen entsagt. Diese Formel schließt Gelübde und verschiedene, schon in Vergessenheit geratene Versprechungen ebenso ein wie Gelübde, die in einem traumartigen Zustand geleistet wurden, und natürlich auch Gelübde, deren man sich noch bewußt ist.

Von dieser Zeremonie soll eine kathartische Wirkung ausgehen. Das Individuum kann nun den hohen Feiertagen frei von quälenden Gedanken an Gelübde, die es Gott gegenüber abgelegt und geleistet hat und die nicht eingelöst wurden, entgegensehen.

Rabbi Halperin hob in seiner Arbeit mit Daniel hervor, daß die Anwendung der Gelübdelösung nicht an und für sich schon eine Heilung bewirkte, sondern eher ein Mittel zum Zweck war. In Verbindung mit der Therapie und notfalls mit Hilfe wiederholter Anwendungen würde Daniel dadurch in seiner Entschlossenheit, das lähmende und schreckliche System von Regeln und Gelübden, mit dem er sich selbst umgeben hatte, umzustürzen, bestärkt.

Die zwei Rabbinerkollegen, die die Triade für Daniels Zeremonie bildeten, waren ebenfalls Gelehrte der alten jüdischen Zeremonien. Rabbi Halperin war über den sichtlich positiven Effekt, den die Zeremonie des Hatarat Nedarim auf Daniel hatte, sehr erfreut.

Aber abgesehen von dieser Zeremonie betonte er auch, daß im Judentum der Genuß als legitimes Ziel menschlichen Lebens angesehen wird. »Ich berichtete Daniel«, so erzählte mir der Rabbi, »aus den Lehren der jüdischen Weisen, nach denen es dem biblischen Nasiräer, der sich des Weingenusses enthält und sich die Haare nicht schert, verboten war, ein Opfer darzubringen, nachdem er seine Gelöbnisse erfüllt hatte. Als Grund wurde angegeben, daß er sich selbst vom Genuß der gottgewollten Freuden des Lebens abhielt. Des weiteren wird in einer rabbinischen Lehre behauptet, daß wir in der zukünftigen Welt für unser Versagen, diese gottgewollten Genüsse, die uns unser Schöpfer zu unserem Vergnügen geschaffen hat, zu genießen, verurteilt werden.«

Schließlich besorgte mir Rabbi Halperin die folgende *Formel zur Lösung von Gelübden:*

Es ist lobenswert, Gelübde am Tag vor Rosch Haschana zu tilgen.

Die drei »Richter« sitzen, während der Bittsteller, der um Lösung des Gelübdes ersucht, vor ihnen steht und vorträgt:

»Hört mir bitte zu, mein Meister, gelehrte Richter: Jedes Gelübde oder jeder Eid oder jedes Verbot oder jede Einschränkung, die ich durch Gebrauch des Wortes *konam* oder des Wortes *cherem* mir zu eigen machte, das ich gelobte oder schwur im Wachen oder im Träumen oder das ich bei Gottes heiligem Namen, den zu löschen verboten ist, oder beim Namen Hashem, gelobt sei er, geschworen habe; oder jede Form von Nasirat, die ich mir selbst auferlegte, sogar das Nasirat von Simson; oder jedes Verbot, auch das Verbot, mich eines Genusses zu erfreuen, das ich mir selbst oder anderen mittels irgendeines Ausdrucks eines Verbots auferlegt habe, ob durch genauere Bestimmung des Wortes Verbot oder durch Verwendung der Begriffe *konam* oder *cherem* (*konam* bezeichnet jedes Abstinenzgelöbnis, *cherem* jeden Bann); oder jede Verpflichtung, sei es sogar die, eine *Mitzwah* zu begehen, der ich zugestimmt habe, ob die Zustimmung ein Gelübde war, ein freiwilliges Geschenk, ein Eid, ein Nasirat oder durch einen anderen Ausdruck gültig wurde oder ob sie durch Handschlag verbindlich gemacht wurde; jede Form von Gelübde oder jeder Brauch, der eine gute Tat hervorbringt, die ich mir selbst zur Gewohnheit gemacht habe...«

Der Bittsteller fährt fort mit seiner Erklärung, daß er fürchtet, sich in sündigen Gelübden, Eiden, Verboten und so weiter zu verstricken. Er bringt seine Reue zum Ausdruck, ein Gelübde abgelegt zu haben, anstatt diese Dinge einfach bei entsprechender Gelegenheit ohne Gelübde getan zu haben. Schließlich verkündet er:

»Daher ersuche ich um Lösung von allen. Ich bedauere alle oben erwähnten, ob es sich um Geldangelegenheiten, um Angelegenheiten des Körpers oder um Angelegenheiten der Seele gehandelt hat. In bezug auf alle bereue ich die Worte Gelübde, Eid, Nasirat, Verbot, *cherem, konam* und das Einverständnis des Herzens.«

Höchst bedeutsam ist, daß der Bittsteller nicht jedes einzelne Gelübde namentlich aufführen muß: »Bitte nehmt zur Kenntnis, meine Meister, daß es unmöglich ist, sie zu benennen, denn es sind ihrer viele.«

Die Richter wiederholen dann dreimal:

»Möge alles dir gestattet sein, möge alles dir verziehen sein, möge alles dir erlaubt sein. Es gibt kein Gelübde, keinen Eid, kein Nasirat, kein *cherem*, kein Verbot, kein *konam*, keinen Ostrazismus, keine Exkommunikation und keinen Fluch. Sondern es gibt Verzeihen, Vergebung und Sühne. Und gerade so, wie das irdische Gericht sie gewährt, so mögen sie auch im himmlischen Gericht gewährt werden.«

Die Zeremonie endet mit der Erklärung des Bittstellers für die Zukunft, daß er »von diesem Zeitpunkt an allen Gelübden und Eiden entsagt. Es wird erklärt, daß die Zeremonie auch zukünftig wirksam ist, so daß auch ein Eid, der nachfolgend geleistet und dann bedauert wird, für vollkommen null und nichtig erklärt wird.

Literaturhinweise und empfohlene Literatur

Andreasen, Nancy: The Broken Brain. Harper and Row, New York, 1984.

Boswell, James: Dr. Samuel Johnson. Diogenes Verlag, Zürich, 1981.

Dennett, Daniel C.: Brainstorms: Philosophical Essays on Mind and Psychology. MIT Press, Cambridge, Massachusetts, 1981.

Dennett, Daniel C.: Ellbogenfreiheit. Die erstrebenswerten Formen freien Willens. Hain Verlag, Meisenheim, 1985.

Der Babylonische Talmud. Neu übertragen durch Lazarus Goldschmidt. Berlin, 1929 bis 1936; Nachdruck, Jüdischer Verlag, Berlin, 1964 bis 1967.

Diagnostisches und Statistisches Manual psychischer Störungen – DSM III-R. Deutsch von Wittchen, H.-U.; Sass, H.; Koehler, K.; Zaudig, M.; Beltz Verlag, Weinheim, 1989.

Douglas, Mary: Reinheit und Gefährdung. Eine Studie zu Vorstellungen von Verunreinigung und Tabu. Reimer Verlag, Berlin, 1985.

Eibl-Eibesfeldt, Irenäus: Die Biologie des menschlichen Verhaltens. Grundriß der Humanethologie. Piper Verlag, München, 1984.

Economo, Constantin von: Die Encephalitis lethargica, Leipzig, 1918.

Eibl-Eibesfeldt, Irenäus: Der vorprogrammierte Mensch. Das Ererbte als bestimmender Faktor im menschlichen Verhalten. Molden Verlag, Wien, München, 1974.

Freud, Sigmund, 1907: Zwangshandlungen und Religionsübungen. In: Sigmund Freud, Studienausgabe, Band VII, Fischer Verlag, Frankfurt, 1973.

Freud, Sigmund, 1909: Bemerkungen über einen Fall von Zwangsneurose. In: Sigmund Freud, Studienausgabe, Band VII, Fischer Verlag, Frankfurt, 1973.

Freud, Sigmund, 1913: Die Disposition zur Zwangsneurose. In: Sigmund Freud, Studienausgabe, Band VII, Fischer Verlag, Frankfurt, 1973.

Gradwohl, Roland: Grundgesetze des Judentums. Calwer Verlag, Stuttgart, 1984.

Ignacio de Loyola: Die Exerzitien und aus dem Tagebuch. Matthes und Seitz Verlag, München, 1978.

Kelly, George: Craig's Wife. In: The Best Plays of 1925–26, edited by Burns Mantle, Dodd Mead, New York, 1955.

Lorenz, Konrad: Über tierisches und menschliches Verhalten. Aus dem Werdegang der Verhaltenslehre. Band I., Piper Verlag, München, 1984.

Lorenz, Konrad: Die Rückseite des Spiegels. Piper Verlag, München, 1975.

Maupassant, Guy de: Die Schnur. In: Novellen. Winkler Verlag, München.

Morris, Desmond: Der nackte Affe. Droemer Knaur Verlag, München, 1968.

O'Flaherty, V. M.: How to Cure Scruples. Bruce Publishing Company, Milwaukee, 1966.

Pfister, Oskar: Das Christentum und die Angst. Ullstein Verlag, Berlin, 1985.

Sacks, Oliver: Awakenings. E. P. Dutton, New York, 1983.

Spencer, Scott: Endlose Liebe. Hoffmann und Campe, Köln, 1982.

Ullrich, R.: Ullrich de Muynck, R.: Probleme bei der klinischen Anwendung der Reizüberflutungsmethode. In: Verhaltenstherapie, hrsg. von J. C. Brengelmann und W. Tunner. Urban und Schwarzenberg, München, 1971.